全国高等卫生职业教育创新技能型"十三五"规划教材

◆ 供护理、助产等专业使用

老年护理

LAONIAN HULI

主　编　杨术兰　周丽娟

副主编　许　燕　卞　倩　李为华

编　委 （以姓氏笔画为序）

王　霞　　北京医院

王惠婷　　泉州医学高等专科学校

卞　倩　　泰州职业技术学院

许　燕　　首都医科大学燕京医学院

李为华　　重庆三峡医药高等专科学校

杨术兰　　重庆三峡医药高等专科学校

周凡蓉　　重庆三峡医药高等专科学校

周丽娟　　商丘医学高等专科学校

谭　睿　　重庆三峡医药高等专科学校

华中科技大学出版社
http://www.hustp.com
中国·武汉

内 容 简 介

　　本书是全国高等卫生职业教育创新技能型"十三五"规划教材。本书介绍老年护理的相关知识,包括老年人的健康评估、老年健康保健与健康管理等内容。本书可供高职高专护理、助产专业教学使用,还可作为临床护理人员继续教育、老年护理岗位培训及老年护理机构工作人员的参考书。

图书在版编目(CIP)数据

老年护理/杨术兰,周丽娟主编.—武汉:华中科技大学出版社,2019.1(2023.1重印)
全国高等卫生职业教育创新技能型"十三五"规划教材
ISBN 978-7-5680-4749-4

Ⅰ.①老⋯　Ⅱ.①杨⋯　②周⋯　Ⅲ.①老年医学-护理学-高等职业教育-教材　Ⅳ.①R473.59

中国版本图书馆 CIP 数据核字(2018)第 299353 号

老年护理
Laonian Huli

杨术兰　周丽娟　主编

策划编辑：蔡秀芳
责任编辑：孙基寿
封面设计：原色设计
责任校对：曾　婷
责任监印：周治超
出版发行：华中科技大学出版社(中国·武汉)　　电话：(027)81321913
　　　　　武汉市东湖新技术开发区华工科技园　　邮编：430223
录　　排：华中科技大学惠友文印中心
印　　刷：武汉市籍缘印刷厂
开　　本：787mm×1092mm　1/16
印　　张：15.5
字　　数：365 千字
版　　次：2023 年 1 月第 1 版第 3 次印刷
定　　价：49.80 元

全国高等卫生职业教育创新技能型
"十三五"规划教材编委会

网络增值服务使用说明

欢迎使用华中科技大学出版社医学资源服务网yixue.hustp.com

1.教师使用流程

（1）登录网址：http://yixue.hustp.com （注册时请选择教师用户）

（2）审核通过后，您可以在网站使用以下功能：

管理学生

建立课程　　　　　　　　布置作业

下载教学资源　　　教师　　　查询学生学习记录等

2.学员使用流程

建议学员在PC端完成注册、登录、完善个人信息的操作。

（1）　PC端学员操作步骤

①登录网址：http://yixue.hustp.com （注册时请选择普通用户）

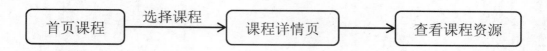

②查看课程资源

如有学习码，请在个人中心-学习码验证中先验证，再进行操作。

首页课程 —选择课程→ 课程详情页 ——→ 查看课程资源

（2）　手机端扫码操作步骤

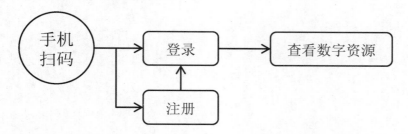

手机扫码 → 登录 → 查看数字资源

注册 → 登录

总序
■■■■ Zongxu

随着我国经济的持续发展和教育体系、结构的重大调整,职业教育办学思想、培养目标随之发生了重大变化,人们对职业教育的认识也发生了本质性的转变。我国已将发展职业教育作为重要的国家战略之一,高等职业教育成为高等教育的重要组成部分。作为高等职业教育重要组成部分的高等卫生职业教育也取得了长足的发展,为国家输送了大批高素质技能型、应用型医疗卫生人才。

为了全面落实职业教育规划纲要,贯彻《国务院关于加快发展现代职业教育的决定》和《教育部关于深化职业教育教学改革全面提高人才培养质量的若干意见》等文件精神,体现"以服务为宗旨,以就业为导向,以能力为本位"的人才培养模式,积极落实高等卫生职业教育改革发展的最新成果,创新编写模式,满足"健康中国"对高素质创新技能型人才培养的需求,2017 年 8 月在全国卫生职业教育教学指导委员会专家和部分高职高专院校领导的指导下,华中科技大学出版社组织全国 30 余所院校的近 200 位老师编写了本套全国高等卫生职业教育创新技能型"十三五"规划教材。

本套教材充分体现新一轮教学计划的特色,强调以就业为导向、以能力为本位、以岗位需求为标准的原则,按照技能型、服务型高素质劳动者的培养目标,遵循"三基"(基本理论、基本知识、基本技能)、"五性"(思想性、科学性、先进性、启发性、适用性)、"三特定"(特定目标、特定对象、特定限制)的编写原则,着重突出以下编写特点:

(1)密切结合最新的护理专业课程标准,紧密围绕执业资格标准和工作岗位需要,与护士执业资格考试相衔接。

(2)教材中加强对学生人文素质的培养,并将职业道德、人文素养教育贯穿培养全过程。

(3)教材规划定位于创新技能型教材,重视培养学生的创新、获取信息及终身学习的能力,实现高职教材的有机衔接与过渡作用,为中高职衔接、高职本科衔接的贯通人才培养通道做好准备。

(4)内容体系整体优化,注重相关教材内容的联系和衔接,避免遗漏和不必要的重复。编写队伍引入临床一线教师,力争实现教材内容与职业岗位能力要求相匹配。

(5)全套教材采用全新编写模式,以扫描二维码形式帮助老师及学生在移动终端共享优质配套网络资源,使用华中科技大学出版社提供的数字化平台将移动互联、网络增值、慕课等新的教学理念、教学技术和学习方式融入教材建设中,全面体现"以学生为中心"的教材开发理念。

本套教材得到了各院校的大力支持和高度关注,它将为新时期高等卫生职业教育的发展做出贡献。我们衷心希望这套教材能在相关课程的教学中发挥积极作用,并得到读者的青睐。我们也相信这套教材在使用过程中,通过教学实践的检验和实际问题的解决,能不断得到改进、完善和提高。

全国高等卫生职业教育创新技能型"十三五"规划教材
编写委员会

前言
Qianyan

目前,我国已进入快速老龄化阶段,面临人口老龄化和人口总量过多的双重压力,护理专业的发展与老龄化的需求,跟发达国家和地区的水平相比还存在一定差距,特别是老年护理教育相对滞后,老年护理专科护士的培养还不够成熟。近年来,大力发展老年护理事业的重要性已逐渐引起了有关部门的关注,进一步加强老年护理教育,加快培养老年护理专业人才是当务之急。与此同时,加快老年护理教材建设亦迫在眉睫。因此我们参照国内外护理专业各层次教材和资料,编写了本书。

本书以高职高专护理人才的培养目标"实用性与技能型"为指导思想,结合我国老年人口不断增长的健康服务需求的特点,强化专科护士的岗位角色、岗位任务与动手能力的培养,与护士执业资格考试密切结合,注重科学性、实用性和新颖性,以便更好地实现临床对接,从而满足医院、社区、家庭及养老服务机构等对高端技能型老年护理人才的需求。全书共十章,内容包括绪论、老年人的健康评估、老年健康保健与健康管理、老年人的安全用药与护理、老年人的日常生活护理、老年人常见精神心理问题的护理、老年人常见健康问题与护理、老年人常见的疾病与护理、老年人的临终关怀与护理、老年人的社区及家庭护理。末尾还有实训指导。

本书具有如下特点:①凸显老年护理课程的个性,注意与相关专业课程内容的联系与衔接,避免与其他相关教材有不必要的重复或遗漏。②实用性:根据当前临床实践和老年护理服务需求编排教材内容,在每一章都有情境导入。③新颖性:与护士执业资格考试相关的章节增加了考点提示。④启发性:每章以学习目标开始,以能力检测结束,每章有小结;能力检测与我国老年人身心健康与养老服务密切相关,以启发学生思考并积极寻找解决问题的方法。⑤有与教材配套的PPT。

本书除了满足高职高专护理、助产专业教学使用外,还可作为临床护理人员继续教育、老年护理岗位培训及老年护理机构工作人员的参考书。

本书在编写过程中,各位编者所在单位给予了大力支持和鼓励,在此一并

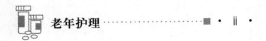

表示诚挚的谢意。

由于时间仓促,且编者知识水平和能力有限,书中难免存在错误与疏漏,敬请使用本书的师生批评、指正。

杨术兰　周丽娟

2018 年 6 月

目录

Mulu

第一章
绪　论

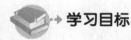学习目标

1. 掌握：老化的特征、人口老龄化的概念、我国人口老龄化的特点、老年人的年龄划分标准。
2. 熟悉：老年护理的目标与原则、老年护理的特点。
3. 了解：国内外老年护理的发展。

本章PPT

随着全球经济的快速发展、社会的进步和生活水平的不断提高，人类平均期望寿命不断延长，人口老龄化已经成为全球性的重大社会问题和人们普遍关注的热点。研究老年人的健康问题，培养能够适应社会需要的具有专业知识和技能的高素质的老年护理人才，为老年人提供优质的护理服务，满足老年人的健康需求，实现健康老龄化和积极老龄化已成为护理领域的重要课题。

第一节　老年人与人口老龄化

情境导入

2014 年，我国 60 岁及以上的老年人口总数达 2.12 亿人，占总人口比重达 15.5%。国家统计局最新发布的数据，截至 2017 年底，我国 60 岁以上老年人口已超过 2.4 亿人，约占总人口的 17.3%，其中 65 岁以上老年人口已超过 1.58 亿人，约占总人口的 11.4%。

工作任务：

1. 根据以上资料分析我国人口老龄化的特点。
2. 应对我国人口老龄化应采取哪些措施？

每个人都要经历婴幼儿、童年、青年、中年和老年，在不同的年龄阶段，人体会发生一系

列生理和心理改变。"老年"从生理意义上讲,是生命过程中组织器官走向老化和生理功能走向衰退的阶段。

一、老年

老年是指正常生命周期的最后一个阶段。个体随着年龄增长出现器官系统老化性改变,这种改变存在个体差异,与遗传和社会发达程度有关。由于存在个体差异,不同人进入老年期的年龄并不完全一致。为了能客观、快捷地区分老年人群,便于医疗及实施某些社会措施(退休年龄、养老金提供、老年照护提供等),目前各国均以年龄为标准划分老年人群。老年与衰老不能等同。不同的个体衰老出现的时间和速度是不一样的,因为没有一个确定的时间作为衰老出现的标志。

二、老化的概念

老化(senility)即衰老,是所有生物种类在生命延续过程中的一种生命现象。机体自出生到成熟期后,随着年龄的增长,在形态和功能上发生进行性、衰退性变化。老化可分为生理性老化和病理性老化。生理性老化即机体从成熟期开始,随着年龄的增长而发生的生理性、衰退性变化,即正常老化。病理性老化即在生理性老化的基础上,因某些生物、心理、社会及环境等因素的影响所导致的异常老化。两者很难严格区分,往往共同存在,互相影响。老化的速度不仅有很大的个体差异,而且同一个体的不同器官的老化速度也不尽相同,如脑老化较快,心脏、肾脏等老化较慢。在正常情况下(未发生疾病和意外伤害等),一个人通过实现健康老龄化和积极老龄化,就可能活到115~120岁,即真正意义上的无疾而终。

三、老化的特征

老化具有以下五种特征。

1. 累积性 老化是在日复一日、年复一年的岁月变迁中,机体结构和功能上的一些微小变化逐步积累到一定程度,机体的形态结构就会出现明显的退行性变化,生理功能有所下降。

2. 普遍性 老化是多细胞生物普遍存在的生物学现象,且同种生物的老化进程所表现出来的老化征象大致相同。任何个体都不可避免地走向衰老和死亡。

3. 渐进性 老化是一个循序渐进的演变过程,往往在不知不觉中出现了老化的征象,一旦表现出来,便不可逆转,且逐步加重。

4. 内生性 老化源于生物本身固有的特性,同一物种所表现出来的老化征象相同。环境因素只能影响老化的进程,或加速老化,或延缓老化,但不能阻止老化。

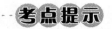

考点提示

老化的特征

5. 危害性 老化过程是机体结构和功能衰退的过程,老化导致机体功能下降甚至丧失,使机体越来越容易罹患疾病,最终导致死亡。

这就是所谓老化的丘比特标准。以上可见,老化是从出生后才开始或逐渐加速的,是可以预计的。在整个生命历程中,机体功能的丧失会越来越多,最终患病并死亡。

考点提示

老年人年龄划分标准

四、老年人的年龄划分标准

世界卫生组织(WHO)对老年人年龄划分有两个标准:在发达国家将65岁以上的人群定义为老年人,而在发展中国家(特别是亚太地区)则将60岁以上人群称为老年人。

世界卫生组织根据现代人生理、心理结构上的变化,将人的年龄界限又做了新的划分:44岁以下为青年人;45～59岁为中年人;60～74岁为年轻老年人;75～89岁为老老年人;90岁以上为非常老的老年人或长寿老年人。这五个年龄段的划分,把人的衰老期推迟了10年,对人们的抗衰老意识将产生积极影响。

我国老年期的年龄划分标准:我国关于年龄的划分界限自古说法不一。民间多用三十而立,四十而不惑,五十而知天命,六十花甲,七十古来稀,八十为耋,九十为耄。1982年4月,中华医学会老年医学学会建议,60岁作为我国划分老年的标准。现阶段我国老年人按时序年龄的划分标准为:45～59岁为老年前期,即中年人;60～89岁为老年期,即老年人;90～99岁为长寿期;100岁及其以上为寿星,即长寿老人。

五、人口老龄化

(一)人口老龄化的概念

人口老龄化简称人口老化,是指老年人口占总人口的比例不断上升的一种动态过程。影响人口年龄结构变化的两个主要因素是出生率和死亡率。人口老龄化是人类生命科学的一种发展和进步,意味着出生率和死亡率的下降,平均寿命的延长。

(二)人口老龄化常用评价指标

1. 老年人口系数 老年人口系数又称老年人口比例,是指老年人口占总人口的百分比。是评价老龄化的重要指标。计算公式为

老年人口系数(%)=(60或65岁以上人口数/总人口数)×100%

2. 老年抚养系数 简称老年系数,又称社会负担系数,是指人口中非劳动年龄人口数中老年部分与劳动年龄人口数之比,是从经济角度反映人口老龄化后果的指标之一,也反映了人口老龄化的程度。计算公式为

老年抚养系数(%)=(60或65岁以上人口数/15～59岁人口数)×100%

3. 老少比 又称老龄化指数,即老年人口数与少年儿童人口数之比,亦可反映人口老龄化的程度。计算公式为

老少比(%)=(60或65岁以上人口数/0～14岁人口数)×100%

4. 平均期望寿命 某一地区或国家总人口的平均生存年限,简称平均寿命,是指出生婴儿在今后一生中可能存活的岁数。

5. 长寿水平 又称高龄老人比,即 80 岁以上人口数与 60 岁以上人口数之比。长寿水平的高低,直接反映一个国家(或地区)医疗卫生保健的水平,特别是反映老年保健服务水平的高低。计算公式为

$$长寿水平(\%)=(80\ 岁以上人口数/60\ 岁以上人口数)\times100\%$$

6. 健康期望寿命 在健康条件下的期望寿命,即个人在良好状态下的平均生存年数。也就是老年人能够维持良好的日常生活活动功能的年限。

平均期望寿命是以死亡作为终点,健康期望寿命则是以日常生活能力的丧失作为终点来计算的。

7. 年龄中位数 某个国家或地区人群中,某一年龄以上和以下的人口各占 50% 的那个年龄。反映人口总体年龄特征和状况,通常年龄中位数在 20 岁以下属于年轻人口型,20~30 岁为成年人口型,30 岁以上为老年人口型。

考点提示

老龄化社会的划分标准

(三)老龄化社会

世界卫生组织对老龄化社会的划分有两个标准,针对发达国家和发展中国家的不同人口年龄结构的状况,制定了不同的人口老龄化标准(表 1-1)。

表 1-1 老龄化社会的划分标准

	发达国家	发展中国家
老年人年龄界限	65 岁	60 岁
青年型	<4%	<8%
成年型	4%~7%	8%~10%
老年型	>7%	>10%

在发达国家,65 岁以上人口占总人口比例的 7% 以上定义为老龄化社会(老龄化国家或地区)。在发展中国家,60 岁以上人口占总人口比例的 10% 以上定义为老龄化社会(老龄化国家或地区)。

根据老年人所占的比例,可将一个国家或地区的人口年龄结构分为青年型、成年型、老年型。按照人口老龄化程度,世界卫生组织将老龄化社会分为三个等级,65 岁及以上人口占总人口的比例超过 7% 但不超过 14% 时为老龄化社会;65 岁及以上人口占总人口的比例超过 14% 但不超过 20% 时为老龄社会;65 岁及以上人口占总人口的比例超过 20% 时为超老龄社会。

我国学者结合世界各国人口老龄化的实际情况,将人口老龄化进一步细分为:浅度老龄化社会、深度老龄化社会、老龄社会、超老龄社会。65 岁及以上人口占总人口的比例超过 7% 但不超过 10% 时为浅度老龄化社会;65 岁及以上人口占总人口的比例超过 10% 但不超过 14% 时为深度老龄化社会;65 岁及以上人口占总人口的比例超过 14% 但不超过 20% 时为老龄社会;65 岁及以上人口占总人口的比例超过 20% 为超老龄社会。

（四）人口老龄化的现状与发展趋势

人口老龄化是当今世界人口发展的趋势，这种人口年龄结构的变化正在广泛而深刻地影响着人类社会生活的各个方面，人口老龄化已经日益成为世界各国关注的重大人口问题。21 世纪人口发展的特点是发达国家高龄人口比例明显增加，而发展中国家的老年人口增长速度最快。

1. 世界人口老龄化的现状与趋势

（1）世界人口老龄化的速度加快：人口老龄化与总人口数的增长密切相关。WHO 宣布 1987 年 7 月 11 日为"第 50 亿人口日"，世界人口老龄化也随之日趋严重。1900 年全世界 60 岁以上的老年人口约为 1 亿，1990 年则为 4.8 亿，2000 年增加到 5.9 亿，2002 年已达 6.29 亿，占全世界人口的 10%，预计 2050 年可达 19.64 亿，全世界的老年人口将占总人口数的 21%，并将超过 14 岁以下儿童人口总数。世界人口老化始于欧洲，从 1985 年法国成为世界上第一个老龄化社会的国家以来，据统计，2006 年全世界老年人口比例达到或超过 20% 以上的国家有 27 个，其中 19 个为发达国家。

（2）发展中国家老年人口增长速度快：目前，世界上 65 岁以上的老年人以每月 80 万的速度增长，其中发展中国家占 66%，到 2000 年发展中国家的老年人口数已占全世界老年人口总数的 60%。到 2050 年，预计全球 80% 的老年人将生活在发展中国家。2009 年至 2050 年期间，发展中国家的老年人口预计将从 4.81 亿增至 16 亿，而发达国家的老年人口预计将从 2.62 亿增至 4.06 亿。

（3）人口老龄化的区域分布不均衡：欧洲一直是老年人口比例最高的地区，其次是北美洲和大洋洲，但在撒哈拉沙漠以南的非洲地区，老年人口增长则非常缓慢。65 岁以上老年人口各大洲排列顺序：欧洲占 14%，北美洲占 13%，大洋洲占 10%，亚洲占 6%，拉丁美洲和加勒比海地区占 5%，非洲占 3%。目前日本是世界老龄化问题最严重的国家，日本 60 岁以上人口占总人口的 27%；意大利 60 岁以上人口约占总人口的 26%；德国约占 25%。世界老龄化问题最轻的国家是科威特、卡塔尔、阿拉伯联合酋长国等。

（4）人口平均预期寿命显著延长：世界卫生组织 2017 年 5 月 19 日在日内瓦发布的《2016 年世界卫生统计》报告显示，进入 21 世纪以来，人类的预期寿命增长了 5 岁，是 20 世纪 60 年代以来出现的最大增幅。2015 年全球人均寿命为 71.4 岁，其中男性 69.1 岁，女性 73.8 岁。日本的人均寿命全球最高，日本女性平均寿命为 86 岁，一直占据全球女性寿命榜首位；男性平均寿命为 79 岁，中国的人均寿命为 76.1 岁。据统计，从全球平均情况来看，2012 年出生的女孩预期可活到约 73 岁，男孩可活到 68 岁。世界各大洲人口平均预期寿命统计，最高为北美洲 77 岁（男性 74 岁，女性 79 岁），最低为非洲 52 岁（男性 51 岁，女性 54 岁）。2012 年出生的男性期望寿命依次为 81.2 岁（冰岛）、80.7 岁（瑞士）、80.5 岁（澳大利亚）；2012 年出生的女性期望寿命依次为 87 岁（日本），西班牙、瑞士、新加坡并列第二位，期望寿命为 85.1 岁，意大利为第五位，期望寿命为 85 岁。《2016 世界卫生统计》表示，截至 2015 年底，中国人均寿命已达 76.1 岁。接近发达国家人均寿命 78 岁的水平，而上海、北京人均寿命甚至超过 80 岁。

（5）女性老年人口增长速度快：一般而言，男性老年人死亡率高于女性。由于存在着性别间的死亡差异，使女性老年人成为老年人口中的绝大多数。如美国女性老年人平均预期寿命高于男性 6.9 岁,日本 5.9 岁,法国 8.4 岁,中国 3.4 岁。

(6)高龄老年人口(80 岁以上)快速增长:世界的高龄老年人占老年人口总数的 16%,其中发达国家占 22%,发展中国家占 12%。我国从 1953 年到 1998 年,80 岁以上高龄人口年平均增长速度为 3.97%,特别是从 1982 年到 1998 年,高龄老年人口年平均增长速度达到 4.79%,预计到 21 世纪 40～50 年代,高龄老年人增长速度会更快。

2. 我国人口老龄化现状与趋势

我国是世界上老年人口最多、增长最快的国家。1980 年以来,我国 60 岁以上的老年人口以每年 3% 的速度持续增长,我国于 1999 年底进入了老龄化国家行列。发达国家老龄化进程长达几十年至 100 多年,如法国用了 115 年,瑞士用了 85 年,英国用了 80 年,美国用了 60 年,而我国只用了 18 年(1981—1999 年)就进入了老龄化社会,而且老龄化的速度还在加快。据国家统计局最新数据结果显示,截至 2017 年底,我国 60 岁以上老年人口已超过 2.4 亿人,约占总人口的 17.3%,其中 65 岁以上老年人口已超过 1.58 亿人,约占总人口的 11.4%。近几年老龄化进程不断加快,我国的养老负担也日益加重。预计到 2020 年,老年人口达到 2.48 亿,老龄化水平达到 17.17%,其中 80 岁以上老年人口将达到 3067 万人;2025 年,60 岁以上人口将达到 3 亿,成为超老年型国家。预计到 2040 年我国人口老龄化进程达到顶峰,之后,老龄化进程进入减速期。

知识链接

人 口 红 利

人口红利是指一个国家的劳动年龄人口占总人口比重较大,抚养率比较低,为经济发展创造了有利的人口条件,整个国家的经济呈高储蓄、高投资和高增长的局面。"红利"在很多情况下和"债务"是相对应的。2013 年 1 月,国家统计局公布的数据显示,2012 年我国 15～59 岁劳动年龄人口在相当长时期内第一次出现了绝对下降,比上一年减少了 345 万人,这意味着人口红利趋于消失,导致未来中国经济要过一个"减速关"。

全国老龄办于 2006 年 2 月 23 日发布的《中国人口老龄化发展趋势预测研究报告》指出:2001—2100 年,中国的人口老龄化可分为快速老龄化、加速老龄化、稳定的重度老龄化三个阶段(表 1-2)。

表 1-2 中国人口老龄化发展阶段

阶段名称	年度	老年人口数/亿	老龄化水平/(%)
快速老龄化阶段	2001—2020	2.48	17.17
加速老龄化阶段	2021—2050	4	30
稳定的重度老龄化阶段	2051—2100	4.37	31

第一阶段,从 2001 年至 2020 年是快速老龄化阶段。这一阶段,中国将平均每年增加 596 万老年人口,年均增长速度达到 3.28%,到 2020 年,老年人口将达到 2.48 亿,老龄化

水平将达到 17.17%。

第二阶段,从 2021 年至 2050 年是加速老龄化阶段。中国老年人口数量开始加速增长,平均每年增加 620 万人。到 2023 年,老年人口数量将增加到 2.7 亿。到 2050 年,老年人口总量将超过 4 亿,老龄化水平推进到 30%以上。

第三阶段,从 2051 年至 2100 年是稳定的重度老龄化阶段。2051 年,中国老年人口规模将达到峰值 4.37 亿。这一阶段,老年人口规模将稳定在 3 亿 ～4 亿,老龄化水平基本稳定在 31%左右,80 岁及以上高龄老年人占老年人口总数的比重将保持在 25%～30%,进入一个高度老龄化的平台期。

我国人口老龄化的特点如下。

(1)老年人口基数大、发展速度快:我国是世界上人口最多的国家,加之人口平均预期寿命日益延长,老年人口在逐年增加,根据联合国预测,21 世纪上半叶,中国一直是世界上老年人口最多的国家,占世界老年人口总数的 1/5,21 世纪下半叶,中国也还是仅次于印度的第二老年人口大国。

(2)人口老龄化进程快:据统计,我国人口年龄结构从成年型转变为老年型仅用了 18 年左右的时间,与发达国家相比,速度十分惊人。据 1998 年联合国卫生组织人口资料统计,65 岁以上老年人口比重从 7%上升到 14%,法国经历了 127 年,瑞典 85 年,美国 72 年,英国 47 年,日本 24 年,中国 25 年。我国将长时间保持高速递增,属老龄化速度最快国家之列。

(3)地区发展不平衡:中国各地区经济文化发展不平衡,导致人口老龄化的程度有较大差异。我国东部沿海经济发达地区人口老龄化的速度和程度远远快于西部经济欠发达地区。1990 年全国第四次人口普查结果表明,全国 60 岁以上老年人口为 7.6%,但上海为 13.96%、浙江为 10.44%、北京为 10.27%、江苏为 10.24%、天津为 10.21%,这些省市在全国已率先迈入老年型行列。1979 年最早进入人口老年型行列的上海和最迟 2012 年进入人口老年型行列的宁夏比较,时间跨度长达 33 年。其中老年人口比重高的浙江、江苏等省是比重低的青海、宁夏、新疆等省区的近 2 倍。

(4)城乡倒置显著:大多数国家的城市老龄化程度要高于农村。根据第六次人口普查数据,我国农村人口老龄化的程度已经达到 15.4%,比全国 13.26%的平均水平高出 2.14 个百分点,高于城市老龄化程度,而且这种状况将持续到 2040 年。由于城乡老年人的主要经济来源存在明显差异,故农村人口老龄化的问题日益突出。

(5)老龄化、高龄化、空巢化同时出现:西方很多国家是先老龄化,后高龄化,再逐步空巢化,我国是老龄化、高龄化、空巢化同时并举,给政府应对人口老龄化增加了难度。第六次人口普查显示,老年人群中约有 40%的老人是"空巢"老人,城市独居老人占 49.7%,农村占 38.3%。2000 年全世界 80 岁及以上老年人口总数达 6000 万人,而我国有 1343.4 万人,占世界 80 岁以上老年人总数的 22.3%。据专家估计,到 2050 年,我国 80 岁及以上的老年人口总数将达到 9448 万,占老年人口的 21.78%。2016 年 10 月 9 日,全国老龄办发布《第四次中国城乡老年人生活状况抽样调查成果》,报告显示,在老年人健康状况不断改善的同时,仍然有 18.3%的老年人为失能、半失能状态,总数达 4063 万人。国务院在《"十三五"国家老龄事业发展和养老体系建设规划》中提出,预计到 2020 年,全国 60 岁以上老年人口将增加到 2.55 亿人左右,占总人口比重提升到 17.8% 左右;高龄老年人将增加到 2900 万人左右,独居和空巢老年人将增加到 1.18 亿人左右,老年抚养比将提高到 28% 左右。老年人口的高龄、失能和空巢化将进一步加剧应对人口老龄化的严峻性和复杂性。

(6)女性老年人比例高:老年人口中女性高于男性,随着年龄的增长,女性老年人的比例不断上升。据统计,我国 80 岁及以上老年人口中,男性所占比例为 36.9%,女性为 63.1%,百岁老年人中,女性比例达到 77%。

(7)文化程度低:由于历史的原因,我国老年人多数未受过良好教育,文盲和半文盲的比例高,占 68.28%,尤以农村女性更为突出,文盲高达 80%。

(8)人口老龄化与经济发展不平衡:发达国家进入老龄化社会时人均国民生产总值一般在 5000～10000 美元即"先富后老",而我国在进入老龄化社会时,人均国民生产总值尚不足 1000 美元,即使到 2020 年全面实现小康时,人均 GDP 也只有 2000 多美元,即"未富先老"。

(9)纯老年人家庭增加:有关调查显示,目前我国纯老年人家庭占老年人家庭比例,城市约为 40.3%,农村约为 37.8%,并在继续增加。

(10)家庭小型化:第六次全国人口普查数据显示,目前我国平均每个家庭 3.1 人,家庭小型化使家庭养老功能明显弱化。

(五)人口老龄化带来的影响与对策

1. 人口老龄化带来的影响 老龄化社会的到来,必然会给社会、家庭、医疗保健等带来巨大的压力,同时也对老年护理事业提出了新的挑战。

(1)社会负担加重:人口老龄化使劳动年龄人口的比重降低,老年人口负担系数增高,老年人口负担系数至 2001 年已达到 26.4%,即每 100 个劳动力人口要赡养 26.4 个老年人,预计 2050 年将达到 38.88%,此时劳动年龄人口与老年人口之比还不到 3∶1,即平均 3 个劳动年龄人口要赡养 1 个老年人。这不仅仅加重了劳动人口的经济负担,同时对投资、消费、储蓄和税收都带来了一定的影响。

(2)社会保障费用增加:人口老龄化使国家用于老年人的保障费用增加,政府负担加重。据统计,1990 年到 1999 年,我国离退休职工数由 3201 万人增长到 3727 万人,年均增长了 5.5%;与此同时,养老金支出由 396 亿元增加到 2421 亿元,年均增长 22%。现在退休人员每年以 6% 的速度递增,每年新增退休人员 300 多万。截止到 2005 年底,全国共有离退休人员 5088 万,预计到 2030 年,我国离退休人员将猛增到 1.5 亿多,届时离退休人员将相当于在职人员的 40% 以上,这将给国家造成沉重的负担。

(3)现有产业结构不能满足老年人的特殊需求:为了满足老年人口日益增长的物质和精神文化的需要,国家需要调整现有的产业结构,大力发展老龄产业,来满足老年人群的特殊需要。如改造不适合老年人居住的住宅、街道,增加老年人所需要的产业、社会服务业等。

(4)传统养老模式受到影响:养老问题是老龄化社会面临的最主要的经济和社会问题。"老有所养"应包含两个方面的内容:经济保障和生活照顾(包括精神慰藉)。我国城市家庭的人口代际结构模式呈 4-2-1 模式(即一对夫妇赡养两对老年人和抚养一个子女),随着少子化家庭、"空巢"家庭的增多,传统的家庭养老功能日趋削弱,养老负担越来越多地依赖于社会,继续发挥社会养老功能,来满足日益增长的社会养老需求。我国的养老模式正处于转型阶段,在今后一段比较长的时间内,将呈现家庭养老与社会养老并存的局面。

(5)对医疗卫生资源需求增加:老年人是社会的弱势群体,根据卫生部门的统计,60岁以上老年人慢性病患病率是全国人口患病率的3.2倍,伤残率是全国人口的3.6倍。老年人住院率为7.62%,明显高于其他年龄组平均年住院率(4.36%)。老年病又多为肿瘤、心脑血管疾病、糖尿病、精神障碍等慢性病,花费大,消耗卫生资源多,对家庭和社会造成负担。老年人消费的卫生资源是全国人口平均消费卫生资源的1.9倍。80岁以上老年人因体弱多病需要特殊照顾者的比例是65~79岁老年人的5倍。同时,老年人心理健康状况也令人担忧,有不同程度抑郁症状的老年人占所调查人群的10%~23%。这些说明,老年人口对医疗、保健、护理及生活服务的需求大大超过其他人群。

(6)老龄工作力度急需加大:我国的老龄工作起步较晚,专职老龄工作人员缺乏,老龄工作经费投入不足,基层服务网络薄弱,针对老年人所开展的服务项目少,覆盖面窄,服务水平低。专门为老年人提供的活动场所和服务设施严重不足,老年人的参与率和收益率不高。全国约有三分之一以上的城市街道办事处和约一半的社区居委会没有建立老年服务机构和设施,农村的乡镇则更少。发达国家每千名老年人中拥有的养老床位是50~70张,而我国每千名老年人只有10张,与发达国家的差距很大。

另外,人口老龄化也对老年护理事业提出了挑战。如何全方位地护理老年人,提高其生活质量,是摆在我们面前的一项重要课题。整体而言,目前在我们的养老服务机构中,提供护理服务的专业人员数量缺乏,总体素质不高。我国社会养老服务的各种事业整体水平也比较低,不能满足广大老年人多种养老服务的需求,这些都有待于我们去研究和解决。

2. 人口老龄化的解决策略 首先把老龄社会作为21世纪中国的一个重要国情认真对待,高度重视。要切实从老龄社会这一基本国情出发,把应对老龄社会的挑战列入未来中国的发展战略之一。人口老龄化的解决策略主要有以下七点。

(1)用科学的态度:人口老龄化是社会经济发展的必然趋势,必须用辩证的观点来看待。国务院1996年颁布了《老年人权益保障法》,提出了"老有所养、老有所医、老有所为、老有所学、老有所乐"的总体发展目标。2005年又增加了"老有所教"。我国人口老龄化的负担面临的是薄弱的承载能力,因此只有采取科学的态度,正视老龄化问题,在全社会树立正确的老龄观,充分认识人口老龄化的规律及其对社会经济发展的影响,避免产生社会老龄化的各种负效应,及时制定相应对策,使人口、社会、经济、资源和环境协调发展。

(2)加速经济发展:从现在起到2025年左右,是我国劳动年龄人口比重较大、老年人口负担系数低、国家负担较轻的"人口红利"黄金时期。因此,要充分利用这个经济发展的"黄金时期",加快经济发展的步伐,为迎接老龄化高峰的到来奠定物质基础。

(3)建立和完善养老保障体系和医疗保健制度:让更多的人"老有所养"是中国养老保障制度改革的目标。国家要尽快完善有关政策,各级政府要出台优惠政策,广泛动员社会各方面的力量,多渠道筹措资金,发展养老福利事业,增设养老福利服务设施,不断健全社会养老机制,建立适合我国国情及经济发展水平的社会保障制度。对农村"三无"老人(无生活来源、无劳动能力、无子女依靠),继续实行"五保"制度。提高老年人的经济保障能力,使老年人能够共享社会发展成果。

医疗保健是我国众多需求中最为突出和重要的需求,为老年人提供基本医疗保险,满足他们的基本医疗需求,使老年人及其家庭不会因为疾病而导致个人及家庭经济危机。但目前老年人"看病难、住院难"的问题尚未完全解决。所以,应该加快医疗卫生改革,建立和健全老年医疗保险制度,加强老年人的医疗保健与护理服务,健全社区卫生服务体系和组织,构建医疗保健防护体系,为老年人提供方便、快捷的综合性社区卫生服务,同时建立和发展多种形式的医疗保障制度,以缓解老年人患病后对家庭和个人造成的经济压力,妥善解决看病就医的费用问题。

(4)完善相关的政策和法律体系:法律部门要坚决制裁侵害老年人合法权益的不法行为,依法合理调整老年群体与其他群体、老年人之间的关系,依法惩处残害和虐待老人的行为,营造出健康老龄化的良好社会环境。加快完善老年立法步伐,尽快出台养老保险、医疗保险、社会救济、老年人福利等有关社会保障方面的法律法规。制定出老年人参与社会发展、新的老龄事业发展纲要等大部分老年法律法规,形成以《中华人民共和国老年人权益保障法》为基本法的老年法律体系。

(5)家庭养老与社会养老相结合:2006年,中国老龄工作办公室发布《中国老龄事业的发展》白皮书,提出建立"以居家养老为基础、社区服务为依托、机构养老为补充的养老社会服务体系"。2008年1月全国老龄委办公室、民政部等十部委联合发出《关于全面推进居家养老服务工作的意见》,大力推动居家养老服务的发展。建立以家庭养老为基础、社区养老服务网络为辅助的养老服务。为了使老年人起居方便,住宅设计要充分考虑方便老年人和满足老少户可分可合的需求,公共设施要安排方便老年人活动的场所。继续发挥家庭养老功能,使得绝大多数老年人生活在自己的家庭里。倡导健康的生活方式,完善具有尊老敬老传统的家庭养老体系。社区养老服务包括提供家务劳动、家庭医疗保健、老人照料、护理等,还包括在社区兴办敬老院、托老所、老年食堂、老年病防治站、法律咨询服务站以及各种老年文体设施等,为老年人提供全方位、多功能、多形式的系列服务。

(6)积极发展老龄产业:老龄产业是为了满足老年人物质和精神生活需求而形成的产业,既包括生产性产业,也包括服务性产业,是解决人口老龄化问题的重要手段。老龄产业至今还无法满足老年人的需求。我们缺乏专门为老年人服务的专业医护和服务人员,缺乏足够的养老机构,缺乏上门服务的保健机构。在老年消费方面,老年人很难买到合适的服装鞋帽,老年食品也很少研究开发,老年药品、老年保健护理用品以及其他各种老年商品都处于匮乏状态。因此,我们应当积极发展老龄产业,开拓老年消费市场,这不但能够创造许多新的工作机会,缓解社会就业压力,而且可以为老年人提供更周到、更优质的服务。

(7)努力实现健康老龄化与积极老龄化:健康老龄化(aging of the health)是在1987年5月召开的世界卫生大会上首先提出的,世界卫生组织(WHO)于1990年9月在哥本哈根的第40届会议上正式提出"健康老龄化"的目标。1996年3月中国老龄协会提出"面向21世纪,积极倡导和促进健康老龄化是我国老龄化的战略方向"。

健康老龄化,即在老龄化社会中,多数老年人的生理、心理和社会功能均处于健康状态,同时社会和经济发展不受过度人口老龄化的影响。我国学者何慧德教授提出,健康老龄化有两层含义。其一是个体的健康老龄化,即老年阶段健康时期延长,伤残或功能丧失只在生命晚期出现,且持续时间很短;老年人生存质量提高,晚年生活更加有意义。其二是群体的健康老龄化,即健康者在老年人群中所占的比例愈来愈大,老年人口的健康预期寿命延长。健康老龄化的外延包括老年人个体健康、老年人群体健康与人文环境健康三个部分,也就是说老年人具有良好的身心健康和社会适应能力;健康预期寿命延长,并与社会整体相协调;有良好的老龄化社会氛围以及社会发展的持续性、有序性,并符合规律。

积极老龄化是在健康老龄化基础上提出的新观念,2002年在马德里国际老龄大会上提出。积极老龄化是应对人口老龄化的新思维,也是健康老龄化在理论上的完善和必要条件,是指老年人不仅在机体、社会、心理方面保持良好的状态,还要积极地面对晚年生活,作为家庭和社会的重要资源,继续为社会作出有益的贡献。其内涵是健康、保障和参与三位一体:强调老年人社会参与的必要性、重要性,即老年人应不断参与社会、经济、文化、精神和公民事务;强调尽可能地保持老年人个体的自主性和独立性;强调从生命全程的角度关注个体的健康状况,使个体进入老年期后还能尽可能长时间地保持健康和生活自理。

第二节　老年护理概述

研究老年人的健康问题,满足老年人的健康需求,提高老年人的生活质量和生活满意度,提供优质的护理服务,是老年护理的方向和重要工作内容。

一、老年护理及其相关概念

(一)21世纪全球养老新理念

国际老龄联合会提出21世纪世界养老新理念:养老由满足物质需求向满足精神需求方向发展;养老原则由经验养生向科学养生发展;养老目标是动态的,由长寿到目前的健康,再到21世纪老龄化社会的尊严。

(二)老年学

老年学是在老年医学、老年生物学、老年心理学和老年社会学等边缘性学科的产生和发展基础上形成的一门综合性学科。老年学是对人体衰老的研究,包括从学科和实际工作领域,对衰老过程从生理、心理和社会方面进行的全方位研究。它涉及社会、经济、环境、保健和其他诸多领域,目前已成为一门重要而独立的学科体系。

(三)老年医学

老年医学是研究人类衰老机制、人体老化改变、老年人卫生保健和老年病防治的科学,它是医学的一个分支,也是老年学的主要组成部分。它包括老年基础医学、老年临床医学、老年康复医学、老年预防保健学、老年流行病学、老年社会医学等内容。

(四)老年社会医学

老年社会医学是从社会学的角度,应用统计学、流行病学、社会学和管理学等方法,研究社会环境(如政治、经济、文化、保健、社会福利和行为习惯等)对人体生命状态的影响,以及如何改善社会条件,进而促进老年人健康长寿。医务人员不仅要从医学方面,还要从心理学和社会学方面处理老年病患者。当前开展的社区建设是为老年人服务的一项重要任务。

（五）老年护理

老年护理是以老年人群及其主要照顾者为服务对象提供护理服务的过程,指导老年护理实践的主要方法是护理程序。发展和完善我国的老年护理体系,提高老年人的护理质量和生活质量,是老年护理的首要任务。为老年人提供个体化、专业化、普及化和优质化的护理服务是老年护理的主要工作。

（六）老年护理学

老年护理学是研究、诊断和处理老年人健康问题的学科,源于老年学,是护理学的一门重要学科,涉及生物学、心理学、社会学、健康政策等学科理论,是一门跨学科、多领域,同时又具有其独特性的综合性学科,其应用性和实践性都很强。

老年护理学涉及现有的护理理论和社会学、生物学、心理学、健康政策等理论。美国护士协会 1987 年提出用"老年护理学"概念代替"老年病护理"概念,因为老年护理学涉及的护理范畴更广泛,包括评估老年人的健康和功能状态,制定护理计划,提供有效护理和其他卫生保健服务,并评价照顾效果。老年护理学强调恢复、保持和促进健康,预防和控制由疾病引起的残疾,发挥老年人的日常生活能力,实现老年人机体的最佳功能,保持人的尊严和舒适的生活,直至死亡。

老年护理学的重点在于以老年人为主题,研究自然、社会、文化教育和生理、心理因素对老年人健康的影响,探讨用护理手段或措施解决老年人的健康问题。

二、老年护理的目标与原则

（一）老年护理的目标

传统老年护理的目标是疾病的转归和寿命的延长,而现代老年护理的目标如下。

1. 健康老龄化　健康不仅指个体身体状况良好,还包括良好的心理状态和社会适应能力。老年护理是以健康为基础、以患者为中心,护理人员不仅掌握老年疾病的护理知识和技能,更要掌握老年人健康的知识和方法,最大程度地改善老年人健康状况、功能水平和生活方式,维持老年人的最佳功能状态和生活状态,使老年人真正享受到"老有所医""老有所养""老有所乐""老有所学""老有所为"和"老有所教"。

2. 增强自我照顾能力　老年人由于年老体衰或患慢性病时常以被动的形式生活在依赖、无价值、丧失权利的感受中,自我照顾意识淡化,久而久之将会丧失生活自理能力。适时地给予老年人及其照顾者以护理知识技能的教育及监督指导,使老年人出院回归社会后仍能获得连续的自我护理及家人的护理。因此护理人员在尽可能保持老人个人独立及自尊的情况下提供协助,适时给予全补偿、部分补偿的护理服务。

3. 提高生活质量　目前许多发达国家已经把"提高老年人的生活质量"作为老年护理的最终和最高目标,同时也作为老年护理活动效果评价的一个有效判断标准。因此,老年护理的工作主要是促进老年人在生理、心理和社会适应方面的完美状态,在健康基础上长寿,做到年高不老,寿高不衰,提高生命质量,体现生命的意义和价值。

4. 延缓衰退及恶化　开展健康教育,改变不良的生活方式,避免和减少健康危险因素的危害。通过三级预防,做到早发现、早诊断、早治疗。对疾病进行早期干预,积极康复,防止病情恶化、并发症及伤残的发生。

5. 人性化临终关怀 当老年人健康状况逐渐衰退,必须面对他们一生中最后的日子时,他们需要更多的生理、心理和社会的支持。对待临终老人,护理工作者应敏锐地评估并满足他们及家属的需求,用科学的心理关怀方法、高超精湛的临床护理手段,最大限度地帮助患者减轻躯体和精神上的痛苦,以确保老人能够无痛、舒适、有尊严地度过生命的最后时光,让家属也不留遗憾。

（二）老年护理的原则

针对老年护理工作特殊的规律和专业要求,在护理实践中应遵循以下护理原则。

1. 满足需求 护理人员应增强对老化的认识,将病态和正常老化过程及老年人独特的心理、社会特性与一般护理学的知识和技术相结合,及时发现老年人现存的和潜在的健康问题以及各种需求,使护理活动能及时提供满足老年人的各种需求和照顾,从而有助于老年人的健康发展。

2. 早期防护 一级预防应及早进行,老年护理的实施应从中青年时期开始入手,进入老年期后应更加关注。要了解老年人常见病的病因、危险因素和保护因素,采取有效的预防措施,防止老年疾病的发生和发展。对于有慢性病、残疾的老人,根据具体情况开始实施康复治疗和护理,时间越早越好。

3. 持之以恒 老年疾病病程长、并发症及后遗症多,多数老年患者的生活自理能力下降,有的甚至出现严重的生理功能障碍,对护理工作有较大的依赖性。对各年龄段健康老人、患病老人均应做好细致、耐心、持之以恒的护理,减轻老年人因疾病和残疾所遭受的痛苦,缩短临终依赖期,对生命的最后阶段提供系统的护理和社会支持。

4. 注重个性 影响衰老和健康的因素错综复杂,衰老是全身性、多方面、复杂的退化过程。老年人因性别、病情、家庭、经济、社会角色等不同,个体差异性很大,护理人员应充分认识到老年人的个性特征、疾病特点、家庭状况、经济状况、人际关系和社会参与程度的重要性,既要遵循一般性护理原则,又要注意因人施护,执行个体化护理原则,做到实用、有效。

5. 整体护理 因为老年人的健康受生理、心理、社会适应能力等多方面因素的影响,特别是老年病具有临床表现不典型、多种疾病并存、病程长、病情重、易发生意识障碍和水、电解质紊乱等特点,所以护理人员必须树立系统化整体护理的理念。一方面要求护理人员在护理工作中注重患者身心健康的统一,解决患者的整体健康问题;另一方面要求护理业务、护理管理、护理制度、护理科研和护理教育各个环节的整体配合,共同保证老年护理水平的整体提高。

6. 长期护理 老年人由于慢性疾病或衰弱导致生活自理能力下降,在一个相对时期内,需要他人给予帮助。随着我国人口老龄化的持续发展,老年人口日益高龄化,以及家庭结构变化使家庭照料功能削弱,老年人的长期护理问题越来越突出。应为老年人提供针对性的护理场所和设施,建立社区护理服务模式,依据社区老年人的年龄分布、生理特征、居住特征和照顾来源,设计个性化的护理服务,解决家庭成员在护理技术上的缺陷,减轻家庭的照护负担,提高家庭护理质量。

三、老年护理的特点

（一）老年护理场所

目前老年人的护理现状：一是配偶照料；二是子女照料；三是保姆、钟点工照料。各种养老机构（如老人院、日间或夜间老年人护理中心、老人之家等）、老年人家庭和社区、各种长期照顾老年人的机构、临终关怀中心、医院或门诊等均是老年护理工作的场所。

（二）老年专科护理人员角色

老年专科护理人员的角色呈现多元化形式，即照顾者、执业者、个案管理者、沟通者、协调者、咨询者、教育者、研究者以及医疗团队的成员或领导者、维护老年人健康和权利的代言人与保护者，甚至是社会活动者等。

（三）健康老年人的护理

1. 心理特点与护理

（1）心理特点：主要表现为精神活动能力减弱，运动反应时间延长，学习和记忆能力减退以及人格改变和情绪变化。如注意力不集中、记忆力下降、孤独、多疑、自卑、抑郁以及情绪不稳、脾气暴躁等消极情绪。

（2）护理：护理人员要以极大的耐心和爱心护理老年人，加强情感沟通，帮助老年人树立正确的人生观、死亡观，抛开一切烦恼，乐享天年。

2. 生理特点与护理

（1）生理特点：组织器官储备能力减弱，各种功能衰退，免疫功能下降，对内外环境的适应能力降低，容易出现各种慢性退行性疾病；视觉、听力减退，反应迟钝，操作能力和反应速度降低，手足协调功能下降，生活自理能力差；平衡功能减退，易发生跌到。

（2）护理：保护老年人的安全，避免发生意外损伤，必要时使用日常生活辅助用品；做好健康教育，进行合理运动、营养膳食及自我保健等方面的指导。

3. 社会问题与护理

（1）社会问题：老年人由于离退休、经济收入减少、生活贫困、丧偶、疾病等原因，其家庭和社会角色发生了变化，产生诸多不适应的心理社会问题。

（2）护理：加强老年社会学方面的研究，帮助老年人保持健康的心态，成立老年协会、休闲娱乐活动中心，扶助健康老年人再就业，鼓励老年人多参与社会活动，促使老年人保持乐观的情绪和良好的心态，保证家庭和社会的稳定。

（四）患病老年人的护理

老年慢性病多系慢性退行性改变，有时难以区分生理和病理的界限。即使老年人与青年人患同一种疾病，其临床症状和体征、疾病进展、康复与预后也不完全一致。

1. 临床表现及体征不典型 老年人的感受性降低，有时疾病发展到严重程度，患者尚无症状或症状不典型，如肺炎患者的典型表现为咳嗽、咳痰、发热等，而老年患者却没有此类症状，有的仅表现为食欲不振、精神萎靡。据统计，有 35%～80% 的老年人发生心肌梗死时无疼痛，常呈无痛性急性心肌梗死，49% 的老年人患腹膜炎时无明显疼痛反应，严重感染时也仅仅有低热，甚至不发热，因此容易被漏诊或误诊。故护理人员要仔细观察，及时发现不典型症状,准确评估老年患者的健康状况,为及早明确诊断提供依据,以免延误诊治。

2. 多种疾病同时存在 约有70%的老年人同时患有两种或两种以上的疾病,而且各种症状的出现及损伤的累积效应也随着年龄的增长而逐渐增加,因而病情错综复杂。因此护理老年人时需制定全面的护理计划,才能满足老年人的需要。

3. 病程长、恢复慢、并发症多 由于老年患者免疫力低下,抗病能力与修复能力弱,常导致病程长、恢复慢,且容易出现意识障碍、水和电解质紊乱、运动障碍、多器官功能衰竭、出血倾向等多种并发症,导致病情危重。故护理老年患者要特别注意观察病情,多进行疾病护理及预防并发症的健康教育,同时鼓励老年患者及家属树立战胜疾病的信心,使老年人和家属共同参与康复护理计划的制定。

(五)养老机构老年人的特殊心理需求与护理

1. 养老机构老年人的心理需求

(1)苦闷与自卑:养老机构中的老年人远离了家庭与社会,难以直接感受到家庭的温馨和丰富的社会生活,精神上易产生压抑与苦闷,进而导致自卑。

(2)渴望亲情:人到老年,最渴望的是亲情。居家的老年人会直接得到子女的服侍与慰藉,子孙辈们也是老年人快乐的源泉。入住养老机构后,缺乏儿孙承欢膝下的家庭亲情。与原来生活相比,显然活力不足,沉闷有余。

(3)自尊心强:老年人来到养老机构,生活环境与生活方式发生了巨大变化,会产生"无用感"。故刚入住养老机构的老年人常常会表现出较强的心理防御机制,自尊心极强,敏感。

(4)好胜心强:养老机构中拥有大量的同龄老年人。为了显示自己仍然年轻、充满活力,在日常生活、身体锻炼,或平时的琴棋书画等诸多方面,老年人之间总喜欢相互较劲、相互竞争。

2. 养老机构老年人的心理护理

(1)以"老人为本",充当"儿女角色":作为养老机构中与老年人日夜相伴的护理人员,要有爱心和孝心、细心和耐心,还要有责任心,做到任劳任怨,特别是对待平时缺少或无子女看望的老年人,更应注意护理过程中的言行,说话语气与措辞方式,要在思想上将老年人当成自己的父母一样来对待。

(2)要一视同仁:入住养老机构的老年人虽然情况各异,但绝无等级之分。护理人员要一视同仁,无论老年人有何背景,均应尊重其独立性和需要,并以此表达对个人内在价值的认同。

(3)因人而异,采取不同的服务方式:老年人之间存在着一定的性格、爱好兴趣的差异。为了满足每一位老年人不同的需要,护理人员应遵循"个体化"原则,针对老年人的具体情况采取不同的服务方式。如性格内向者,要给予合理的心理疏导,让老年人积极地投入到现在的生活之中。性格外向、喜欢与人交谈者,护理人员要帮助老年人实现愿望,充当耐心的倾听者,使其感到愉快和满足,增强老年人生活的信心,更好地适应养老机构的生活。

(4)鼓励和帮助老年人参加有利于身心健康的运动:合理运动对调节情绪,增强毅力,促使老年人保持健康的个性品质有着非常重要的作用。因此,护理人员应鼓励老年人积极参加适当的文体活动,并在养老机构有限的场地内组织一些符合我国老年人身心特点的活动,如太极拳等。

(5) 开展丰富多彩的趣味活动,给老年人一个表现自己的舞台:每个老年人都希望自己的晚年生活充实而富有意义,养老机构中的老年人也需要一个表现自我的机会与场所。因此,应根据每位老年人的兴趣和爱好组织一系列活动,如讲故事、当老师、种花、钓鱼等。

四、老年护理人员的素质要求

老年人具有特殊的生理心理特点,因而对从事老年护理工作的人员也提出了更严格的素质要求。

1. 职业素质

(1) 高度的责任心、爱心、细心、耐心与奉献精神:尊老敬老是中华民族的传统美德。老年人操劳一生,对家庭和社会有很大的贡献,理应受到尊重和爱戴。老年人对护理人员的依赖性较大,老年病人的护理问题众多,加之其生理、心理复杂多变,增加了老年护理的难度。故要求护理人员要以"老人为本",不论其地位高低,社会背景如何,均应平等相待,一视同仁,尊重老年人的人格和尊严;要有足够的责任心、爱心、耐心对待老年人,全身心地投入到老年护理活动中,使老年人感到舒适,有信任感。

(2) "慎独":"慎独"是指"在独处无人注意时,自己的行为也要谨慎不苟"。老年患者病程长、病情重而复杂。护理老年患者要一丝不苟,严格履行岗位职责,认真恪守"慎独"精神,在任何情况下均应自觉地对老年人的健康负责。

(3) 良好的沟通技巧与团队合作精神:老年护理的开展需要多学科的合作,因此护理人员必须具备良好的沟通技巧和团队合作精神,促进专业人员、老年人及其照顾者之间的沟通与配合,在各种不同情况下给予老年人照顾护理服务。

2. 业务素质 具有博、专兼备的专业知识、精益求精的技术是对护理人员的业务素质要求。多数老年人身患多种疾病,有多器官功能受损,故要求护理人员应全面掌握专业知识以及相关学科的知识,并将其融会贯通,同时还要精通专科领域的知识和技能。

3. 能力素质 具有准确、敏锐的观察力,正确的判断力和良好的沟通能力是对护理人员的能力素质要求。老年人机体代偿功能相对较差,健康状况复杂多变,因此要求护理人员必须具备敏锐的观察力和准确的判断力,能够及时发现老年人的问题与各种细微的变化,对老年人的健康状况作出准确的判断,以便及早采取相应的护理措施,保证护理质量。

五、老年护理人员的道德准则

老年人由于生理、心理、社会的特殊性,使他们成为弱势群体。因此,老年护理是一种更具社会意义和人道主义精神的工作,对护理人员的道德修养提出了更严格的要求。奉献、关怀、尊重、真诚、平等是老年护理道德的基本原则。

1. 尊老爱老,扶病解困 每个人都有被尊重的需要,老年人更是如此。不论在任何情况下,护士都必须关心、理解、尊重老年人,不使老年人处于尴尬、难堪的境地。如礼貌的称谓、关切的目光、耐心的倾听等,努力为老年人提供最佳护理服务。

2. 热忱服务,一视同仁 热忱服务是护理人员必须具备的工作态度,也是尊老爱老的具体表现。在护理工作中要始终贯穿诚心、爱心、细心、耐心、责任心的原则，尽量满足要求，保证老年人的安全和舒适。对老年人应一视同仁，无论职位高低、病情轻重、贫富贵贱、远近亲疏、自我护理能力强弱，都要以诚相待，尊重人格，体现公平、公正的原则，并提供个性化护理，始终给老年人留下亲切温和、热情可信的感觉。

3. 高度负责，技术求精 老年人反应慢，不善于表达自己的感受，加之许多疾病临床表现不典型，病情发展迅速，很容易延误病情。这不仅要求护理人员要有较高的护理知识水平和熟练的护理操作技能，更要有强烈的责任心。在护理中做到仔细、审慎、周密，千方百计地减轻和避免后遗症、并发症，绝不能因为工作中的疏忽而给老年人带来不良后果。

4. 良好沟通，无私奉献 老年人面临的健康问题通常是比较复杂的，有时甚至是十分危急的，必须及时发现与处理，因而需要各学科、各专业以及医护之间的密切合作，还需要亲属的理解与配合。护理人员所处地位独特，是各类人员之间的桥梁，因此必须具有良好的沟通技巧和合作精神，才能促进专业人员、老人、亲属之间的沟通与交流，让他们相互理解、相互协作，才能及时发现与解决问题，更好地实现维持老年人健康、促进老年人康复的最终目标。

由于老年人生理功能减退、动作迟缓、依赖性强，老年人常患多种慢性疾病，病程冗长，使护理工作变得更为繁重；且老年人已形成的人格类型难以改变，人生观、价值观也可能与现代护士的自身观念相反。这一切使护理老年人更为艰辛，所以奉献精神是从事老年护理工作者首先应具备的素质。

六、老年护理的执业标准

护理人员必须通过学校教育、在职教育、继续教育和岗前培训等增加老年护理的专业知识和技能。其目的是指引护士自我发展直到执业精熟的程度。我国目前主要参照美国的老年护理执业标准。它是根据护理程序制定的，强调增加老年人的独立性及维持其最高程度的健康状态（美国老年护理执业标准详见附录 A）。

第三节 老年护理的发展与现状

老年护理作为一门具有独立理论体系的综合性应用学科，它的发展大致经历了 4 个时期。①理论前期（1900—1955 年）：没有系统的理论作为指导。②理论基础初期（1955—1965 年）：随着护理专业的理论和科学研究的发展，老年护理的理论也开始发展和研究，第一本老年护理教材问世。③推行老年人医疗保险福利制度后期（1965—1981 年）：在这一阶段，老年护理的专业活动与社会活动相结合。④全面完善和发展的时期（1981 年至今）：老年护理学全面发展，形成了比较完善的老年护理学理论，用来指导护理实践。

一、国外老年护理的发展与现状

1900 年在美国，老年护理作为一个独立的专业被确定下来，至 1966 年，美国已经形成了比较成熟的老年护理专业。1961 年美国护理协会设立老年护理专科小组。1966 年美国护理协会成立了"老年病护理分会"，确立了老年护理专科委员会，老年护理真正成为护理学中一个独立的分支。1975 年开始颁发老年护理专科证书，同年《老年护理杂志》创刊，

"老年病护理分会"更名为"老年护理分会",服务范围由老年患者扩大至老年人群。1976年美国护理协会提出发展老年护理学,从护理的角度与范畴执行业务活动,关注老年人对现存和潜在的健康问题的反应。美国老年护理的发展,对世界各国老年护理的发展起到了积极的推动作用。在许多国家,老年护理内容是大学本科护理课程中一个重要的组成部分,而且有老年护理专业的硕士学位和博士学位的项目。美国护理协会每年为成千上万名护理人员颁发老年护理专科证书。1993年,美国护士就已经可以参加证书考试以取得特殊的老年护理的执业执照。对这一考试资格的要求包括拥有注册护士的执照和2年从事老年护理工作的经验。

二、我国老年护理的发展与现状

我国老年医疗、强身、养生活动已有3000多年历史,但作为现代科学的中国老年学与老年医学的研究开始于20世纪50年代中期。我国老年护理学长期被划入成人护理学范围,发展较慢。80年代以来,政府对老龄事业十分关注,先后发布了《中共中央、国务院关于加强老龄工作的决定》《中国老龄事业发展"十五"计划纲要》和《中国老龄事业发展"十一五"规划》《国务院关于促进健康服务业发展的若干意见》(国发〔2013〕40号)等,有力地促进了老龄事业的发展。在政策指引、机构发展、人力配备、国内外交流、人才培养和科研等方面,原卫生部、民政部、国家科委以及各级政府都给予了关心和支持,成立了中国老龄问题委员会,建立了老年学和老年医学研究机构,促进了我国老年学的发展,老年护理也随之得到了发展。中国老年护理体系的雏形是医院的老年人护理,如综合性医院设的老年病科,主要以系统划分病区,按专科管理患者。20世纪80年代中期,在一些大城市设立老年病专科医院与老年病门诊,按病情的不同阶段进行有针对性的护理,即:急性期,主要加强治疗护理;恢复期,主要加强康复护理;慢性期,主要加强生活护理;终末期,主要实施以心理护理及家庭护理为主的临终关怀。我国是世界上老龄人口绝对数最多的发展中国家,经济还不发达,老年护理院、老年医院起步较晚。从1984年起,北京、上海、广州等城市相继成立了老年病医院,沿海城市的一些街道还成立了老年护理中心,对管辖区域内的高龄病残、孤寡老年人提供上门医疗服务,设立家庭病床,送医上门。对老年重症患者建立档案,提供定期巡回医疗护理,老年人可优先入院并接受相应的治疗、护理和临终关怀服务。1985年天津市成立第一所临终关怀医院;1996年5月,中华护理学会倡导要发展和完善我国的社区老年护理;1997年上海市成立了老人护理院,随后深圳、天津等地相继成立了社区护理服务机构。

20世纪90年代,我国高等护理教育发展迅速,老年护理学陆续被全国多所护理高等院校列为必修课程,各种杂志关于老年护理的论著、经验总结文章陆续发表,有关老年护理的研究开始起步。至今,部分护理院校正酝酿开设老年护理专业,护理研究生教育中也设立了老年护理研究方向。此外,国内外老年护理方面的学术交流逐步开展,有的院校与国外护理同行建立了科研合作关系。

随着我国人口老龄化问题日益严重,老年护理遇到了前所未有的挑战,我国老年护理的发展还远远不能满足老年人的需求,老年护理教育还比较滞后,老年护理研究进展缓慢,在中国还没有老年护理资格证书的考试,老年护理专业人员的数量不足、质量不高。老年护理的发展应及时适应新时期的变化,重视老年护理教育和专业老年护理人员的培养,借鉴国外的先进老年护理经验,构建具有中国特色的老年护理理论与实践体系,不断推进我国老年护理事业的发展。

小 结

本节主要介绍了老化、老年人与人口老龄化的概念、划分标准、现状与趋势和我国应对人口老龄化应采取的措施,以及老年护理学的概述。重点内容包括老化的特征,老龄化社会的划分标准及常用指标,老年护理的目标与原则,老年护理的特点,老年护理人员的素质要求。难点是在老年护理实践工作中,如何落实老年护理的原则,达到老年护理的目标,协助老年人度过一个愉快的晚年生活。同学们在学习时应抓住重点和难点,进一步收集人口老龄化的相关资料,了解国内外人口老龄化的现状与趋势,明确人口老龄化问题是全球高度关注的世界性问题,是全社会都在积极探讨应对措施的热点问题。应对人口老龄化的问题,老年护理人员责任重大,老年护理的发展迫在眉睫。

能力检测

一、选择题

1. 有关老化特征不正确的是( )。

A. 累积性 　　B. 渐进性 　　C. 规律性 　　D. 普遍性 　　E. 危害性

2. 有关衰老的定义不正确的是( )。

A. 是一个多因素、复杂的综合性生理变化过程

B. 表现出形体、功能不断衰退、恶化致死亡的过程

C. 是信息的丧失与自由能力下降的表现

D. 老化前期的表现

E. 生物老化过程的结果

3. 中国进入老龄化的时间是( )。

A. 1997 年 　　B. 1999 年 　　C. 2005 年 　　D. 2010 年 　　E. 2011 年

4. 老年护理被确定为一门独立专业是( )。

A. 1900 年 　　B. 1935 年 　　C. 1955 年 　　D. 1965 年 　　E. 1981 年

5. 发展中国家老年人的划分标准为( )。

A. 50 岁以上 　　B. 55 岁以上 　　C. 60 岁以上 　　D. 65 岁以上 　　E. 70 岁以上

6. 老年人口总量居世界首位的是( )。

A. 日本 　　B. 中国 　　C. 美国 　　D. 英国 　　E. 德国

7. 张大爷,65 岁,依照 WHO 关于人的年龄界限新的划分标准,张大爷属于( )。

A. 中年人 　　B. 年轻老人 　　C. 中老年人 　　D. 老老年人 　　E. 长寿老人

8. 反映人口老龄化的重要指标是( )。

A. 老年人口数 　　　　B. 老年人口系数 　　　　C. 老年人平均寿命

D. 老年人期望寿命 　　E. 老年抚养系数

9. 我国人口老龄化进程中的高峰阶段是指( )。

A. 2000—2010 年 　　　　B. 2010—2025 年 　　　　C. 2000—2025 年

D.2010—2050年　　　　　E.2025—2050年

10. 世界上最早出现人口老龄化的国家是(　　)。
A.瑞典　　　　B.美国　　　　C.荷兰　　　　D.英国　　　　E.法国

11. 老年护理作为一门学科最早出现于(　　)。
A.瑞典　　　　B.美国　　　　C.荷兰　　　　D.英国　　　　E.中国

12. 关于人口老龄化的概念,错误的是(　　)。
A.人口老龄化是老年人口数量绝对增加的过程
B.人口老龄化随着社会经济的发展是可逆的
C.人口老龄化初期对社会经济发展是有积极作用的
D.人口老龄化和老年人口不同
E.人口老龄化通常是指群体老龄化

13. 老年护理学研究的对象是(　　)。
A.老龄化社会　B.老年健康人　C.老年人　　　D.老年患者　　E.以上都是

14. 发展中国家,60岁老年人口达到哪个数值标志着这个国家属于老年型国家?(　　)
A.4%以上　　B.6%以上　　C.8%以上　　D.10%以上　　E.12%以上

15. 下列说法正确的是(　　)。
A.我国是世界老化最严重的国家
B.我国是世界上老年人绝对数最多的国家
C.我国是世界上老年人口平均寿命最长的国家
D.我国是世界上老龄化问题最严重的国家
E.我国是世界上老年人最多的国家

二、病例分析题

王先生,44岁,事业单位中层领导。妻子张女士,40岁,三甲医院内科护士长。两人育有一女,12岁。张女士父亲64岁,身体状况尚好;母亲61岁,患有高血压、糖尿病。王先生母亲65岁,患有类风湿关节炎、骨质疏松;父亲67岁,于一周前体检时发现患有肺癌。近一周来王先生一直请假陪父亲就医检查,联系住院和手术照顾。作为独生子女的王先生和张女士虽然身心疲惫,还是坚定地承担起了照顾老人的责任。

1. 根据这个典型的"4-2-1"家庭状况分析我国老龄化社会的特点。
2. 我国老龄化社会的解决策略有哪些?
3. 我国老龄化社会的标准是什么?
4. 根据这个案例谈谈老年人患病的特点有哪些?

(杨术兰)

扫码看答案

第二章
老年人的健康评估

学习目标

1. 掌握：老年人健康评估的原则及注意事项。
2. 熟悉：老年人综合健康功能评估的内容。
3. 了解：ADL、MMSE、LSI、SAS、SDS 等常用量表的临床应用。

本章PPT

第一节 概   述

情境导入

　　刘大爷,79 岁,有慢性阻塞性肺气肿病史 20 余年,平时很少户外活动,昨天因洗澡受凉感冒,咳嗽、咳痰,气急住院治疗。子女称工作忙不能照顾老人,老伴身体也不好,故老人独自住院,心里焦急。

　　工作任务:

　　请你对该老人进行健康评估。

　　老年人是一个独立的个体,老化的改变使老年人对于生理、心理、社会方面的需要,与成年人不同。对老年人而言,对健康影响最大的不是疾病本身,而是因功能和认知改变带来的诸多问题,因此,对老年人进行综合健康功能评估可以全面反映其健康状况,是实现老年个体化优质护理的前提。

一、概念

　　老年人健康评估是系统地、有计划地收集评估老年服务对象的资料,并对资料的价值进行判断的过程。老年人健康评估过程与成年人相同,但是由于老化或某些慢性疾病使老年人接收信息的能力下降,认知功能也不同程度地发生改变,因此,护理人员在进行评估时,应运用护理评估技能和沟通交流技巧,尽可能获得准确、全面、客观的资料,以便能清楚地反映老年人的身体、心理、社会、行为及情绪状态等相互间的关系。

二、老年人健康评估的原则

(一) 了解老年人身心变化的特点

护理人员必须了解老年人生理和病理改变的特点。前者是指随着年龄的增长,机体必然发生的分子、细胞、器官和全身的各种退行性改变,这些变化是正常的,属于生理性改变;后者是指由生物的、物理的或化学因素所导致的老年性疾病引起的变化,这些变化是异常的,属于病理性的改变。在多数老年人身上,这两种变化过程往往同时存在,有时难以严格区分,这就需要护理人员认真实施健康评估,确定与年龄相关的正常老化,区分正常老化和现存或潜在的健康问题,采取适宜的措施予以干预。

知识链接 ------------------------------------●

老年综合健康功能评估

老年综合健康功能评估是指从躯体、精神、社会心理、自理能力等多维度测量老年人的整体健康功能水平,以发现老年人医疗、社会心理、自理能力丧失等问题,并反映老年人的保健需求。

老年人心理变化有以下特点:身心变化不同步,心理发展具有潜能和可塑性,个体差异性大。在智力方面,由于反应速度减慢,在限定的时间内学习新知识、接受新事物的能力较年轻人低;在记忆方面,记忆能力下降,以有意识记忆为主、无意识记忆为辅;在思维方面,个体差异较大;在特性或个性方面,会出现孤独、任性、把握不住现状而产生怀旧、焦虑、烦躁;老年人的情感与意志变化相对稳定。

(二) 明确老年人与其他人群实验结果的差异

老年人实验室检查结果的异常有三种可能:①由疾病引起的异常改变;②正常的老年期变化;③受老年人服用的某些药物的影响。目前关于老年人实验室检查结果,其标准值可通过年龄校正可信区间或者参照范围的方法确定,但具体情况还要具体对待。护理人员应通过长期观察和反复检查,正确解读老年人的实验室检查数据,结合病情变化,确认实验室检查值的异常是生理性的老化还是病理性改变所致,避免延误诊断和治疗。

(三) 重视老年人疾病的非典型性表现

老年人感受性低,加之并发多种疾病,因而发病后往往没有典型的症状和体征,称为非典型性临床表现。例如,老年人患肺炎时常无症状,仅有轻微的躯体不适或者脱水,或者突发意识障碍,而无典型的呼吸系统症状和体征。类似这种疾病特点,会给老年人疾病的诊治带来一定的困难,容易误诊或者漏诊,因此,对老年人要重视客观的检查,尤其是生命体征的评估极为重要。

三、老年人健康评估方法

临床护士对老年人进行健康评估的方法主要包括以下几种。

（一）交谈

交谈指通过与老年人、亲友、照护者及相关的医务人员进行谈话沟通，了解老年人的健康状况。护士应运用有效的沟通技巧，与老人及相关人员建立良好的信任关系，有效获取老年人的相关健康资料和信息。

（二）观察

观察是指运用感官获取老年人的健康资料和信息。护士可通过视、听、嗅、触等多种感官，观察老年人的各种身体症状、体征、精神状态、心理反应及其所处的环境，以便发现潜在的健康问题。必要时可采用辅助仪器，以增强观察效果。

（三）体格检查

体格检查是指运用视诊、触诊、叩诊、听诊等体格检查的方法，对老年人进行有目的的全面检查。

（四）阅读

阅读是指通过查阅病例、医疗与护理记录、辅助检查结果等资料，获取老年人的健康信息。

（五）测试

测试是指用标准化的量表或问卷，测量老年人的身心状况。量表或问卷的选择必须根据老年人的具体情况来确定，并且需要考虑量表或问卷的信效度。

四、老年人健康评估的注意事项

在老年人健康评估的过程中，结合其身心变化的特点，护士应注意以下事项。

（一）提供适宜的环境

老年人的感觉功能降低，血流缓慢，代谢率及体温调节功能降低，容易受凉感冒，所以体检时应注意调节室内温度，以 22～24 ℃为宜。老年人视力和听力下降，评估时应避免光线直接照射老年人，环境要尽可能安静、无干扰，注意保护老年人的隐私。

（二）安排充分的时间

老年人由于感官的退化，反应较慢，行动迟缓，思维能力下降，因此，所需评估时间较长。加之老年人往往患有多种慢性疾病，很容易感到疲劳。护理人员应根据老年人的具体情况，分次进行健康评估，让其有充足的时间回忆过去发生的事件，这样既可以避免老年人疲惫，又能获得详尽的健康史。

（三）选择适当的方法

对老年人进行躯体评估时，应根据评估的要求，选择合适的体位，重点检查易于发生损伤的部位。对有移动障碍的老年人，可取合适的体位。检查口腔和耳部时，要取下义齿和助听器。有些老年人部分触觉功能消失，需要较强的刺激才能引出，在进行感知觉检查，特别是痛觉和温度觉检查时,注意不要损伤老年人。

(四)运用沟通的技巧

老年人听觉、视觉功能逐渐衰退,交谈时会产生不同程度的沟通障碍。护理人员应尊重老年人,采用关心、体贴的语气提出问题,语速减慢,语音清晰,选用通俗易懂的语言,适时注意停顿和重复。除了语言沟通外,还需要进行非语言沟通,适当运用耐心倾听、触摸、拉近空间距离等技巧,注意观察非语言性信息,增进与老年人的情感交流,以便收集到完整而准确的资料。为认知功能障碍的老年人收集资料时,询问要简洁得体,必要时可由其家属或照顾者协助提供资料。

(五)获取客观的资料

对老年人进行健康评估时,应在细致全面收集资料的基础上,进行客观准确的判断分析,避免因为护士的主观判断引起偏差。尤其是在进行功能状态评估时,护士应通过直接观察进行合理判断,避免受老年人自身评估的影响。

第二节　老年人躯体健康的评估

护理人员通过对老年人进行细致的观察和全面而有重点的体格检查,可以更好地了解其身体状况,为进一步形成护理诊断、制定护理计划提供依据。对老年人进行躯体健康评估时,除了生理功能以及疾病本身外,还要对其日常生活能力即自理程度进行评估。

老年人躯体健康的评估内容包括以下四个方面:健康史、体格检查、功能状态评估、辅助检查。

一、健康史的收集

健康史是关于被评估者目前、过去健康状况及生活方式的资料汇总。收集健康史是健康评估的一个非常重要的组成部分,在此过程中,评估者要借助熟练的沟通交流方法和技巧,进行有效的沟通。

(一)健康史的内容

完整的健康史应包括被评估者的一般资料、主诉、现病史、既往史、个人史、婚育史、家族史及系统回顾。从老年人健康评估的角度,健康史的重点应集中在老年人因疾病、功能或认知改变对老年人日常活动的影响以及心理社会反应等方面。

1. 基本资料　基本资料内容包括:姓名、性别、年龄、职业、民族、籍贯、婚姻状况、受教育程度、宗教信仰、经济状况、家庭住址、联系电话及收集资料的时间等。老年人的受教育程度,有助于护理人员了解老年人的文化背景,决定健康教育的方式;老年人的文化背景和宗教信仰,有助于评估者发现影响健康的因素并了解被评估者对健康照顾的态度及价值观;老年人的经济状况,应包括收入来源和数量、保险支付情况、工作情况、收入支配情况等。

2. 主诉　主诉是被评估者感觉最主要、最明显的症状或体征及其性质、持续的时间。

3. 现病史　现病史记录了患病的全过程，即发生、发展和演变。下列几个方面必须询问：问题发生的时间、症状、病因、处理措施及效果；是否有其他慢性疾病；疾病对生活造成的影响；是否有疼痛；是否服用药物；感觉改变情况。护理人员接着可以询问类似以下的问题：健康对您有什么意义；您为了维持健康通常都做哪些活动；是否有专人照顾您；您自己感觉身体状况还可以恢复到什么程度等。

4. 既往史　既往史是了解被评估者过去主要的健康问题、求医的经过及其对自身健康的态度。其询问内容包括：最近一次身体检查的日期；以前所患疾病的时间及治疗状况；以前的住院、手术经历；输血情况；预防接种史；过敏史。

5. 家族史　家庭史是收集被评估者家人的一般健康状况，包括祖父母、父母、兄弟姐妹、子女的健康与疾病状况。其询问内容包括：是否有与被评估者同样的疾病或遗传倾向的疾病，如血友病、肿瘤、糖尿病、高血压、心脏病、哮喘等；家庭年龄、健康状况、死亡原因等。

6. 婚育史　婚育史是记录婚姻的状况、结婚的年龄、配偶健康状况等有关情况，还应该包括性生活情况，如性生活开始的年龄、对目前性生活的满意程度等。许多老年人不习惯与别人讨论性生活，需要在保密的前提下进行。老年女性应包括月经史和生育史，前者指初潮年龄、闭经日期、绝经年龄，后者指妊娠和生育的次数和年龄等，必要时询问最后一次妇科检查的日期。

7. 系统回顾　系统回顾是系统地收集被评估者的状况。

（1）营养状况　老年人消化系统的老化影响营养吸收。随着年龄增长，老年人摄取食物的能力下降，食欲减退，咀嚼困难，消化吸收能力下降，易造成营养不良。其询问内容包括：对营养需要的知识；前 24 h 内所摄取的食物；饮水情况；食欲如何；有无特殊嗜好或禁忌；体重改变情况；饮酒情况。

（2）活动能力　为了进一步了解老年人可能存在的疾病危险因素，应询问老年人的日常生活能力，生活（工作）方式和兴趣爱好，生活自理程度，如上下床的能力、行走能力、身体的协调能力、每星期的运动种类及运动量等。

（3）睡眠与休息情况　由于多种原因的影响，老年人普遍存在睡眠问题。有关睡眠的询问内容包括：入睡的时间；睡眠的总时间；失眠的情况；帮助睡眠常用的方法；卧室的环境；白天的精力如何等，同时还应了解老年人休息时常采用的方式。

（4）排泄　老年人由于老化及慢性病影响，易存在一定的排便问题。常见询问的问题有如下几种：排便的次数及粪便性状；排尿的次数、尿量及性状，有无夜间尿频、尿失禁及有无排尿困难等；尿便的控制情况；维持规律排便常用的方法等。

（5）吸烟与饮酒　应了解有无吸烟、酗酒的问题。其询问内容包括：过去是否吸烟；现在吸烟的情况、方式及频率；与吸烟有关的生理变化；是否经常饮酒；饮酒的种类、数量等。

（6）药物使用情况　老年人常常患有多种疾病，需要服用一定数量的药物，其中老年人安全用药的问题很重要。其询问的内容包括：以前药物的使用情况；目前药物使用的情况、种类及频率等。

（二）收集健康史时常见的问题

1. 记忆不确切　老年人随着年龄的增加，感觉器官逐渐不能正常有效地接收信息，同时随着记忆细胞的逐渐萎缩,老年人的记忆能力也逐渐减退。多数老年人对发病的时间、发病经过比较模糊,有时次序颠倒,重点不突出。

2. 反应迟钝,表述不清 老年人常有老年性耳聋、认知功能障碍,对所提问题反应迟钝,回答常不具体、不准确甚至答非所问。

3. 主诉与症状不相符 老年人由于患病种类多,存在一定的社会心理问题等因素,易出现主诉多、重叠、与症状不相符合等现象。

4. 隐瞒症状 因为恐惧某些检查或治疗措施、担心费用过高、对疾病的危险程度认识不够、疾病会影响与家人的关系等原因,有些老年人会故意隐瞒病情。有些老年人,因为脑功能受损或认知障碍,会否认或夸大疾病。

二、体格检查

体格检查是评估者运用自己的感觉器官或借助器械了解被评估者的健康状况的一组最基本的资料收集方法。

(一)体格检查的一般原则

1. 注意保暖 老年人容易受凉,体格检查时室内温度要适宜。

2. 选择体位 一般应按照体检需要,选择合适的体位。对于行动不便或躯体活动灵活性差的老年人,可以准备特殊的检查床,床的高度应低于普通病床,易于起降。

3. 避免过度疲劳 体格检查时间不宜过久,以免老年人疲劳。全身检查应注意动作轻柔、利落,必要时分次完成全身评估。

4. 避免损伤 由于老年人触觉、痛觉、温度觉减退或消失,应注意刺激强度适当,不要损伤老年人。

5. 正确判断 注意区别老年人的生理性退化改变。

(二)体格检查的方法

1. 视诊 最基本最自然的检查方法,从与被体检者见面即开始,是以专业的知识为基础有系统地观察,不是无目的地观看患者。视诊主要是对患者面色、营养、皮肤、黏膜、五官外形、胸廓、骨骼、关节等的细致观察。

2. 触诊 医护人员通过手的感觉进行判断的方法,是借助身体的触觉去感觉所触部位的表面光滑度、温湿度、弹性、内脏外形、肿物大小及硬度等情况。

3. 叩诊 检查者用手叩击检查对象身体表面,使之振动产生音响,根据所听到的身体性质和变化特点来判断被检查部位的脏器状态有无异常。

4. 听诊 通过听诊器听取个别部位发出的声音以判断正常与否的方法,可以听诊心、肺、腹腔及血管音等。

5. 嗅诊 用嗅觉判断患者的异常气味与疾病关系的方法。异常气味多来自皮肤、黏膜、呼吸道、胃肠道、呕吐物、排泄物、分泌物、脓液和血液等。

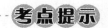

考点提示

老年人的生理特点

（三）体格检查的内容

老年人由于老化的现象，身体各组织器官发生变化。组织细胞发生萎缩，退行性病变，细胞体积缩小，数目减少，色素沉着，特别是神经、肌肉组织最为明显。老年人被称为细胞"能源中心"的线粒体数目减少，代谢降低。组织和器官纤维组织增生，弹性降低，因此，老年人与年轻人的身体构造无明显差异，只是功能减退。

1. 皮肤及其衍生物　老年人皮肤呈现干燥、皱缩及弹性差。老年人皮肤的变化包括苍白、变厚、变黄、皮沟加深，手背皮肤变薄、松弛、透明、变干、粗糙、易生皮屑、痒以及产生皮肤斑。老年斑为褐色，是长在手背及日晒部位的斑点，不会因没有日晒而消失。老年人的毛发逐渐稀少，发干、变细、失去光泽和色彩，指甲则随着年龄变化逐渐失去光泽，变硬易碎，变黄变厚。

2. 头面部

（1）眼　老年人眼睛的变化包括眼球凹陷、上睑下垂、眼球干涩、睫毛倒插、视物模糊、白内障等。老年人泪液分泌减少，容易感到眼睛干涩，但因泪管硬化及下垂，眼泪容易流下面颊，反而令人有老年人泪水太多的印象。老年人的角膜边缘常见一圈灰色环——老年环或角膜弓，是脂肪沉积的结果。老年人由于晶状体囊弹性降低，晶状体硬化及睫状肌强度降低，产生视近物模糊现象，即老花眼。老年人虹膜硬化，使得瞳孔较小，对光反射较差，因此老年人的黑暗调适及光反射均较正常年轻人迟缓。

（2）耳　老年人耳轮较明显，外耳道开口处有明显的卷曲、毛发粗糙，皮肤也显得干燥，而鼓膜较薄、透光、坚硬、韧带钙化、骨化，视听小骨活动受限，听力受损。同时内耳的毛细胞退化，影响功能；分泌内耳淋巴液的微循环萎缩，在嘈杂、快速及高音调的环境中听觉不佳，必须以缓慢、平稳、发音清晰的交谈才能使老年人不至于混淆。

（3）鼻　老年人因嗅神经减少及嗅神经萎缩，嗅觉也较年轻人差，气味较强才能嗅出来。

（4）口腔　老年人口腔的变化包括牙齿脱落、唾液分泌减少、口腔黏膜萎缩、咀嚼肌萎缩及味觉迟钝。老年人牙齿脱落很常见，但并不是正常的老年现象。老年人牙齿脱落多由牙周病引起，牙龈发炎、出血、感染等均影响咀嚼；老年人口臭常由口腔内、消化道有感染或坏死组织引起。义齿咬合评估对于老年人非常重要，矫正缺点，降低口腔问题。老年人唾液分泌减少，不是年龄因素，而是药物所致，如降压药、利尿药、安神药等。味觉降低，是味蕾萎缩引起的，舌边缘最明显，甜、咸味觉减退出现较早。

3. 呼吸系统　老年人呼吸系统的变化包括：肋骨可活动范围降低及胸廓前后径加大，肺弹性降低，残气量增加，肺泡面积减小；呼吸道清除功能降低。因此，老年人胸廓较硬，深呼吸的动作无法像年轻人一样容易；易出现肺气肿；呼吸道清除功能降低，咳嗽反应减弱，容易患呼吸道感染。

4. 心血管系统　心脏萎缩，心肌收缩力降低；心瓣膜钙化，纤维化，导致瓣膜变厚变硬，发生瓣膜关闭不全或硬化狭窄；心肌电活动较不稳定，易发生额外或期前收缩。因此，老年人心排出量较年轻人降低，氧利用降低，外周阻力增加，活动耐受力差，容易发生心力衰竭。在进行老年人心血管系统评估时，应注意头颈部血管膨出现象。注意颈静脉怒张、硬化、狭窄等情形。听诊老年人的心音时应特别注意心率、各瓣膜杂音。

5. 乳房　老年人由于乳房腺体萎缩,乳房干瘪甚至乳头朝下,这是正常的老化现象。女性老人停经以后,可做乳房的检查,方法同年轻人。

6. 腹部　老年人腹部由于肌肉萎缩及结缔组组织减少,腹壁较软较薄,因此,除肥胖者外,老年人的腹部触诊较年轻人容易。老年人胃黏膜、肠黏膜萎缩,消化液分泌减少,消化道活动降低,消化功能减退;小肠及大肠萎缩,肠蠕动减慢,易引起便秘,因此,老年人比年轻人易出现较多的消化道不适现象,营养的吸收能力较差。由于肝脏萎缩,功能降低,老年人比年轻人较易发生胆结石。

7. 泌尿系统　老年人由于肾血流量少,肾小管功能降低,肾小球滤过率及肾小管再吸收能力降低,老年人对尿的浓缩能力较差,血中尿素氮和血清肌酐均可上升。排尿反射迟缓,易导致尿潴留。男性老人排尿初期或末期的困难,应考虑可能与前列腺肥大有关。老年人发生尿失禁是较为常见的现象。

8. 运动系统　老年人肌肉骨骼的变化包括肌肉质块变小、骨质疏松、骨关节端增生及肌腱结节增厚等。肌肉变小,使老年人的外观看起来肌肉细小,但肌肉强度不会减弱,经常性的运动、体操有助于保持肌肉的力量及关节的活动度。驼背是骨质疏松最早出现的改变,脊椎骨的骨质疏松常常会出现脊椎两侧酸痛。骨性关节炎是老年人常见的病变。

9. 神经系统　随着年龄的增长,神经的传导速度变慢、对刺激反应的时间延长,因此老年人精神活动能力下降,如记忆力减退、易疲劳、注意力不易集中、反应变慢、动作不协调、生理睡眠缩短。

三、功能状态评估

功能状态评估是指评估老年人处理日常生活的能力。由于老化和长期慢性疾病的影响,会导致老年人部分功能的丧失,从而造成日常生活的活动范围受限,甚至寸步难行。通过功能状态评估,可以帮助我们了解老年人起居、判断功能的缺失以及疾病对老年人生活带来的影响。功能的完好状态很大程度上影响着老年人的生活质量,当老年人出现独立执行自我照顾上的困难或功能性的损伤时,护理人员应该协助老年人找出失去功能的原因以及导致功能退化的危险因素,然后设法找出代偿的方式。改善老年人自我执行日常生活的能力,重点应放在功能的重建上。常见的功能状态评估内容包括日常生活活动能力、工具性日常生活活动能力和高级日常生活活动能力。

(一) 日常生活活动能力的评估

日常生活活动能力是指每个个体每日必须完成的沐浴、穿衣、如厕及进食等活动,包括是否有尿便失禁,上下楼梯等是否需要帮助,活动(步行)是否能独立进行等。正常人可以在毫无协助的情况下独立完成,而老年人可能会因为疾病或者功能退化,需要辅助器具协助完成,甚至完全依赖他人帮助完成。研究表明,65~69 岁的老年人中约有 5% 的老年人有沐浴困难。老年人日常生活活动能力的退化有一定的顺序,常常先丧失沐浴的功能,再依次丧失穿衣、如厕、进食的能力。

评估日常生活活动能力常使用日常生活能力量表(activities of daily living,ADL)。该量表由美国的 Lawton 和 Brody 在 1969 年制定,主要通过 14 项日常生活状态来评定被试者的日常生活能力。该量表项目细致,简明易懂,便于询问,即使是非专业的人员也容易掌握(表 2-1)。

表 2-1 日常生活能力量表（ADL）

评定时按表格逐项询问，如被试者因故不能回答或不能正常回答（如痴呆或失语），则可根据家属、护理人员等知情人的观察评定。圈上最合适的分数。

	自己完全可以做	有些困难	需要帮助	根本无法做
1. 乘公共汽车	1	2	3	4
2. 行走	1	2	3	4
3. 做饭菜	1	2	3	4
4. 做家务	1	2	3	4
5. 吃药	1	2	3	4
6. 吃饭	1	2	3	4
7. 穿衣	1	2	3	4
8. 梳头、刷牙等	1	2	3	4
9. 洗衣	1	2	3	4
10. 洗澡	1	2	3	4
11. 购物	1	2	3	4
12. 定时上厕所	1	2	3	4
13. 打电话	1	2	3	4
14. 处理自己的财物	1	2	3	4

备注：

（1）项目及评定标准

ADL 共有 14 项，包括两部分内容。一是躯体生活自理量表，共 6 项：上厕所、进食、穿衣、梳洗、行走和洗澡。二是工具性日常生活能力量表，共 8 项：打电话、购物、备餐、做家务、洗衣、使用交通工具、服药和自理经济 8 项。按 4 级评：①自己完全可以做；②有些困难；③需要帮助；④根本没办法做。

（2）结果解释

主要统计量为总分、分量表分和单项分。总分最低为 14 分，为完全正常；大于 14 分表现有不同程度的功能下降，最高为 56 分。单项分 1 分为正常，2～4 分为功能下降。凡有 2 项或 2 项以上单项分≥3，或总分≥20，表明有明显功能障碍。ADL 受多种因素影响，年龄、视、听或运动功能障碍，躯体疾病，情绪低落等，均影响日常生活功能。对 ADL 结果的解释应谨慎。

（二）工具性日常生活活动能力

工具性日常生活活动，又称为独居生活能力，是指个体单独生活的一些基本能力或要素。独居生活能力包括整理家务、准备食物、使用电话、洗衣服、乘坐公共交通工具、用药、处理财物、活动力及持家能力等。

评定被试者利用工具完成日常生活的能力常采用功能活动问卷（functional activities questionnaire，FAQ），以及 Barthel 指数评定。功能活动问卷是 Pfeiffer 于 1982 年编制的，共有 10 个条目。目的是更好地筛选和评价功能障碍不太严重的老年患者，及早期或轻度痴呆患者。Barthel 指数评定由评定员或被评者家属进行，是反映老年人活动能力的评定。

（三）高级日常生活活动能力

高级日常生活活动能力是指与生活质量相关的一些活动,如娱乐、职业工作及社会活动等,反映老年人的智能能动性和社会角色功能,而不满足个体保持独立生活的活动。老年人高级日常生活活动能力的缺失较早出现。如果老年人出现高级日常生活活动能力下降,则预示着有更严重的功能下降,需要进一步进行其他功能状况的检查。

四、辅助检查

辅助检查有助于区别老年人的生理老化和病理改变。老年人的实验室检查和器械检查结果会随着年龄增长出现一些正常的改变,需要加以鉴别。老年人的心电图常有轻度非特异性改变,如 P 波轻度平坦、T 波低平、P-R 间期延长、电轴左偏倾向和低电压等。

第三节 老年人心理健康评估

进入老年期,人的各种生理功能逐渐进入衰退阶段,并面临社会角色的改变、丧偶等生活事件,老年人必须努力面对和适应这些事件。在面对和适应过程中,老年人常会出现一些特殊的心理变化,影响着其老化过程、健康状况、老年病的防治和预后。掌握老年人的心理活动特点及其影响因素,正确评估老年人的心理健康状况,采取有的放矢的措施维护和促进老年人的心理健康,对促进健康老龄化和积极老龄化有重要意义。

一、老年人的心理特点及影响因素

（一）老年人的心理特点

大量研究表明,老年期的心理变化伴随生理功能的减退而出现老化,使某些心理功能或心理功能的某些方面出现下降、衰退,而另一些心理功能或心理功能的某些方面仍趋于稳定,甚至产生新的适应代偿功能。老年人的心理变化是指心理能力和心理特征的改变,包括感知觉、智力和人格特征等。老年人的心理变化特点主要表现在以下几方面。

●—————————————— 考点提示

老年人的心理特点

1. 智力的变化 智力是学习能力或实践经验获得的能力。老年人在限定时间内加快学习速度比年轻人难,老年人学习新东西、新事物不如年轻人,其学习也易受干扰。人的智力与个体因素(如遗传、身体状况等)、社会环境因素(如文化水平、职业等)有密切关系。

2. 记忆的变化 随年龄增长,老年人记忆能力下降,以有意识记忆为主、无意识记忆为辅,辨认能力尚好,回忆能力较差,表现在能认出熟人但叫不出名字。老年人意义记忆完好,但机械记忆不如年轻人。记忆与人的生理因素、健康、精神状况、记忆的训练、社会环境都有关系。

3. 思维的变化 思维是人类认识过程的最高形式,是更为复杂的心理过程,但由于老年人记忆力的减退,无论在概念形成、解决问题的思维过程还是创造性思维和逻辑推理方面都受到影响,而且个体差异很大。

4. 人格的变化 人到了老年期,人格(即人的特性或个性,包括性格、兴趣、爱好、倾向性、价值观、才能和特长等)也相应有些变化,如对健康和经济的过分关注与担心所产生的不安与焦虑,保守、孤独、任性,把握不住现状而产生的怀旧和发牢骚等。近年来有人认为,老年期主要矛盾是人格的完整性渐失或绝望感。

5. 情感与意志的变化 老年人的情感和意志过程因社会地位、生活环境、文化素质的不同而存在较大差异。老化过程中情感活动是相对稳定的,即使有变化也是生活条件、社会地位的变化所造成的,并非年龄本身所决定的。

(二)老年人心理变化的影响因素

1. 各种生理功能减退 随着年龄的增加,各种生理功能减退,并出现一些老化现象,如神经组织,尤其是脑细胞逐渐发生萎缩并减少,导致精神活动减弱,反应迟钝,记忆力减退,尤其表现在近期记忆方面。视力及听力也逐渐减退。由于骨骼和肌肉系统功能减退,运动能力也随之降低。

2. 社会地位的变化 由于社会地位的改变,可使一些老年人发生种种心理上的变化,如孤独感、自卑、抑郁、烦躁、消极等。这些心理因素均会促使身体老化。

3. 家庭人际关系 离退休后,老年人主要活动场所由工作场所转为家庭,家庭成员之间的关系对老年人影响很大,如子女对老年人的态度等,对老年人的心理会产生影响。

4. 营养状况 为维持人体组织与细胞的正常生理活动需要营养充足,如蛋白质、糖、脂肪、水、盐类、微量元素、维生素等都是必需的营养物质。当营养不足时,常可出现精神不振、乏力、记忆力减退、对外界事物不感兴趣,甚至发生抑郁及其他精神及神经症状。

5. 体力或脑力过劳 体力及脑力过劳均会使记忆减退、精神不振、乏力、思想不易集中,甚至产生错觉、幻觉等异常心理。

6. 疾病 有些疾病会影响老年人的心理状态,如脑动脉硬化,使脑组织供血不足,使脑功能减退,促使记忆力减退加重,晚期甚至会发生老年性痴呆等。还有些疾病,如脑梗死等慢性疾病,常可使老年人卧床不起,生活不能自理,进而产生悲观、孤独等心理状态。

(三)老年人心理发展的主要矛盾

1. 角色转变与社会适应的矛盾 这是老年人退休后带来的矛盾。退休、离休本身是一种正常的角色变迁,但不同职业群体的人,对离退休的心理感受是不同的。例如对离退休干部和退休工人的对比调查显示:工人退休前后的心理感受变化不大。他们退休后摆脱了沉重的体力劳动,有更充裕的时间料理家务、消遣娱乐和结交朋友,并且有足够的退休金和公费医疗,所以内心比较满足,情绪较为稳定,社会适应良好。而离退休干部的情况则不同。这些老干部在离退休之前,有较高的社会地位和广泛的社会联系,其生活的重心是机关和事业,退休、离休以后,从昔日紧张有序的工作中突然松弛下来,生活的重心变成了家庭琐事,广泛的社会联系骤然减少,并因无所事事的现状与他们强烈的社会责任感发生冲突而使他们感到很不习惯、很不适应。

2. 老有所为与身心衰老的矛盾 具有较高的价值观念和理想追求的老年人,通常在离开工作岗位之后,都不甘于清闲。他们渴望在有生之年,能够再为社会多做一些工作,退而不休、老有所为,但一些老年人身心健康状况并不理想,他们或者机体衰老严重,或者身患多种疾病,有的在感知、记忆、思维等心理能力方面的衰退非常明显。这样,就使得这些老年人在志向与衰老之间形成了矛盾,有的人还为此而陷入深深的苦恼和焦虑之中。

3. 老有所养与经济保障不充分的矛盾　根据国外的一些研究,缺乏独立的经济来源或可靠的经济保障,是老年人心理困扰的重要原因。一般来说,由于缺乏经济收入,社会地位不高,这类老年人容易产生自卑心理。如果受到子女的歧视或抱怨,性格倔强的老年人常常会滋生一死了之的念头。所以,老有所养与经济保障不充分的矛盾,既是社会矛盾,也是心理矛盾。

4. 安度晚年与意外刺激的矛盾　老年人都希望平平安安、幸福美满地度过晚年,而且大多数老年人都希望健康长寿,但这种美好愿望与实际生活中的意外打击、重大刺激,往往形成强烈的对比和深刻的矛盾。当老年人突然遇到丧偶的打击时,容易引发疾病,甚至导致早亡。除丧偶之外,夫妻争吵、亲友亡故、婆媳不和、突患重病等意外刺激,对老年人的心理打击也十分严重。

二、老年人心理健康评估

老年人的心理状况对其老化过程、健康长寿、老年病的治疗及预后均有较大的影响,所以掌握老年人的心理活动特点和影响因素,正确评估其心理健康状况,对维护和促进老年人的身心健康、有的放矢地进行心理健康指导具有重要的作用。对老年人的心理健康常从情绪和情感、认知能力、压力与应对等方面进行评估。

(一)情绪和情感的评估

情绪和情感直接反映人们的需求是否得到满足,是身心健康与否的重要标志。老年人的情绪纷繁复杂,焦虑和抑郁是最常见的也是最需要护理干预的情绪状态。

1. 焦虑　个体感受到威胁时的一种紧张、不愉快的情绪状态,是人们对环境中一些即将面临的可能会造成危险的重大事件或者预示要做出重大努力的情况进行适应时,心理上出现的一种紧张和不愉快的期待情绪。表现为紧张、不安、急躁、失眠等,但又说不出具体明确的焦虑对象。常用评估焦虑的量表有汉密顿焦虑量表(Hamilton anxiety scale,HAMA),状态-特质焦虑问卷(state-trait anxiety inventory,STAI),焦虑自评量表(self-rating anxiety scale,SAS)。汉密顿焦虑量表(HAMA)由 Hamilton 于 1959 年编制,是一个使用较广泛的用于评定焦虑严重程度的他评量表。该量表分为精神性和躯体性两大类,各由 7 个条目组成。根据患者口述和结合观察进行评分,特别强调重视被试者的主观体验。焦虑自评量表为自我评价问卷,能直观地反映被试者的主观感受,操作简便(表 2-2)。

表 2-2　焦虑自评量表(SAS)

题号	题目	没有或很少时间有(1分)	有时有(2分)	大部分时间有(3分)	绝大部分或全部时间都有(4分)	评分
1	我觉得比平常容易紧张和着急(焦虑)。					
2	我无缘无故地感到害怕(害怕)。					
3	我容易心里烦乱或觉得惊恐(惊恐)。					

续表

题号	题目	没有或很少时间有(1分)	有时有(2分)	大部分时间有(3分)	绝大部分或全部时间都有(4分)	评分
4	我觉得我可能将要发疯(发疯感)。					
5	我觉得一切都很好,也不会发生什么不幸(不幸预感)。					
6	我手脚发抖(手足颤抖)。					
7	我因为头痛、颈痛和背痛而苦恼(躯体疼痛)。					
8	我感觉容易衰弱和疲乏(乏力)。					
9	我觉得心平气和,并且容易安静坐着(静坐不能)。					
10	我觉得心跳很快(心慌)。					
11	我因为一阵阵头晕而苦恼(头昏)。					
12	我有晕倒发作或觉得要晕倒似的(晕厥感)。					
13	我呼气、吸气都感到很容易。					
14	我手脚麻木和刺痛(手足刺痛)。					
15	我因为胃痛和消化不良而苦恼(胃痛或消化不良)。					
16	我常常要小便(尿意频数)。					
17	我的手常常是干燥温暖的(多汗)。					
18	我脸红发热(面部潮红)。					
19	我容易入睡并且一夜睡得很好。					
20	我做噩梦。					
总分统计						

备注:

(1) 评分方法

SAS采用4级评分,主要评定症状出现的频度,其标准为:"1"表示没有或很少时间有;"2"表示有时有;"3"表示大部分时间有;"4"表示绝大部分或全部时间都有。20个条目中有15项是用负性词陈述的,按上述1~4顺序评分。其余5项(第5、9、13、17、19项),是用正性词陈述的,按4~1顺序反向计分。

(2) 结果解释

按照中国常模结果,SAS标准分的分界值为50分,其中50~59分为轻度焦虑,60~69分为中度焦虑,70分以上为重度焦虑。

2. 抑郁 个体在失去某种其重视或追求的东西时产生的情绪状态,是一种最常见的情绪反应。情绪低落是抑郁的显著特征,典型症状为兴趣减退甚至消失,感到精神疲惫,对前途悲观失望、缺乏动力,自我评价低,严重地感到生活或生命本身没有意义,常伴有失眠、悲哀、自责、性欲减退等,甚至可出现自杀行为。

常用的抑郁评估量表有汉密顿抑郁量表（Hamilton rating scale for depression, HRSD），老年抑郁量表（the geriatric depression scale，GDS），抑郁自评量表（self-rating depressive scale，SDS）等。汉密顿抑郁量表（HRSD）由 Hamilton 于 1960 年编制，是临床上评定抑郁状态时应用最普遍的量表。汉密顿抑郁量表经多次修订，版本有 17 项、21 项和 24 项三种。抑郁自评量表（表 2-3）是临床上应用简便并且已被广泛接受的量表。老年抑郁量表（GDS）（表 2-4）由 Brink 等人于 1982 年创制，是作为专用于老年人的抑郁筛查表。

表 2-3 抑郁自评量表（SDS）

| 姓名 | | 性别 | | 年龄 | | 编号 | |
| 诊断 | | | | 日期 | | 第 次评定 | |

填表注意事项：下面有 20 条文字，请仔细阅读每一条，把意思弄明白。然后根据您最近一星期的实际情况在适当的方格里划上"√"，每一条文字后有四个格，其含义是：1 没有或很少时间；2 小部分时间；3 相当多时间；4 绝大部分或全部时间。

	1	2	3	4
1. 我觉得闷闷不乐，情绪低沉	□	□	□	□
*2. 我觉得一天之中早晨最好	□	□	□	□
3. 我一阵阵哭出来或觉得想哭	□	□	□	□
4. 我晚上睡眠不好	□	□	□	□
*5. 我吃得跟平常一样多	□	□	□	□
*6. 我与异性密切接触时和以往一样感到愉快	□	□	□	□
7. 我发觉我的体重在下降	□	□	□	□
8. 我有便秘的苦恼	□	□	□	□
9. 我心跳比平时快	□	□	□	□
10. 我无缘无故地感到疲乏	□	□	□	□
*11. 我的头脑跟平常一样清楚	□	□	□	□
*12. 我觉得经常做的事情并没有困难	□	□	□	□
13. 我觉得不安而平静不下来	□	□	□	□
*14. 我对将来抱有希望	□	□	□	□
15. 我比平常容易生气激动	□	□	□	□
*16. 我觉得做出决定是容易的	□	□	□	□
*17. 我觉得自己是个有用的人，有人需要我	□	□	□	□
*18. 我的生活过得很有意思	□	□	□	□
19. 我认为如果我死了，别人会生活得好些	□	□	□	□
*20. 平常感兴趣的事我仍然感兴趣	□	□	□	□

备注：

（1）评分标准：SDS 采用 4 级评分，主要评定症状出现频度，若为正向评分题，依次评为粗分 1、2、3、4。反向评分题（量表中有 * 号者）则评分为 4、3、2、1。评定标准如下：1 表示没有或很少时间（不超过 1 天）；2 表示小部分时间（1～2 天）；3 相当多的时间（3～4 天）；4 绝大部分或全部时间（5～7 天）。* 为反向评分题。

（2）结果分析：SDS 的主要统计指标是总分，但要经过一次转换。自评结束后把 20 个项目的得分相加，得到粗分，用粗分乘以 1.25 后取整数部分，得到标准分。评定总分结果正常人为 33.46±8.55，标准分为 41.88±10.57。

表 2-4 老年抑郁量表 (GDS)

项目	记录	评分	
1	你对生活基本满意吗	是	否
2	你是否已放弃了许多活动与兴趣	是	否
3	你是否觉得生活空虚	是	否
4	你是否常感到厌倦	是	否
5	你觉得未来有希望吗	是	否
6	你是否因为脑子里一些想法摆脱不掉而烦恼	是	否
7	你是否大部分时间精力充沛	是	否
8	你是否害怕会有不幸的事落到你头上	是	否
9	你是否大部分时间感到幸福	是	否
10	你是否感到孤立无援	是	否
11	你是否经常坐立不安、心烦意乱	是	否
12	你是否希望待在家里而不愿意去做些新鲜事	是	否
13	你是否常常担心将来	是	否
14	你是否觉得记忆力比以前差	是	否
15	你觉得现在活得很惬意吗	是	否
16	你是否常感到心情沉重、郁闷	是	否
17	你是否觉得像现在这样活着毫无意义	是	否
18	你是否总为过去的事忧愁	是	否
19	你觉得生活很令人兴奋吗	是	否
20	你开始一件新的工作很困难吗	是	否
21	你觉得生活充满活力吗	是	否
22	你是否觉得你的处境已毫无希望	是	否
23	你是否觉得大多数人比你强得多	是	否
24	你是否常为一些小事伤心	是	否
25	你是否常觉得想哭	是	否
26	你集中精力有困难吗	是	否
27	你早晨起来很快活吗	是	否
28	你希望避开聚会吗	是	否
29	你做决定很容易吗	是	否
30	你的头脑像往常一样清晰吗	是	否

备注：

（1）量表的结构和内容：该量表共 30 个条目。

（2）评定方法：每个条目要求被试者回答"是"或"否"，其中第 1、5、7、9、15、19、21、27、29、30 条用反序计分（回答"否"表示抑郁存在）。每项表示抑郁的回答得 1 分。

（3）结果解释：该表可用于筛查老年抑郁症，但其临界值仍然存在疑问。用于一般筛查目的时建议采用：0～10 分，正常；11～20 分，轻度抑郁；21～30 分，中重度抑郁。

（二）认知的评估

认知是人们认识、理解、判断、推理事物的过程，通过行为、语言表现出来，反映个体的思维能力。认知功能对老年人是否能够独立生活以及生活的质量起着重要的影响作用。老年人认知的评估包括思维能力、语言能力以及定向力三个方面。在已经确定的认知功能失常的筛选测试中，最普及的测试是简易智力状态检查（mini-mental state examination，MMSE）和简易操作智力状态问卷（short portable mental status questionnaire，SPMSQ）。

（三）压力与应对的评估

进入老年期后，日常生活中大大小小的事件，例如退休、社会地位的降低、丧偶、亲朋好友去世、慢性疾病折磨、身体功能受限以及经济状况的改变，都可给老年人带来压力，如果应对不当，将给老年人的身心健康造成危害。护理人员应全面评估老年人压力的各个环节，及时了解有无压力源存在，压力源的性质、强度、持续的时间以及对老年人的影响，正确评价老年人的应对能力，帮助老年人适应环境变化，有效地减轻压力反应，促进身心健康。压力与应对的评估采用访谈、观察、心理测验相结合的综合评定方法，评定量表包括生活事件量表、各种应对方式问卷以及社会支持量表等。

第四节　老年人社会健康评估

社会功能评估应包括对老年人的社会角色功能、所属家庭、所处环境及文化等的评估。

一、角色与角色功能评估

对老年人角色功能评估，其目的是明确被评估者对角色的认识、对承担的角色是否满意、有无角色适应不良，以便及时采取干预措施，避免角色功能障碍给老年人带来的生理和心理两方面的不良影响。

（一）角色的内涵

1. 角色　又称社会角色。这一词源于喜剧舞台上的用语，后来被社会心理学家借用来表示对具有某种特定社会职位的个体所规定的标准和期望。角色是社会对个体或者群体在特定场合下职能的划分，代表个体或者群体在社会中的地位以及社会期望表现出来的符合其地位的行为。角色不能单独存在，需要存在于与他人的关系中。老年人一生中经历了多种角色的转变，从婴儿到青年、中年至老年，从学生到踏上工作岗位直至退休，从儿子（或女儿）到父母亲直至祖父母等，适应对其角色功能起着相当重要的作用。

2. 角色功能　从事正常角色的能力，包括正式的工作、社会活动、家务活动等。老年人由于老化及某些功能的退化而使这种能力下降。个体对老年角色的适应与性别、个性、文化背景、家庭背景、社会地位、经济状况等因素有关。

（二）角色功能的评估

随着年龄的增长，老年人在一生中经历了多重角色的变化，老年期角色变化有不同的特点。角色功能评估的内容包括如下几点。

1. 角色的承担

（1）**一般角色** 了解老年人过去的职业、离退休年份和现在有无工作,有助于防范由退休所带来的不良影响,也可以确定目前的角色是否适应。评估角色的承担情况,可询问:最近一星期内做了什么事? 哪些事占去了大部分时间? 对他而言什么事情是重要的,什么事情很困难?

（2）**家庭角色** 老年人离开工作岗位后,家庭成了主要的生活场所,并且大部分家庭有了第三代,老年人由父母的位置上升到祖父母的位置,增加了老年人的家庭角色,常常担当起照料第三代的任务;老年期又是丧偶的主要阶段,若老伴去世,则要失去一些角色。另外,性生活的评估,可以了解老年人的夫妻角色功能,有助于判断老年人社会角色及家庭角色型态。评估时要求护士持非评判、尊重事实的态度,询问老年人过去以及现在的情况。

（3）**社会角色** 社会关系型态的评估,可提供有关自我概念和社会支持资源的信息。收集老年人每日活动的资料,对其社会关系型态进行评价,如果被评估者对每日活动不能明确表述,提示社会角色的缺失或不能融合到社会活动中去;不明确的反应,也可提示有认知或其他精神障碍。

2. 角色的认知 让老年人描述对自己角色的感知和别人对其所承担角色的期望,老年后对自己生活方式、人际关系方面的影响。同时还应询问是否认同别人对他的角色期望。

3. 角色的适应 老年期角色的适应是否良好也直接影响着老年人的身心健康。如配偶的过世,对于老年人而言是一种无法承受的痛苦和孤寂。失去配偶的老年人,可能会向子女寻求帮助,也可能会再婚。晚年再婚的家庭比早年的婚姻来得较平和。患病、死亡是另一个需要老年人适应的社会问题。随着年纪越来越大,老年人会感到身体状况越来越差,会出现不同程度或不同部位的不舒适,也会不时收到一些老友或亲人死亡的消息,会感受到"死亡"的事实迫近。但是老年人对"死亡"不像中年人那样焦虑,许多老年人更加重视心灵的寄托,会对宗教信仰多付出一些精力和时间。因此,护理人员评估时要让老年人描述对自己承担的角色是否满意以及与自己的角色期望是否相符,观察有无角色适应不良的身心行为反应,如头痛、头晕、疲乏、睡眠障碍、焦虑、抑郁、忽略自己和疾病等。

总之,对老年人角色的评估,多采用交谈和观察的方法,了解老年人过去所承担的职业、现在在家庭或社会中承担的角色、是否了解所承担角色的权利和义务、对自己所承担的角色是否满意、目前的角色改变对其生活方式的影响等。

二、家庭评估

家庭是老年人主要的甚至是唯一的生活环境,家庭环境的优劣是影响老年期心理再适应的重要因素,也是影响老年人健康的主要原因。家庭评估的内容包括:家庭成员的一般资料,如性别、年龄、文化程度、职业、健康状况等;家庭的结构,如家庭的类型和家庭成员间的关系;家庭的功能,包括家庭对老年人提供经济支持、日常生活照顾和精神支持;家庭的压力,包括家庭成员关系的变化、家庭成员的角色冲突、家人患病死亡等。家庭评估可以选用问卷法。

三、环境评估

居住环境,是老年人的生活场所,是老年人学习、社交、娱乐、购物、休息的地方。评估环境时可以采用调查法或询问法获得资料。环境评估的主要内容包括以下几个方面。

（一）物理、生物环境

1. 污染、噪声 居住环境的空气洁净程度;有无灰尘;灰尘来源及控制方法;家庭中有无吸烟者;饮用水有无潜在的污染;环境的噪声如何等。

2. 居家温度 居住环境有无取暖或降温设备;取暖设备是否安全;是否采用危害安全的煤炉或天然气取暖;居住环境是否过于干燥或潮湿等。

3. 居家安全 居住环境是否有障碍或不安全的因素;地面是否平坦;有无台阶;有无管线或杂物放置;厨房设备是否安全;煤气灶旁是否有易燃物;浴室是否有防滑设施;电源线是否妥善等。

（二）社会环境

1. 社区环境 社区配套建设是否完善,如医院、商店、餐馆、银行、交通、邮局、娱乐场所、公园等是否齐全;社区是否提供医疗保健服务和家务照护服务等。

2. 邻里关系 老年人与邻里关系如何;与亲戚朋友接触频率;参与社会团体情况;有无社交孤立倾向等。

四、文化评估

文化是在某一地域内,大多数社会成员所必须遵守的社会规范。文化会对个体的健康产生积极或消极的影响。通过文化评估,了解老年人在健康观念、求医方法、习惯与传统的治疗方法上是否存在文化差异,并努力探索影响老年人健康的各种文化因素,如生活方式、饮食习惯等,以便制定出符合其文化背景、切合实际的护理措施。文化评估的主要内容包括以下几点。

（1）价值观 可以采用以下问题询问:您认为自己健康吗? 您认为您是如何患病的? 您对自己所患的疾病是如何认识的? 您认为您的生活受到疾病影响了吗?

（2）信念评估 包括以下问题:您认为引起您的健康问题的原因是什么? 您是如何发现有此健康问题的? 您的健康问题对您产生了哪些方面的影响? 该健康问题的严重程度如何? 发作时持续多长时间? 您认为您该接受何种治疗? 您希望通过该项治疗达到哪些效果? 您的病给您带来了多少问题? 您对这种病最恐惧什么?

（3）宗教信仰 可以通过以下问题了解老年人的宗教活动和宗教信仰的程度:宗教信仰对您有多重要? 您是否因为宗教信仰而禁食某种食物? 您有无因宗教信仰而必须禁做的事情? 在您的家庭中谁与您有相同的宗教信仰?

（4）风俗习惯 护理人员在对风俗习惯进行评估时,应了解不同文化区域的风俗习惯,其评估内容也应注意从与家庭相关的各种习俗方面进行,包括饮食、礼节、家庭习惯、民间疗法等。

第五节　老年人生活质量的评估

关于生活质量,无论是医学界还是社会科学界,目前研究生活质量的内容,可以说很广泛,几乎涉及人类生活的方方面面。老年人生活质量的研究领域属于边缘学科,与社会学和医学关系密切,既属于医学社会学,也属于社会医学的研究范畴。老年人生活质量的高低,间接地反映着国家经济是否发达,老年人的生活是否有所保障。

一、生活质量的内涵

生活质量作为生理、心理、社会功能的综合指标,可用来评估老年人群的健康水平、临床疗效以及疾病的预后。

(一)生活质量的概念

生活质量(quality of life,QOL)是在生物、心理、社会医学模式下产生的一种新的健康测量技术。世界卫生组织对其定义:生活质量是指不同文化和价值体系中的个体对他们的生存目标、期望、标准以及所关心的事情相关的生存状况的感受。中国老年医学会的定义:老年人生活质量是指 60 岁或 65 岁以上的老年人群身体、精神、家庭和社会生活满意的程度及老年人对生活的全面评价。

(二)生活质量的特点

生活质量是一个包含生理、心理、社会功能的综合概念,从单一地强调个体生活的客观状态发展到同时注意其主观感受。生活质量具有文化依赖性,其评价是根植于个体所处的文化和社会环境中的,既测量个体健康的不良状态,又反映健康良好方面。老年人生活质量测量中公认的是躯体健康、心理健康、社会功能、综合评价四个维度。本节主要介绍生活质量的综合评估。

二、生活质量的综合评估

生活质量可以采用生活满意度量表、幸福度量表以及生活质量综合问卷进行评估。

(一)生活满意度的评估

生活满意度是指个人对生活总的观点以及现在实际情况与希望之间、与他人之间的差距。生活满意度指数是老年研究中的一个重要指标,用来测量老年人心情、兴趣、心理、生理主观完美状态的一致性。常用的量表是生活满意度指数量表(1ife satisfaction index,LSI),它从对生活的兴趣、决心和毅力、知足感、自我概念、情绪等方面进行评估,通过 20 个问题反映生活的满意程度。

(二)主观幸福感的评估

主观幸福感是反映某一社会中个体生活质量的重要心理学参数,包括认知和情感两个组成部分,Kozma 于 1980 年制定的纽芬兰纪念大学幸福度量表(Memorial University of New Foundland scale of happiness,MUNSH),是老年人精神卫生状况测定和研究的有效工具之一。

（三）生活质量的综合评估

生活质量是一个带有个性和易变的概念。老年人的生活质量不能单纯从躯体、心理、社会等方面获得，评估时最好以老年人的生活体验为基础进行评价，即不仅要评估被试者生活的客观态度，同时还要注意其主观评价。常用的适合老年人群生活质量评估的量表有生活质量综合评定问卷和老年人生活质量评定表。

小 结

老年人各种生理功能衰退及慢性病患病率增加，健康卫生需求不断扩大，对老年人进行健康水平及需求的评估，已成为老年护理的重要组成部分。老年人的健康评估过程同成年人，但是老年人由于生理功能的衰退、感官功能的缺损、认知功能的改变，接收信息和沟通能力均会有不同程度的下降。因此，护士对老年人进行健康评估时，应该注意正确运用沟通技巧，通过耐心细致的观察、询问及体格检查，获得全面客观的评估资料，准确判断老年人的健康状况与功能状态。

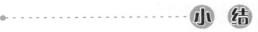

能力检测

一、选择题

1. 下列不属于老年人健康史评估内容的是（　　　）。

A. 现病史　　　　　　　　　　　　　　B. 家族史

C. 有无过敏史　　　　　　　　　　　　D. 有无心脑血管疾病的危险因素

E. 外伤史

2. 老年人躯体健康的评估不包括下述哪一项？（　　　）

A. 健康史的采集　　　　B. 身体评估　　　　　　　C. 功能状态的评估

D. 社会功能评估　　　　E. 辅助检查

3. 社会环境中对老人的健康以及患者角色适应影响最大的因素是（　　　）。

A. 经济　　　　B. 生活方式　　　　C. 文化　　　　D. 教育　　　　E. 社会关系

4. 老年人社会健康评估不包括哪一项？（　　　）

A. 角色评估　　　B. 家庭评估　　　C. 职业评估　　　D. 环境评估　　　E. 文化评估

5. 观察老年人的皮肤弹性情况和干燥情况主要是为了解下述什么问题？（　　　）

A. 皮肤感染　　　　　　　B. 失水状态　　　　　　　C. 老人体重

D. 浅静脉充盈度　　　　　E. 循环血量

6. 角色评估的内容主要包括（　　　）。

A. 个体和文化背景　　　　　　　　　B. 个体有无角色适应不良

C. 个体所承担的角色恰当否　　　　　D. 角色改变对人际关系的影响

E. 以上均是

7. 家庭评估不包括哪些方面？（　　　）

A. 家庭成员基本资料　　　　B. 家庭类型　　　　　　　C. 家庭关系

D. 家庭背景 　　　　　　E. 家庭压力

8. 老年人退休后如果不能尽快适应可能出现所谓的( )。

A. 经济问题　　B. 健康问题　　C. 家庭问题　　D. 退休综合征　E. 机体老化

9. 老年人头发变白的一般顺序是( )。

A. 头发、鼻毛、睫毛　　　　　B. 头发、睫毛、鼻毛　　　　　C. 鼻毛、头发、睫毛

D. 鼻毛、睫毛、头发　　　　　E. 睫毛、头发、鼻毛

10. 王某,70 岁,进行健康评估时,按照身体评估的原则下列不正确的是( )。

A. 应注意调节室内温度,一般要求室温在 22～24 ℃

B. 不能一次进行较长时间,以避免老人疲乏

C. 体检必须准备特殊检查床进行检查

D. 体检时注意刺激应该适当,不要伤害老人

E. 应让老人有充足的时间回忆过去发生的事件

11. 李某,65 岁,进行功能状态评估包括( )。

A. 穿脱衣服,进食能力　　　　B. 做饭、洗衣能力　　　　　C. 职业能力

D. 娱乐能力及社交能力　　　　E 以上均包括

二、病例分析题

1. 老人,女性,78 岁,老伴一年前已去世,生活基本能自理,平日生活由保姆照顾,最近诉说自己有心慌、胸闷、气促及失眠等症状。问题:

根据患者的阐述,如何收集该患者的健康史?

2. 老人,女性,72 岁,近来因头痛、头晕、胸闷、血压升高为主诉入院,入院后患者出现焦虑、恐惧、绝望、沮丧等情感反应。问题:

这些情绪表现提示老人出现了什么问题? 出现这些情感反应的原因是什么?

（卞　倩）

扫码看答案

第三章
老年健康保健与健康管理

学习目标

1. 掌握:老年保健概念、老年保健重点人群和原则、自我保健的方法。
2. 熟悉:老年保健的任务。
3. 了解:老年保健的发展。

本章PPT

　　随着年龄的增长,老年人的健康状况逐渐衰退,老年人对自身健康和护理服务的需求越来越高,为提高我国老年人的生活质量,做好老年保健工作,为老年人提供满意的医疗保健服务,有助于促进社会的稳定和发展。

第一节　概　　述

情境导入

　　一对退休教师夫妇,子女都在国外,老先生患有高血压、糖尿病。有抽烟习惯,不喜动;老太太最近在一次偶然机会中检查骨密度,发现有骨质疏松。为此两位老年人想通过各种途径获得老年人保健知识,以维护健康。
　　工作任务:
　　指导老年人进行自我保健。

　　长寿并不等于健康,健康老龄化越来越受到全世界的普遍重视。老年人随着年龄的增长,健康状况逐渐衰退,做好老年保健工作,有利于老年人健康长寿,尤其是对于老年重点保健人群,延长生活自理年限,提高生活质量,促进健康具有重要意义。

一、老年保健的概念

　　世界卫生组织(WHO)老年卫生规划项目认为,老年保健是指在平等享用卫生资源的基础上,充分利用现有的人力、物力,以维护和促进老年人健康为目的,发展老年保健事业,使老年人得到基本的医疗、护理、康复、保健等的服务。

老年保健事业是以维持和促进老年人健康为目的,为老年人提供疾病的预防、治疗、功能锻炼等综合性服务,促进老年保健和老年福利发展的事业。如建立健康手册及开展健康教育、健康咨询、健康体检、功能训练等保健活动,都属于老年保健范畴。

老年保健组织对于保障老年人的健康和生活具有重要意义。随着社会的进步和医学的发展,我国老年人的保健组织和机构正在不断发展和健全。在老年人的保健组织中,护士应该能够发挥越来越大的作用,从而把"老有所养,老有所医"的要求具体地落在实处。

二、老年保健的发展

欧美等国家进入老龄化社会比较早,已经建立了规范、完善的老年保健制度和方法。我国由于经济发展与人口老龄化进程的不平衡以及老年人口众多等因素,使老年保健工作起步晚,发展缓慢,还需要逐渐建立正规、全面、系统的老年保健模式,我国老年保健及服务体系将面临严峻的挑战。

(一) 国外老年保健的发展

下面以英国、美国、日本老年保健制度的建立发展为例,介绍国外老年保健事业的发展情况。

1. 英国 老年保健源于英国。当时在综合性医院内住院的一部分高龄老年人,患有多器官系统疾病,常伴有精神障碍,同时还存在一些社会和经济问题。这部分患者由于反复入院或不能出院,住院时间长,致使国家或地区开始兴建专门的老年病医院。目前,英国有专门的老人医院,对长期患病的老年人实行"轮换住院制度"。为利于老年人的心理健康和对老年患者的管理,又建立了以社区为中心的社区老年保健服务机构,并且有老年病专科医师,有健全的老年人医疗保健网络。

2. 美国 早在 1915—1918 年间,美国就提出了老年保健问题。1934 年,建立了经济保障咨询委员会,起草了社会保障法。20 世纪三四十年代,蓝十字与蓝盾协会和其他商业保险大幅度发展,成为医疗费用支付的主要渠道,加快了医疗保险的实施。60 年代,进行了社会保障法的修订,老年健康保险被写进社会保障法中,美国老人开始享有老年健康保险。健康保险包括两部分内容:A 类是强制性的住院保险,包括住院治疗费和某些特定的院外护理费用,例如家庭保健治疗费和临终关怀医院的费用。B 类是附加医疗保险,支付医师的服务费用和医院门诊服务费,包括急诊、门诊手术、诊断检查、实验室服务、门诊治疗、职业治疗、病理诊断以及永久性医疗装备费。美国老年保健事业经历了长期的发展,目前在长期护理方面比较完善。老年服务机构有护理之家、日间护理院、家庭养护院等。美国政府主要致力于在医院和老人院之间建立协作关系,解决长期保健的筹资问题。但美国长期的老年保健面临着三大挑战:需要训练有素的专业人员提供保健服务;需要筹措足够的经费;伦理道德问题。美国早期有关老年护理的研究侧重描述老年人及其健康需求,以及老年护理人员的特征、教育与态度。目前更多研究具有临床意义的课题,例如,在约束与跌倒、压疮、失禁、谵妄与痴呆、疼痛等研究领域取得了满意的效果。此外,老年护理场所的创新实践模式、长期护理照顾、家庭护理等问题也受到重视。近年来,由政府资助成立老年教育中心或老年护理研究院,以改进老年护理实践质量。某些护理学院拥有附属的老人院,便于教学、研究,以及学生实习。美国护理协会每年为成千上万名护理人员颁发老年护理专科证书。

3. 日本 日本是一个经济发达的国家,也是世界第一长寿国。20 世纪 70 年代以后,日本的老人保健制度逐步建立和完善起来,目前已形成了一套比较完善的体系。建立多元化的养老服务体系是日本社区老年保健的主要特点,老年保健机构把老年人在疾病的预防、治疗、护理、功能训练及健康教育等方面结合起来,对保持老年人的身心健康起了很大作用。从 1982—1993 年 3 次制定、修改并推行老年保健事业发展计划,配合实施"老年人保健福利十年战略"的实施。日本的社区保健是根据《地域保健法》《保健疗法》的规定,至 1994 年各都道府县,特别行政区都设立了保健所、保健中心,全国共有保健所 848 所,市街村保健中心 1241 所,各类保健机构中保健护士达到 2 万余人,为日本国民健康实施全民保健工作。同时日本实行的是全民医疗保险制度,为促进社区保健工作的发展提供了保障。日本的社区护理发展也较快,其中老人保健与母子保健是日本社区保健工作的中心,老龄化社会推进了日本老人保健事业的发展。据厚生省统计,1994 年 9 月,日本各类老人保健设施就已达到 1003 个,入所老人 8.5 万余人,日本老人保健制度的宗旨是保持健康、确保医疗。为此,在社区人员进入 40 岁即开始建立"健康手册",开展基本的健康教育、健康诊查等。老人保健医疗的层次可分为:医院老人病房、疗养院、老人保健中心、康复机构、特别养护老人之家、托老所、家庭护理援助机构等。1993 年日本颁布了《老人保健法》,对家庭访问护理工作实行制度化管理,由医院,诊疗所的护士给在家疗养者、精神康复患者提供援助。

(二) 国内老年保健的发展

中国政府对老年保健工作十分关注,为了加速发展我国的老年医疗保健事业,国家颁布和实施了一系列的法律法规和政策,从我国的基本国情出发,建立有中国特色的老年社会保障制度和社会互助制度,建立以家庭养老为基础、社区服务为依托、社会养老为补充的比较完善的以老年福利、生活照料、医疗保健、体育健身、文化教育和法律服务为主要内容的老年服务体系和老年保健模式。1982 年,中国政府批准成立了中国老龄问题全国委员会。1996 年 10 月颁布实施了《中华人民共和国老年人权益保障法》,对老年人的赡养与抚养、社会保障、参与社会发展及法律责任等做出了明确的法律规定。各省、自治区、直辖市制定了维护老年人合法权益的地方性法规。1999 年,为进一步加强全国老龄工作的领导,成立了全国老龄工作委员会。地方各级政府也相应成立了老龄工作委员会。同时,建立了老龄协会及老年学研究、老年大学、老年体育、老年书画、老年法律、老年科技、老年保健等非政府群众组织。在农村,70%的村民委员会建立了村老年人协会。目前已形成了具有中国特色的政府与非政府老龄工作组织网络。2000 年 8 月,中国政府制定了《关于加强老龄工作的决定》,确定了 21 世纪初老龄工作和老龄事业发展的指导思想、基本原则、目标任务,切实保障老年人的合法权益,完善社会保障制度,逐步建立国家、社会、家庭和个人相结合的养老保障机制。城镇要建立基本养老保险、基本医疗保险、商业保险、社会救济、社会福利和社会服务为主要的养老保健体系。农村要坚持以家庭养老为主,进一步完善社会救济,不断完善农村合作医疗制度,积极探索多种医疗保障制度,解决农民养老问题,建立和完善农村社会养老保险是改革发展稳定大局的需要。先后又制定了《中国老龄工作七年发展纲要(1994—2000 年)》和《中国老龄事业发展"十五"计划纲要(2001—2005 年)》,把老龄事业纳入国民经济和社会发展计划。2011 年 9 月,国务院明确了中国老龄事业在老年社会保障、老年医疗卫生保健、老年家庭建设、老龄服务、老年人生活环境改善、老龄产业、老年人精神文化生活和老年社会管理、老年人权益保障、老龄科研及国际交流与合作等方面的发展任务。国务院还颁布了《社会养老服务体系建设规划(2011—2015 年)》,积极应对人口老龄化,建立与人口老龄化进程相适应、与经济社会发展水平相协调的社会养老服务体系。

三、老年保健的重点人群

(一)高龄老人

高龄老年人是体质脆弱的人群,常伴有多种疾病并存,容易出现多系统功能衰竭。随着年龄增长,老年人的健康状况不断退化,同时心理健康状况也令人担忧。因此,高龄老人对医疗护理保健的需求大。

(二)独居老人

随着人口老龄化及我国推行计划生育政策所带来的家庭结构变化和子女数的减少,家庭已趋于小型化,只有老年人组成的家庭比例逐渐增高。特别是我国农村,老年人独居的现象比城市更加严重。独居老人很难外出看病,对医疗保健的社区服务需求量增加。因此,定期巡诊、上门送医送药与生活必需品,提供健康咨询和开展社区保健服务具有重要意义。

(三)丧偶老人

丧偶老人随年龄增高而增加,丧偶对老年人的生活影响很大,所带来的心理问题也非常严重。丧偶使多年的夫妻生活所形成的相互关爱、相互支持的平衡状态突然被打破,使夫妻中的一方失去了关爱和照顾,常会使丧偶老人感到生活无望、乏味,甚至积郁成疾。据世界卫生组织报告,丧偶老人的孤独感和心理问题发生率均高于有配偶者,这种现象对老年人的健康是有害的,尤其是近期丧偶者,常导致原有疾病的复发。

(四)患病的老年人

老年人患病后,身体状况差,生活自理能力下降,需要全面系统的治疗,经济负担加重。为缓解经济压力,部分老年人会自行购药、服药,易导致延误诊断和治疗。因此,应做好老年人健康检查、健康教育、保健咨询,配合医师治疗,促进老年人的康复。

(五)新进出院的老年人

老年人刚出院时由于未完全恢复,身体状况较差,常需要继续治疗和及时调整康复治疗护理方案,如遇到经济困难等不利因素,疾病极易复发甚至导致死亡。因此,从事社区医疗保健的人员,应掌握本区域内每位近期出院老年人的情况,并定期随访。

(六)精神障碍的老年人

随着高龄老年人的增多,老年期精神障碍者也随之增加。痴呆使老年人生活失去规律,并且不能自理,常伴有营养障碍,从而加重原有的躯体疾病。因此,痴呆老年人需要的医疗和护理服务明显高于其他人群,应引起全社会的重视。

四、老年保健服务对象的特点

(一)老年人对医疗服务需求的特点

老龄化对健康和医疗的影响极其显著,老年人对医疗服务需求显著增加。一方面,老年人由于生理功能衰退和抵抗能力下降,患病率和发病率均增高,导致对医疗服务需求的显著增加;另一方面,老年人慢性疾病的患病率增加,通常是总人口的 2~3 倍,这使老人的医疗服务需求比一般人群明显增高。据统计,在美国医疗费用增长中 7% 由人口老化所致。日本 65 岁以上老人的医疗费是一般人群的 4.6 倍。中国的调查也显示,一个 60 岁以上的老年人所支付的医药费用占其一生医药费的 80% 以上;65 岁以上人口的人均医疗费用大约是 65 岁以下人口的 3~5 倍。根据中国的老龄化趋势预测,在医疗服务价格不变的情况下,人口老龄化导致医疗费用负担每年将以 1.54% 的速度递增。在未来 15 年因人口老龄化造成的医疗费用负担比目前增加 26.4%。

(二)老年人对保健服务和福利设施需求的特点

老年人由于老化、疾病和伤残而影响了正常社会交往,降低了活动或独立生活能力;其次,经济收入减少,参与社会活动的机会减少,可能导致情感空虚,出现孤独感、多余感;另外,由于身体状况的变化会对住房和环境产生新的需要。因此,老人们希望社会福利能尽力填补由于社会和经济发展造成的差距,使自己在家庭、社团或其他环境中有所作为,自我实现,尽快从困境中解脱出来。显然,社会福利服务与卫生保健服务是密切相关的。

老龄事业发展规划也强调:在加强居家养老服务,加大社区养老服务的设施建设,加快老年活动场所和便利化设施建设,加快推进无障碍设施建设,加强机构建设等方面做出努力,为老年人提供必要的医疗保健服务和生活照料,满足老年人在生活照料、保健康复等方面的基本需求。

(三)老年人患病的特点

老年人由于器官功能逐渐减退,机体的防御能力对疾病的反应性降低,因而老年患者对保健服务和护理有不同的要求。老年人患病后,其临床表现、疾病的进展、康复速度及预后等方面均有其特殊性。

1. 患病率高　全国卫生服务调查资料显示老年人的两周患病率、慢性病患病率,以及住院率均远高于其他年龄的人群。

2. 同时患多种疾病　约 70% 的老年人同时患有两种或两种以上的疾病。

3. 疾病影响严重　老年人两周因病持续天数是全人口平均值的两倍多。半年活动受限率(81‰)和受限日数(12.4 天)也分别是全人口平均值的 2.6 和 1.3 倍。

4. 发病缓慢,临床表现不典型　老年人患的多是慢性病,主要病种是循环系统、消化系统和呼吸系统疾病,这些老年病多系慢性退行性变化,有时生理和病理的界限难分。

5. 疾病的起病和发展不同于一般人群　由于生理功能的改变,老年人发病的诱因有时不同于一般人,例如对年轻人不构成任何伤害的轻微外伤,就可使老年人发生骨折。老年人患病还易产生并发症与多脏器损害,同时由于代谢功能降低,易出现药物不良反应。

（四）高龄老年人生活照顾特点

由于年龄增高而引起的退行性疾病容易导致老年人活动受限甚至残疾，生活不能自理，需要较多的照顾。有关调查显示：自身活动受限、生活不能自理的高龄老年人或需要帮助的老年人占老年人的 3.9%～8.4%。高龄引起退行性疾病及精神疾病增加，使老年痴呆、早老性痴呆的发病率增高，对老年人健康危害较大。老年保健护理的难度增加，已引起广泛重视，并将老年人精神症状及其研究纳入精神疾病的研究领域。

第二节　老年保健的基本原则

一、老年保健的基本原则

老年保健原则是发展老年保健工作的行动准则，为老年保健工作提供指导。

（一）全面性原则

老年人健康包括身体、心理和社会三方面的健康，故老年保健也应该是多维度、多层次的。全面性原则包括两点：一是老年人的躯体、心理及社会适应能力和生活质量的问题；二是疾病和功能障碍的治疗、预防、康复及健康促进。因此，建立统一全面的老年保健计划是非常有益的。许多国家已经把保健服务和计划纳入不同的保健组织机构，保健机构与社会服务统一协调，更好地适应老年人的健康需求。

20 年来，发达国家更加重视以支持家庭护理为特色的家庭保健计划项目，执行项目的医护人员或其他服务人员可以为居家老年人提供诊疗、护理、康复指导及心理咨询等一系列支持性服务，受到老年人的欢迎。

（二）区域化原则

区域化原则是指以社区为中心来组织实施老年保健服务。重点是针对老年人独特的需要，确保在要求的时间、地点，为真正需要服务的老年人提供社会援助。为此，保健服务机构的医师、护士、社会工作者、健康教育者、保健计划设计者等应接受老年学和老年医学方面的训练，能够为所服务区域的老年人进行疾病的早期预防、早期发现和早期治疗，并能进行营养、意外事故、安全和环境问题及精神障碍的识别。同时，老年保健要从老年群体的健康水平出发，将治疗、护理、康复、保健融为一体，并充分发挥老年人的主观能动性，实行以预防为主实施健康教育。

（三）费用分担原则

由于日益增长的老年保健需求和紧缺的财政支持，老年保健的费用应采取多渠道筹集社会保障基金的办法，即政府、保险公司的保险金与个人分别承担一部分。这种"风险共担"的原则越来越为大多数人所接受。

（四）功能分化原则

老年保健的功能分化是随着老年保健的需求增加，在对老年保健的多层次性有充分认识的基础上，对老年保健的各个层面有足够的重视，在老年保健的计划、组织和实施及评价方面有所体现。例如,由于老年人的疾病有其特征和特殊的发展规律,老年护理院和老年医院的建立就成了功能的最初分化;再如老年人可能会存在特殊的生理、心理和社会问题,因此,不仅要有从事老年医学研究的医护人员,还应当有精神病学家、心理学家和社会工作者参与老年保健,在老年保健的人力配备上也显示明确的功能分化。

(五)联合国老年政策原则

1. 独立性原则

(1)老年人应通过收入、家庭和社会支持及自助,享有足够的衣、食、住、行和保健。

(2)老年人应有继续工作的机会或获取其他收入的机会。

(3)老年人应参与决定退出劳动力队伍的时间和方式。

(4)老年人应有机会获得适宜的教育和培训。

(5)老年人应生活在安全且适合个人选择及适应能力变化的环境中。

(6)老年人应尽可能长期在家居住。

2. 参与性原则

(1)老年人应保持融入社会,积极参与制定、实施与其健康直接相关的政策和措施,并与年轻人分享他们的知识和技能。

(2)老年人应寻找和创造为社区服务的机会,在适合他们兴趣和能力的位置做志愿服务者。

(3)老年人应建立自己的协会或组织。

3. 保健与照顾原则

(1)老年人应享有与其社会文化背景相适应的家庭及社区照顾和保护。

(2)老年人应享有卫生保健护理服务,以维持或重新获得最佳的生理、心理与情绪健康水平,预防或推迟疾病的发生。

(3)老年人应享有社会和法律服务,以提高自主能力,并得到更好的照顾和保护。

(4)老年人应利用适宜的服务机构,获得政府提供的保障、康复、心理和社会性服务及精神支持。

(5)老年人居住在任何住所,均应享受人权和基本自由,包括充分尊重他们的尊严、信仰、利益、需求、隐私,以及对其自身保健和生活质量的决定权。

4. 尊严性原则

(1)老年人生活应有尊严和保障,避免受到剥削和身心虐待。

(2)所有老年人都应被公正对待,并尊重他们对社会的贡献。

二、老年保健的任务

开展老年保健工作的目的,是运用老年医学知识开展老年病的防治工作,加强老年病的监测,控制慢性病和伤残的发生;开展健康教育,指导老年人日常生活和健身锻炼,提高健康意识和自我保健能力,延长健康期望寿命,提高生活质量,为老年人提供满意的医疗保健服务。因此,需要依赖完善的医疗保健服务体系,充分利用社会资源,做好老年保健工作。

（一）医院内的保健护理

医院内医护人员应掌握老年患者的临床特征,运用老年医学和护理知识配合医师有针对性地做好住院老年患者的治疗、护理和健康教育工作。

（二）中间服务机构中的保健护理

介于医院和社区家庭的中间老年服务保健机构,有老年人护理院、老年人疗养院、日间老年护理站、养(敬)老院、老年公寓等。中间老年服务机构的老年保健护理,可以增进老年人对所面临健康问题的了解和调节能力,指导老年人每日按时服药,康复训练,帮助老年人满足生活需要。

（三）社区家庭中的医疗保健护理

社区家庭医疗保健服务是老年保健的重要工作内容之一,是方便老年人医疗服务的主要形式。可以降低社会的医疗负担,有利于满足老年人不脱离社区和家庭环境的心理需求,并能解决老年人基本的医疗、护理、健康保健、康复服务等需求。

三、老年保健的策略

总体战略部署:构建完善的多渠道、多层次、全方位的老年保障体系,即包括政府、社区、家庭和个人共同参与的老年保障体系,进一步形成老年人口寿命延长、生活质量提高、代际关系和谐、社会保障有力的健康老龄化社会的老年服务保健网络。根据老年保健目标,针对老年人的特点和权益,可将我国的老年保健策略归纳为六个"有所",即"老有所医""老有所养""老有所乐""老有所学""老有所为""老有所教"。

1. 老有所医 大多数老年人的健康状况随着年龄的增长而下降,健康问题和疾病逐渐增多,"老有所医"关系到老年人的生活质量。要改善老年人口的医疗状况,就必须首先解决好医疗保障问题。通过深化医疗保健制度的改革,逐步实现社会化医疗保险,运用立法的手段和国家、集体、个人合理分担的原则,将大多数的公民纳入这一体系当中,才能改变目前支付医疗费用的被动局面,真正实现"老有所医"。

2. 老有所养 家庭养老仍然是我国老年人养老的主要方式,但是由于家庭养老功能的逐渐弱化,养老必然由家庭转向社会,特别是社会福利保障机构。建立完善的社区老年服务设施和机构,增加养老基金的投入,确保老年人的基本生活服务保障,将成为老年人安度幸福晚年的重要内容。

3. 老有所乐 开展适合老年人特点的文化、体育活动,丰富老年人的文体活动,使他们幸福地安度晚年。老年人在离开劳动生产岗位之前,奉献了自己的一生,因此有权继续享受生活的乐趣。国家、集体和社区都有责任为老年人的"所乐"提供条件,积极引导老年人正确和科学地参加社会文化活动,提高身心健康水平和文化修养。"老有所乐"的内容十分广泛,如社区内可建立老年活动站,开展琴棋书画、阅读欣赏、体育文娱活动,以及饲养虫鱼花草、组织观光旅游、参与社会活动等。

4. 老有所学和老有所为 老年人虽然在体力和精力上不如青年人和中年人,但老年人在人生岁月中积累了丰富的经验和广博的知识,是社会的宝贵财富,因此,老年人仍然存在着继续发展的问题。随着社会的发展,老年人的健康水平逐步提高,"老有所学"和"老有所为"这两个问题也就显得更加重要。

（1）老有所学　老年人根据社会的需要和本人的爱好,学习掌握一些新知识和新技能,既能陶冶情操,又能学到"老有所为"的本领。"老有所学",并不是为了得到一个新学历或新学位,而是为实现老年人"以学促为"和"学为结合"的目的。自 1983 年第一所老年大学成立以来,老年大学为老年人提供了一个再学习的机会,也为老年人的社会交往创造了有利条件。通过一段时间的学习,精神面貌发生了很大改观,生活变得充实而活跃,身体健康状况也有明显改善,受到老年人的普遍欢迎。

（2）老有所为　①直接参与社会发展:将自己的知识和经验直接用于社会活动中,如从事各种技术咨询服务、医疗保健服务、人才培养等。②间接参与社会发展:如献计献策、参加社会公益活动、编史或写回忆录、参加家务劳动、支持子女工作等。在人口老龄化日益加剧的今天,不少国家开始出现了劳动力缺乏的问题,老有所为将在一定程度上缓和这种矛盾;同时也为老年人增加了个人收入,对提高老年人在社会和家庭中的地位及进一步改善自身生活质量起到了积极的作用。

5. 老有所教　老有所教不是让老年人发挥余热去教育人的意思,是让老年人受到适合年龄时代特点的教育。一般来说老年群体是相对脆弱的群体,经济脆弱、身体脆弱、心理脆弱。由于经济上分配不公、政治上忽视老人、情感上淡漠老人、观念上歧视老人等都可能造成老年人的心理不平衡,从而不利于代际关系的协调,不利于社会的发展,甚至会造成社会的不安定因素。国内外研究表明:科学、良好的教育和精神文化生活是老年人生活质量和健康状况的前提和根本保证。因此,社会有责任对老年人进行科学的教育,帮助老年人建立健康、丰富、高品位的精神文化生活。

四、老年保健的措施

（一）自我保健的内涵

1. 主动学习　自己主动学习一些基本医学卫生知识,严格按照科学的方法规范自己的生活行为,并根据自己身体实际情况,选择适合自己健康的保健养生方法,持之以恒,不断提高自己的健康素质,以达到预防疾病的目的。

2. 自我检查　严密自我检测个人的健康情况,若有不适或异常感觉如头晕、头痛、心悸、胸闷、咳嗽、食欲不振、乏力、突然消瘦等,应及时就医检查,以求早诊断、早治疗。

3. 自我调整　在医生指导下,学会自我调整（工作、学习、生活、营养、运动、精神、用药等）,自我治疗,使疾病得到及时、正确的诊治,早日康复。

自我保健活动应包括两部分:①个体不断增强自我保健知识,并形成机体内在的自我保健机制;②利用学习和掌握的保健知识,根据自己的健康保健需求自觉、主动地进行自我保健活动。

（二）具体措施

1. 自我观察　即通过"视""听""嗅""摸"等方法观察身体的健康状况,及时发现异常或危险信号,及时进行诊治。自我观察内容包括:观察与生命活动有关的重要生理指标;观察疼痛的部位、性质和特征;机体各系统功能的变化情况等。老年人应学会和掌握自我观察的基本技巧,随时注意自己身体所发生的变化,及时寻求相应的医疗保健服务。

2. 自我预防 即有病治病,无病防病,预防为主。建立健康的生活方式,养成良好的生活习惯,坚持适度运动,调整和保持最佳的心理状态是预防疾病的重要措施,对于一些存在高危因素的老年人(如高脂血症、高尿酸血症等),预防更为重要。

3. 自我治疗 包括治疗和康复两部分。自我治疗主要指轻微伤症的自我诊治。自我康复主要针对慢性病或急性病的康复期,采用非药物疗法进行调理和功能性锻炼,以增强体质,提高生活质量,促进机体早日康复。根据自己的健康或患病情况,家中备有一定量的药品或家庭保健常用器材。此外,还应备一些介绍老年保健和老年病防治的科普读物,经常阅读、对照、分析、判断,并在生活或患病的实践中积累经验,逐步提高自我治疗和自我康复的能力和水平。

4. 自我护理 即增强生活自理能力,运用护理知识进行自我照料、自我调节、自我参与及自我保护等护理活动。

5. 自我急救 包括:①熟知急救电话;②外出时随身携带急救卡(写明姓名、家属联系电话等);③患有心绞痛的老年人应随身携带急救药盒;④患有心肺疾病的老年人家中应常备氧气装置。

知识链接

老年人保健的有关法则

一是"一个中心",即以健康为中心;

二是"两个基本点",即潇洒一点,宽容一点;

三是"三乐",即助人为乐、知足常乐、自得其乐;

四是"四大基石",即以合理的膳食、适量的运动、适当的休息、平和的心态;

五是"五字登科",即要做到"笑、跳、唠、俏、放"五个字。

第三节 养老与照顾

养老是指老年人随着年龄的增长,躯体功能逐渐衰退,退出生产领域,日常生活自理能力减弱,需要外界提供经济、生活和心理情感等方面的支持。

一、养老照顾的内容

养老照顾机构主要有福利院、养老院、老年公寓、托老所、老年护理院等。不同级别的老年人入住不同类型的养老机构。养老照顾可分正规照顾和非正规照顾两类。正规照顾是指机构内照顾,如敬老院、福利院、老年公寓、老人日托中心、老人家务助理、老人社区医院等。有病、年高或丧偶老人特别需要这种正规照顾。非正规照顾是指由家人、亲友、邻里、同事或其他社区志愿者提供的照顾。非正规照顾可以较好地执行正规照顾没有的功能,它一方面成本低廉,提供的服务快捷灵活,提供服务者又多为熟悉的邻里朋友,所以较容易为老人所接受;另一方面,非正规照顾能增加社区的关怀感、安全感和归属感,能培养社区成员相濡以沫的互助精神。因此,走正规照顾和非正规照顾相结合的道路,是满足我国老年人不同层次服务需要的最佳途径。

二、养老照顾的模式

1. 互助养老照顾模式 老人与家庭外的其他人或同龄人,在自愿的基础上相互结合,相互扶持、相互照顾的一种模式。由相对年轻的老人照顾高龄老人。

2. 以房养老模式 老年人为养老将自己购买的房屋出租、出售、抵押,以获取一定数额养老金来维持自己的生活或养老服务的一种养老模式。

3. 旅游养老模式 旅游机构通过与各地的养老机构合作,为老年人提供医、食、住、行、玩等一系列的服务。

4. 候鸟式养老模式 使老年人享受到最好的气候条件和最优美的生活环境。

5. 异地养老模式 利用移入地和移出地不同地域的房价、生活费用标准等差异或利用环境、气候等条件的差别,以移居并适度集中方式养老。

6. 乡村田园养老模式 乡村的空气新鲜、生态环境优越、生活成本低廉。

7. 机构养老照顾模式 是指老年人居住在专业的养老机构中,由养老机构中的服务人员提供全方位、专业化服务的养老照顾。适合于高龄多病和无人照料的老年人。

知识链接

机构养老的优缺点

优点:(1)集中管理,全面、专业化的照顾和医疗护理,生活便利安全。

(2)活动和丰富的文化生活有助于解除老年人的孤独感,生活品质高。

(3)可以减轻家庭的经济负担。

(4)可以充分发挥专业分工的优势,创造就业机会,缓解就业压力。

缺点:(1)家庭和社会经济负担加重。

(2)养老机构管理体制和运营机制适应市场能力较差,均难以满足需求。

(3)机构养老会淡化亲情、友情;机构养老容易造成老年人情感的缺失。建立以"居家养老"模式为主,以"机构养老"模式为辅的养老照顾服务体系。

小 结

随着社会人口老龄化的发展,建立和完善老年保健组织和养老照顾机构,为老年人提供满意的医疗保健服务和养老照顾,是我国社会当前十分重要的任务。做好老年保健工作,有利于老年人健康长寿,尤其是对老年重点保健人群延长生活自理的年限,提高生活质量,促进健康具有重要意义。

能力检测

一、选择题

1. 影响健康老龄化的因素不包括(　　)。
A. 社会及卫生服务体系　　　　B. 个人因素　　　　　　C. 群体文化水平
D. 居住环境　　　　　　　　E. 经济收入和经济环境

2. 哪种病将成为 21 世纪老年人的主要死因?(　　)
A. 慢性病　　　B. 癌症　　　C. 肺结核　　　D. 外伤　　　E. 精神病

3. 社区老年保健的主要需求不包括(　　)。
A. 护理需求　　　　　　　　B. 健康和保健需求　　　　C. 环境需求
D. 医疗需求　　　　　　　　E. 心理健康需求

4. 我国老年保健的策略是(　　)。
A. 老有所医　　B. 老有所养　　C. 老有所乐　　D. 老有所学　　E. 以上都是

5. 我国养老机构的种类不包括(　　)。
A. 养老院和敬老院　　　　　　B. 老年公寓和托老所　　　C. 日间护理院
D. 公立综合医院　　　　　　　E. 临终关怀机构

6. 全世界平均预期寿命最长的国家是(　　)。
A. 英国　　　B. 日本　　　C. 瑞典　　　D. 瑞士　　　E. 美国

7. 老年家庭护理的内容是(　　)。
A. 评估老人的健康状态　　　　　　　　B. 提供治疗、药疗及生活护理
C. 协调安排供餐　　　　　　　　　　　D. 调整家居环境,改进家居安全
E. 以上均是

8. 家庭照料者不包括(　　)。
A. 家属　　　B. 专业护士　　　C. 子女　　　D. 保姆　　　E. 亲戚

9. 王某,68 岁,早晨锻炼时不慎将手指擦伤,随即返回家中自行处理。他的行为属于(　　)。
A. 自我治疗　　B. 自我护理　　C. 自我观察　　D. 自我预防　　E. 自我急救

10. 李某,70 岁,患肥胖症,平时坚持晨练,李某的行为属于(　　)。
A. 自我观察　　B. 自我护理　　C. 自我治疗　　D. 自我预防　　E. 自我急救

11. 张某,65 岁,患心绞痛 3 年,外出时随身携带急救药盒。张某的行为属于(　　)。
A. 自我观察　　B. 自我护理　　C. 自我治疗　　D. 自我预防　　E. 自我急救

12. 陈某,64 岁,最近体检发现血压偏高,根据老年保健的四级预防原则,应重视什么预防?(　　)
A. 一级预防　　B. 二级预防　　C. 病因预防　　D. 三级预防　　E. 四级预防

二、病例分析题

1. 吴先生,65 岁,大学本科毕业,担任市委干部多年,刚刚退休在家,子女都不在身边。

问题:

(1) 怎样指导吴先生自我保健?

（2）在吴先生的保健护理中应注意什么？

2. 陈老师,68 岁,已退休,其父亲生前有高血压、冠心病 18 年,母亲健在,有高血压史 20 年,去年发生脑梗死。问题：

陈老师健康保健的预防原则是什么？

（卜　倩）

扫码看答案

第四章
老年人的安全用药与护理

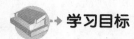**学习目标**

1. **掌握**:老年人的安全用药原则、护理措施。
2. **熟悉**:老年人药物不良反应的种类、常用药物的不良反应及药物不良反应发生率高的原因。
3. **了解**:老年人药物代谢动力学、药效学定义和特点。

本章PPT

　　老年人随着年龄增加各脏器生理功能及身体内环境稳定性退行性变,机体对药物的吸收、分布、代谢和排泄易受影响。药物代谢动力学改变直接影响机体组织特别是靶器官中有效药物浓度维持的时间,影响疗效。同时,老年人常患多种疾病,用药种类较多,发生药物中毒及不良反应的概率增高。因此,老年人安全用药及护理显得尤为重要,需特别注意才能使药物治疗安全、有效。

第一节　老年人药物代谢与药效学特点

情境导入

　　患者,女,70岁,患有高血压、糖尿病,同时服用降压药、降糖药,2天前出现咳嗽、咳痰、咽喉部疼痛,自行服用了阿莫西林分散片和止咳糖浆,症状无改善,且出现全身瘙痒、皮疹,来院就诊。诊断为上呼吸道感染、高血压、糖尿病、药物过敏。

　　工作任务:
　　1. 告诉该患者发生了药物过敏。
　　2. 指导该患者正确的处理方法。

一、老年人药物代谢特点

药物代谢动力学(pharmacokinetics)简称药动学,是研究机体对药物处置的科学,即研究药物在体内的吸收、分布、代谢和排泄过程及药物浓度随时间变化规律的科学。老年药动学改变的特点:药物代谢动力学过程减慢,绝大多数药物的被动转运吸收不变而主动转运吸收减少,药物代谢能力减弱,药物排泄功能下降,药物半衰期延长,血药浓度增高。具体体现如下。

(一) 药物的吸收

药物的吸收(absorption)是指药物从给药部位转运至血液的过程。口服给药是最常用的给药途径,药物经口、胃肠道吸收后进入血液循环系统,最后到靶器官发挥效应。老年人胃肠道对药物吸收的影响因素如下。

1. 胃酸分泌减少 老年人胃黏膜萎缩,胃壁细胞功能下降,胃酸分泌减少,70 岁老年人胃酸可减少 20%~25%,影响药物离子化程度。如弱酸性药物阿司匹林在正常胃酸环境下不易解离,吸收良好;当胃酸缺乏时,其离子化程度提高,使药物在胃中吸收减少,影响疗效。

2. 胃排空速度减慢 多数药物经小肠吸收,由于老年人胃肌萎缩、蠕动减慢使胃排空速度减慢,延长了药物到达小肠的时间,因此,药物的吸收延缓、速率降低,到达有效血药浓度的时间推迟,特别对在小肠远端吸收的药物或肠溶片有较大的影响。

3. 肠蠕动减慢 老年人肠道肌张力和肠管运动性降低,肠蠕动慢,同时老年人活动减少,因此肠内容在肠道内停留时间延长,药物的吸收增加。特别是在使用吗啡和抗胆碱能药物时,可使肠蠕动减少增加此类药物的吸收。但胃排空延迟、胆汁和消化酶分泌减少等因素却可延缓药物的吸收。

4. 胃肠道和肝血流减少 老年人心排出量减少,造成胃肠及肝血流量较正常成人减少 40%~50%,药物首过效应减弱,故对主要经肝脏氧化灭活的药物如普萘洛尔的消除减慢,以致此类药物的血药浓度升高。

(二) 药物的分布

药物的分布(distribution)是指药物吸收入人体循环后向各组织器官及体液转运的过程。药物的分布不仅与药物的贮存、蓄积及清除有关,而且影响药物疗效。影响老年人药物在体内分布的主要因素如下。

1. 机体组成成分的改变 ①老年人细胞内液减少,体液总量下降,故地高辛、吗啡等水溶性药物在体内组织的分布减少,血药浓度增加。②老年人脂肪组织增加,故脂溶性药物如利多卡因分布容积增大,消除慢,药物作用持久,容易出现蓄积性中毒。③老年人血浆白蛋白减少,影响药物与血浆蛋白结合,使血液中游离药物浓度增加,进入细胞产生的药物效应增强,易引发不良反应,如抗凝药物华法林与血浆白蛋白结合减少,血药浓度增高,常规用量亦常发生出血,故应减少使用剂量。

2. 药物与血浆蛋白的结合能力改变 药物与血浆蛋白的结合能力影响药物的分布。老年人由于脏器功能衰退,常伴多种疾病,需同服几种药物,因不同药物与血浆蛋白竞争结合,改变其他游离型药物的作用强度和持续时间。如保泰松和水杨酸可取代甲苯磺丁脲与蛋白结合,使甲苯磺丁脲于常用剂量便可因游离型药物浓度增高而引发低血糖。

3. 药物与组织的结合能力改变 老年人因心排量降低及血流灌注减少,影响药物到达组织器官的浓度。

（三）药物的代谢

药物的代谢（metabolism）是指药物在体内发生化学变化，又称生物转化。肝脏是药物代谢或生物转化的主要器官，老年人血流量、细胞量明显减少，肝脏微粒体酶系统的活性也随之下降，肝脏代谢速度只有年轻人的 65%，药物的血浆半衰期延长，以致一些主要经肝脏代谢的药物发生蓄积，从而影响药物的代谢。研究证实，利多卡因、普萘洛尔和异戊巴比妥易在老年人体内蓄积。同时，药物的代谢还受老年人自身调节和免疫功能低下，吸烟、饮酒、饮食等多因素影响。

（四）药物的排泄

药物的排泄（excretion）是指药物在老年人体内经吸收、分布、代谢后，最终以药物原型或代谢物形式排出体外的过程。肾脏是大多数药物排泄的重要器官，40 岁以后肾血流量明显降低，90 岁老人约为 20 岁青年的 1/2。老年人肾脏体积减小、血流量减少、肾小球滤过率降低、肾小管的主动分泌及重吸收功能降低，导致主要经肾脏排泄的药物在体内蓄积，清除率降低，血药浓度增高。老年人常见代谢或排泄减少的药物见表 4-1。

表 4-1 老年人常见代谢* 或排泄减少的药物

药物类别	在肝内代谢减少	经肾脏排泄减少	药物类别	在肝内代谢减少	经肾脏排泄减少
抗生素		阿米卡星	镇静催眠药	阿普唑仑[+]	
		庆大霉素		三唑仑[+]	
		妥布霉素		氯氮䓬	
		环丙沙星		地西泮	
		呋喃妥因		苯二氮䓬类	
		链霉素		巴比妥类	
镇痛药和抗炎药	右丙氧芬		抗精神失常药	丙米嗪	
	布洛芬			地昔帕明[+]	利培酮[++]
	哌替啶			去甲替林	
	吗啡			曲唑酮	
	萘普生		利尿药		呋塞米
心血管药	氨氯地平	卡托普利			氢氯噻嗪
	硝苯地平	依那普利			氨苯蝶啶
	地尔硫䓬	赖诺普利			阿米洛利
	维拉帕米	喹那普利	其他	左旋多巴	金刚烷胺
	奎尼丁	地高辛			氯磺丙脲
	普萘洛尔	普鲁卡因胺			西咪替丁
	利多卡因[+]				雷尼替丁
					甲氨蝶呤

注：* 根据大多数研究的结果；＋只在男性老年人中；＋＋,9-羟利培酮是其活性代谢产物。

总之,老年人肾功能减退,药物的半衰期延长,应适当减少剂量,延长给药间隔。若老年人有低血压、心力衰竭等病史,肾功能可进一步受损,因此用药需更加谨慎,最好依据监测血药浓度给药,确保疗效及安全。

二、老年人药效学特点

药物效应动力学(pharmacodynamics)简称药效学,是研究药物对机体作用及作用机制的学科。药效学改变是指机体效应器官对药物的反应随机体老化发生的改变,其特点为,对多种药物的敏感性增高、作用增强,对少数药物的敏感性降低,药物耐受性下降,药物不良反应发生率升高,用药依从性降低。老年人药效学改变如下。

(一)老化对药物效应的影响

1. 心血管系统药物 老年人心血管系统压力感受器敏感度下降,致使血压调节功能不全,对水、电解质平衡的调节能力下降,故老年人对降压药的敏感性增强,多数降压药如噻嗪类、β受体阻滞剂、硝酸酯类血管扩张药等可引起体位性低血压。老年人心脏β受体对肾上腺素受体激动剂与阻断剂的敏感性降低,临床应用β受体激动剂如异丙肾上腺素和阻断剂时,剂量要适当增加;对洋地黄、强心苷的毒性反应敏感性增强,用药时应谨慎。

2. 中枢神经系统药物 老年人脑细胞数量和脑血流量减少、高级神经功能衰退,故其对中枢神经系统药物,包括镇静催眠药、镇痛药物、抗精神病药和抗抑郁药等中枢神经系统药物敏感性增强。如巴比妥类和安定类药物易造成老年人精神错乱和共济失调,因此需加强观察,如有不良反应及早采取措施。

3. 内分泌系统药物 老年人对激素类药物的敏感性增强。如对胰岛素耐受性降低,应用降糖药易引起低血糖反应。应用糖皮质激素易引起骨质疏松,消化性溃疡、出血及穿孔的概率较年轻人增加。

4. 其他 老年人对支气管扩张药沙丁胺醇的敏感性增强;对利尿剂如呋塞米、多巴胺等的敏感性下降;对抗凝药物如法华林的敏感性增强,可能引起凝血功能障碍,有出血倾向;对耳毒性药物如氨基糖苷类抗生素特别敏感,易发生听力损害。

(二)药物耐受性降低

1. 多药合用 单一用药或少数药物合用的耐受性较多药合用好,如利尿药、镇静药、催眠药分服耐受性较好,能更好地发挥预期疗效。但若同时合用,则难以耐受,且易引起体位性低血压。

2. 易引起缺氧的药物 老年人呼吸系统、循环系统功能退化,应尽量避免使用此类药物。如哌替啶对呼吸有抑制作用,患慢性阻塞性肺气肿、支气管哮喘、肺源性心脏病等疾病的老年人禁用,未合并上述疾病者慎用。

3. 排泄慢或易引起电解质失调的药物 老年人由于肾脏调节和酸碱代偿能力较差,导致机体对排泄慢或易引起电解质失调药物的耐受性下降,故使用剂量宜小,间隔时间宜长,并应注意检查药物的肌酐清除率。

4. 对肝脏有损害的药物 老年人肝功能下降,对损害肝脏的药物如利血平耐受力下降,需慎用。

5. 胰岛素和葡萄糖 由于老年人大脑耐受低血糖的能力较差,易发生低血糖昏迷,故使用胰岛素时应注意及早发现低血糖症状,并及时纠正。一旦发生昏迷亦应及时查验血糖以明确诊断。

第二节　老年人常用药物的不良反应及原因

情境导入

　　张先生,72 岁,确诊高血压 16 年,前列腺增生 1 年。定期服用洛汀新降压,收缩压波动在 120～140 mmHg,舒张压波动在 85～95 mmHg。1 天前出现起立后双眼黑蒙、乏力、耳鸣,平卧数分钟后症状缓解。张先生常因失眠服用安定等镇静药,还自服高丽参等多种滋补品。

　　工作任务:

　　1. 张先生可能的药物不良反应有哪些?

　　2. 发生药物不良反应的原因有哪些?

考点提示

老年人药物不良反应种类

　　药物不良反应(adverse drug reaction,ADR)是指在常规剂量下,由于药物或药物相互作用,与防治目的无关的不利反应。老年人因机体退化,药物代谢动力学和药效学改变,故 ADR 发生率增高。

一、药物不良反应种类

　　1. 副作用 应用治疗剂量时出现的与治疗目的无关的反应。例如:氨茶碱在治疗支气管哮喘时,能兴奋中枢神经引起失眠;异丙嗪在治疗过敏时易引起嗜睡;长期使用氨茶碱等可导致精神不安、焦虑或失眠。

　　2. 毒性作用 药物引起的机体功能异常或病理改变。60～69 岁老年人肾脏排泄毒物功能较 25 岁成年人下降 20%,70～79 岁老年人则下降 40%～50%。毒性作用可引起各系统损伤,反应程度与用药时间、药物剂量密切相关。消化系统毒性反应最常见,如应用铁剂、氨茶碱等可引起恶心、呕吐、腹痛等;应用阿司匹林、吲哚美辛、呋塞米等可诱发十二指肠溃疡,出血甚至穿孔。

　　3. 变态反应 指机体对某种药物的特殊反应,常见表现为皮疹、发热、血管神经性水肿、哮喘,严重者可致过敏性休克等。如应用青霉素、普鲁卡因、破伤风抗毒素等可引起过敏反应。

　　4. 继发反应 治疗作用后出现的不良反应,也称为治疗矛盾。例如,长期使用广谱抗生素后导致菌群失调,可引起肠炎或继发性感染。

5. 特异性体质反应 受遗传体质影响,用药后发生与药理作用完全无关的反应,如服用磺胺类药物发生溶血、使用异烟肼引起周围神经炎等。

6. 成瘾性 长期应用某些药物后对其产生依赖性。长期服用巴比妥类、麻醉药品等可产生身体及精神依赖,若停药则出现戒断反应。

二、老年人常用药物的不良反应

老年人由于各器官组织结构与功能出现退行性改变,故服用某些药物引起毒性反应的危险增加,且程度和后果较重,但因与原发疾病不易鉴别,故需注意。

1. 氨基糖苷类抗生素 主要用于革兰阴性细菌感染,如链霉素、庆大霉素。此类药物不良反应主要是耳毒性和肾毒性,可致听力下降、耳聋、蛋白尿、血尿等。老年人使用时更易发生,故应慎用。

2. 催眠、抗焦虑药物 多为苯二氮䓬类制剂,小剂量有抗焦虑作用,中等剂量起到镇静、催眠作用。用药剂量与不良反应呈正相关,常规剂量可致轻度头晕、乏力、口干、腹泻、便秘及视物模糊等;大剂量可致精神错乱、意识障碍,甚至导致昏迷、呼吸抑制。老年人对地西泮等中枢神经系统药物敏感性较强,药物半衰期长,故用药剂量应为成人的1/2。

3. 强心剂 多用洋地黄类制剂,如毛花苷 C、地高辛等。洋地黄类药物常见的不良反应为消化道症状(食欲缺乏、恶心呕吐)、黄绿视、视力障碍及各种心律失常(室早、二联律较常见,或心室率低于 60 次/分或突然增至 120 次/分以上)。研究显示,老年人服用地高辛的半衰期平均为 70 小时,是中青年(30~40 小时)的 2 倍,故使用时需监测血药浓度。

4. 硝酸甘油 适用于心绞痛发作时,舌下含服 2~3 分钟迅速生效。使用不当可引起血压下降、心动过速、皮肤潮红、血管搏动性头痛等。

5. 降压药 氢氯噻嗪、β 受体阻滞剂、血管紧张素转换酶抑制剂(ACEI)、钙拮抗剂等为临床常用降压药物。上述药物的适用情况及不良反应如下。①氢氯噻嗪属利尿剂,适用于轻、中度高血压,主要不良反应为低血压、电解质紊乱和肾功能损害。②普萘洛尔、阿替洛尔属于 β 受体阻滞剂,适用于轻、中度高血压或伴心律失常、心绞痛者,不良反应是易诱发心动过缓、心衰或心衰加重。③卡托普利、依那普利属于血管紧张素转换酶抑制剂,不良反应主要是头晕头痛、皮疹、干咳、高血钾。④硝苯地平为钙拮抗剂,适用于老年期高血压及伴有心绞痛者,长期应用可致水钠潴留,不良反应为面部潮红、头痛、头晕。⑤氯沙坦属于血管紧张素Ⅱ受体拮抗剂,适用于各级各型高血压、顽固性高血压,不良反应有头晕、头痛、乏力、腹泻等。

6. 利尿药 常用利尿药有呋塞米、氢氯噻嗪及保钾利尿剂(螺内酯及氨苯蝶啶)。呋塞米、氢氯噻嗪可引起高尿酸血症,大量或长期使用易发生低血钾、低血容量,造成全身重要脏器供血不足。当心衰患者血钾低时慎用氢氯噻嗪与洋地黄类药物,以免诱发洋地黄中毒。氢氯噻嗪可致血糖、血脂升高,长期使用应注意监测相应指标。

7. 降糖药 服用降糖药如氯磺丙脲易发生低血糖,需重视预防。长期注射胰岛素易导致注射部位红肿、硬结。

8. 糖皮质激素 老年人易发生消化道溃疡、出血、穿孔及骨质疏松。

9. 中药 近年来,中药制剂尤其是针剂发生不良反应的病例时有出现,应引起重视。

知识链接 ----------------------------

耳毒性抗生素

损伤内耳的抗生素主要是氨基糖苷类,如硫酸链霉素、双氢链霉素、卡那霉素、春雷霉素等,这类抗生素能使内耳中毒造成耳聋,因此将这类抗生素称为耳毒性抗生素。硫酸链霉素和庆大霉素主要损害前庭系统,产生眩晕和平衡障碍;双氢链霉素和春雷霉素主要损伤耳蜗系统,产生耳聋和耳鸣;多数耳毒性抗生素同时损害前庭系统和耳蜗系统,眩晕、平衡障碍、耳鸣和耳聋同时出现。

三、老年人药物不良反应发生原因

据统计,61~70岁老年人药物不良反应发生率为15.17%,71~79岁为18.13%,80岁以上老年人药物不良反应发生率为24.10%。老年人药物不良反应发生率高的原因如下。

1. 机体老化 老年人脑细胞、脑血流量明显减少,脏器功能退化,免疫功能下降,视力、听力、理解力、记忆力、阅读能力、吞咽能力、认知能力下降,手足活动能力受限,故其对药物的品种、剂量、服用时间等难以牢记,易出现用药安全问题。尤其是患复合疾病需服多种药物者,更易发生漏服、重服、误服等不良事件。

2. 药动学和药效学改变 由于老年人药物代谢及排泄能力下降,药物易于体内蓄积,加上机体内环境稳定性减退,对药物的敏感性增强,提高了药物不良反应发生率。如利尿药易发生电解质紊乱,镇静药易引起中枢神经过度抑制。

3. 同时接受多种药物治疗 老年人患复合疾病者较多,多药共用现象常见,因此难免出现药物的相互作用。40%~50%的老年人每日用药可达3~5种,常用的有镇痛药、利尿药、降压药、安眠药、抗抑郁药、强心苷类等,已证实老年人药物不良反应发生率与用药种类呈正相关。据统计,同时使用5种以下、6~10种、15~20种药物,药物不良反应发生率分别为6%~8%、40%、70%~80%。

4. 服药依从性下降 一方面表现在老年人有多种疾病,临床症状多,病因复杂,加之求治心切,常先后在多家医院或不同科室就诊,出现药物相似或相悖;另一方面,老年人自作主张,背着医生拒服某药,或私自购买保健品服用等。

5. 其他 作息是否规律,饮食习惯、时间与所服药物是否冲突,老年人退休后收入降低,可因经济状况而自行减量,老年人对用过或长期使用的药物产生心理依赖,对新药不信任,不愿服用等。

第三节　老年人的用药原则

情境导入

　　刘先生,男,76 岁,无明显诱因出现肉眼血尿,伴尿频、尿急、尿痛,无明显血块,无腰酸、腰痛等症状,未见结石排出。同时患有冠状动脉粥样硬化、陈旧性心肌梗死、高血压和脑梗死。诊断为血尿待查、心功能不全、呼吸道感染入院。入院时患者长期使用缬沙坦、地高辛、华法林。

　　工作任务:

　　1. 患者入院、出院时的药物应当怎样进行选择?

　　2. 老年人合理用药应当遵循哪些原则?

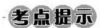

考点提示

老年人用药原则

　　合理用药(rational administration of drug)是指根据疾病种类、患者身心状况和药理学理论,选择最佳的药物及其制剂,制定或调整给药方案,达到安全、有效、经济地预防和治疗疾病的目的。老年人机体功能退化易患病,且药物耐受性明显下降,用药不当所致不良反应的发生率提高。因此,掌握老年人安全用药原则至关重要。塞在金教授推荐的老年人用药五大原则,可作为临床合理用药的指南。

一、受益原则

　　受益原则包括:①明确疾病诊断,确定药物适应证。②合理选择药物,要求用药受益/风险＞1。③选择疗效确切且毒副作用小的药物。如老年人心律失常,若无器质性心脏病,又无血流动力学障碍,长期用抗心律失常药可致药源性心律失常,故应慎用。

二、五种药物原则

　　一般情况下,老年人有多病共存、多药联用现象。使用过多药物不仅加重经济负担,而且增加药物相互作用。联合用药越多,发生药物不良反应的可能性越大。故老年人用药应重点关注主要疾病,选择药物要少而精,一般控制在 3～4 种,不超过 5 种,并考虑药物间潜在相互作用(表 4-2)。

表 4-2　老年人常用药物的相互作用

主要药物	合用药物	结果
氯丙嗪	降压药	严重低血压
苯巴比妥	氢化可的松、洋地黄毒苷	合用时药效降低

续表

主要药物	合用药物	结果
阿司匹林	口服降糖药	低血糖反应
普鲁卡因胺	磺胺类	抗菌作用降低
利血平	去甲肾上腺素	α 受体敏感化，升压作用加强
胍乙啶	去甲肾上腺素	降压作用减弱
呋塞米、依他尼酸	氨基糖苷类抗生素	导致耳聋，增加肾损害
肝素	右旋糖酐	加强抗凝作用
口服抗凝药	保泰松、阿司匹林	出血倾向
磺脲类降糖药	氯霉素、保泰松	降血糖作用加强
可乐宁	三环抗抑郁药	降压作用明显减弱

注意事项：①了解药物的局限性：许多老年性疾病没有相应的特效药物治疗，若坚持服用药物，药物不良反应的危害将大于疾病本身。②抓主要矛盾，选主要药物：凡疗效不明显、耐受差、未按医嘱服用的药物应考虑终止，若病情不稳定可适当增加药物种类。③选用具有兼顾作用的药物：如高血压合并心绞痛者，可选用 β 受体阻滞剂及钙拮抗剂；高血压合并前列腺肥大者，可用 α 受体阻滞剂。④重视非药物治疗：并非所有自觉症状、慢性病都需药物治疗。如睡眠欠佳，只需注意避免情绪波动，合理安排作息时间，保证心态平稳即可。⑤长期用药的老年人，应定期检查肝肾功能，及时调整用药方案。

三、小剂量原则

老年人用药应从小剂量开始，逐渐调整到个体化最佳剂量。《中华人民共和国药典》规定老年人用药量为成人剂量的 3/4，应用时从成人的 1/4～1/3 开始，逐渐调整剂量到疗效满意而无不良反应。有学者提出，从 50 岁开始，每增加 1 岁，用药剂量应比成人剂量减少 1％，60～80 岁的老年人用药剂量应为成人剂量的 3/4，80 岁以上则为成人剂量的 2/3，不可随意加量。另外，达到老年人的最佳个体化用药剂量，还要综合考虑具体情况，如年龄、健康状况、体重、肝肾功能、患病情况及用药反应等，把药量控制在最低有效量，是老年人安全用药的保障。

四、择时原则

择时原则是指根据时间生物学和时间药理学，结合疾病发作规律，选择最合适的时间用药，最大程度地发挥药物效应并减少毒副作用。许多疾病都有昼夜节律变化，如夜间容易发生变异型心绞痛、支气管哮喘，清晨类风湿关节炎患者易出现关节僵硬等。因此，主要根据疾病的发作、药代学和药效学的昼夜节律变化确定最佳用药时间。老年人的常用药物最佳用药时间见表 4-3。

表 4-3　老年人的常用药物最佳用药时间

药物名称	用药时间
降压药	治疗非杓型高血压应在早、晚分别服用长效降压药
	治疗杓型高血压应在早晨服用长效降压药
抗心绞痛药	治疗变异型心绞痛主张睡前服用长效钙拮抗剂
	治疗劳力型心绞痛应早晨服用长效硝酸盐、β受体阻滞剂及钙拮抗剂
降糖药	格列本脲、格列喹酮在饭前半小时服用
	二甲双胍应在饭后服用
	阿卡波糖需与糖类同时嚼服

五、暂停用药原则

在用药前,应对老年人的病史做详细评估;用药期间,密切观察,一旦出现症状,应考虑是否是药物不良反应或病情进展,前者应立即停药,后者则应根据病情增加药物。若老年人服药期间出现新症状,加药预示着风险增大。因此,停药是现代老年病学中最简单、有效的干预措施之一,应高度重视。

忌长期使用广谱抗生素、糖皮质激素,以免机体产生耐药性而影响疗效或抵抗力低下,引起新的疾病或并发症。忌盲目乱用药方、秘方,以免耽误病情,甚至导致药物中毒。

第四节　老年人安全用药护理

情境导入

李先生,68岁。有高血压、高血脂、冠心病史。晨起突然跌倒,入院诊断为脑血栓,经治疗基本康复。出院指导为:遵医嘱用药、加强锻炼。家属反映李先生服药依从性较差,或仅服一种药物,或自行停药,且不听家属劝解。

工作任务:

1. 李先生用药不规范易导致何种问题?

2. 对李先生如何进行用药护理?

随着年龄的增长,老年人各脏器组织结构、生理功能发生不同程度的减退,记忆力和学习新事物的能力下降,对药物治疗目的、用药时间、用药方法常无法正确理解,易使药物安全和疗效产生影响,因此,指导老年人正确用药是护理人员的一项非常重要的任务。

一、护理评估

1. 用药史　详细评估老年人的用药史,建立完整的用药记录,包括老年人对药物的认知状况、既往和当前用药情况,尤其是药物过敏史及既往引起副作用的药物须标识清楚。

2. 各系统老化程度 评估老年人各脏器功能,如肝肾功能的状况等。判断药物应用的合理性,若肾脏功能障碍,更应注意用药的种类、剂量,应尽量避免使用经肾脏排泄的药物,以避免药物蓄积而造成药物中毒。

3. 用药能力和作息时间 用药能力包括视力、听力、记忆力、阅读能力、理解能力、吞咽能力、获取药物的能力、发现不良反应的能力等。此外,需根据老年人作息时间、药效学特点等,选择合适的药物、合理的用药时间及给药途径。

4. 心理-社会状况 了解老年人的文化程度、饮食习惯、家庭经济状况、对当前治疗方案和护理计划的认知程度、参与度、满意度、家庭支持,对药物有无依赖、期望及恐惧心理等。

二、安全用药护理

【常见护理诊断/问题】

1. 不依从行为 与病程较长、用药效果不佳、经济支持能力低有关。

2. 焦虑 与长期治疗效果不佳、治疗信心下降、经济支持能力不足有关。

3. 应对无效 与知识缺乏、社会支持不足有关。

4. 知识缺乏 缺乏安全用药的相关知识。

【护理措施】

(一)加强安全用药指导

1. 加强老年人用药的解释工作 给药的方式尽量简单,配合老年人的自理能力及生活习惯,以及老年人能够理解接受的方式,告知医嘱上的药物种类、名称、服用时间、用药方式、药物作用、不良反应、有效期、用药禁忌证等,尤其要反复强调正确用药的方法和意义。必要时,把注意事项用醒目的颜色标示于药袋上,以达到安全有效的护理目标。指导合理的服药时间,按时按量服药,服药期间多与老年人沟通,一旦发现异常及时告知医生。

2. 鼓励老年人首选非药物治疗措施 指导老年人若能以非药物方式缓解症状的,可暂不用药,如便秘可通过调节饮食,增加活动等改善。注意不随意购买及擅自服药,注意科学膳食,合理安排生活,保持平衡心态。

3. 服药方法指导 掌握正确服药方法,宜用温水而不是热水、果汁、牛奶等服药,服药后要多饮水,服用止咳糖浆后不宜立即喝水。服药姿势以站、坐位为宜,避免服药后立即卧床休息(至少间隔5分钟)。注意药物的服用间隔,掌握最佳服药时间,避免漏服、重服。刺激性大或异味重的药物,可溶于水后用吸管饮服,若无糖尿病,服后可含糖块或饮用果汁以减轻不适。对服药种类较多的老年人,需协助其分次服用,以免发生误咽或呛咳,危及生命。

4. 药品保管 指导老年人正确保管药物,除硝酸甘油、速效救心丸外,尽量不要放于床头柜,避免老年人在睡意蒙眬时吃错药或者服药剂量过大;定期整理药柜,内服药与外用药分开存放,检查药品有效期,保留常用药物和正在服用的药物,丢弃过期药物。

5. 加强家属的安全用药教育 对老年人进行健康指导的同时,也应重视向家属普及安全用药知识,使其学会正确协助和督促老年人用药。

（二）提高老年人用药依从性

老年人慢性病治疗效果不佳,除病因复杂、发病机制不明外,缺乏有效的治疗药物和用药依从性差是重要影响因素。提高老年人用药依从性的护理措施如下。

1. 加强用药护理 ①住院老年人:护士应严格执行给药操作规程,按时将药物送到患者床前,温馨交流,看服到口。②出院老年人:护士要以口头、书面形式,向老年人及家属讲解药物相关知识,醒目标注用药剂量和时间,便于识别。③空巢老年人:社区护士可将老人每天需服药物放于专用塑料盒内,分别标明服用时间(如早、中、晚、睡前),妥当放置。此外,应定期到老年人家中清点剩余药片,提高老年人用药依从性。④精神异常或不能配合的老年人:老年人若在家中,应嘱家属配合、协助和督促用药,并确定服药到口。护士可通过电话联系或家庭随访了解用药情况。⑤吞咽障碍与神志不清的老年人:一般通过鼻胃管给药。神志清楚但饮水呛咳的老年人,可将药物加工成糊状后再服。⑥外用药物:护士应向老年人及其家属详细说明外用药的名称、用法及用药时间,并在盒外贴红色标签,注明不可口服。

知识链接

用药依从性评价

Morisky 推荐采用 4 个问题评价患者用药依从性,已广泛应用于慢性病患者用药依从性的评价研究。问题如下。

1. 你是否有忘记用药的经历?
2. 你是否有时不注意用药?
3. 当你自觉症状改善时,是否曾停药?
4. 当你用药自觉症状更坏时,是否曾停药?

评价标准:4 个问题的回答均为"否",即为依从性佳;4 个问题只要有 1 个或 1 个以上的回答为"是",即为依从性差。

2. 开展健康教育 可借助宣传媒介,采取小组讨论、专题讲座、分发资料、个别指导等综合性方法,通过门诊教育、住院教育和社区教育三个环节,实施全程健康教育计划,反复督促和强化老年人学习疾病相关知识,提高自我管理能力,同时依靠家属配合,共同保障老年人用药安全。

3. 建立合作型护患关系 引导老年人参与治疗方案与护理计划的制定,鼓励老年人谈论对病情的看法和感受,同老年人建立合作型护患关系,增强老年人的治疗信心,形成良好的治疗意向,提高用药依从性。

4. 行为治疗措施 ①行为监测:建议老年人建立自我病情观察记录、用药日记等。②刺激与控制:将老年人的用药行为与日常生活习惯联系起来,如设置闹钟提醒用药。③强化行为:老年人用药依从性好时及时给予肯定和表扬,依从性差时应改变方式给予有效引导和监督。

（三）密切观察和预防药物不良反应

老年人药物不良反应发生率高，要密切观察并及早防范，指导老年人合理用药，确保用药安全。

1. 选择合适的药物 有时一种药物能同时治疗几种疾病，而一种疾病有好几种药物可选择应用。故应根据老年人病情、病因、体质、经济因素等选择实用、疗效明显、毒性小的药物。

2. 用药从小剂量开始 老年人的用药剂量应低于年轻人，一般从成年人剂量的 1/4 开始，可按成人剂量的 1/3、1/2、2/3、3/4 顺序应用，然后根据临床反应调整剂量，直至产生满意疗效且无药物不良反应为止，治疗过程中要持续观察，一旦发现不良反应，及时协助医师处理。

3. 选用便于老年人服用的药物剂型 吞咽困难的老年人不宜选用片剂、胶囊，宜选用冲剂、口服液等，必要时可用贴剂或注射剂。同时应考虑药物的特性及老年人个体差异，如胃肠功能不稳定的老年人不宜服用缓释剂，以免影响药物的吸收。

4. 选择合理的用药途径 治疗疾病有多种用药途径，需综合考虑老年人的病情、身心状况等。

（1）口服给药：最常用，具有方法简单、安全性高但药物吸收较慢的特点，不适用于危重和吞咽能力明显减弱的老年患者。有些药物刺激性强、易引起严重的恶心呕吐，也不宜口服给药。

（2）静脉给药：包括静脉输液、静脉注射，能使药物迅速达到全身。急性或危重患者常用此法。应用过程中注意观察有无过敏或其他不良反应，静脉输液时尤应注意心肺功能低下老年人的输液速度和量，以免加重心肺负担。

（3）肌内注射：能使药物迅速达到病变部位发挥疗效。常用注射部位是臀大肌，其次为臀中肌、臀小肌、股外侧肌及三角肌，注射时要准确定位，尤其是臀大肌注射时，应避免损伤坐骨神经。长期肌注的老年人，要经常更换注射部位以防局部硬结形成，以免影响吸收，增加痛苦。

（4）皮下注射：在不能经口服而需迅速发挥药效时多用此法。如糖尿病患者应用胰岛素，口服易在胃肠道内被消化酶破坏失去疗效，故只能皮下注射。皮下注射还有预防接种、局部麻醉或术前用药。皮下注射部位多在上臂三角肌下缘、上臂外侧、腹部、后背及大腿外侧。

（5）其他给药途径：根据病情还可选择雾化吸入、舌下含化、直肠给药、局部外用等。

5. 适当的用药时间和间隔 结合老年人的用药能力和生活习惯，给药方式应简单，能口服不注射，能注射不输液。部分食物和药物同服会干扰药物吸收，影响药效。如服用铁剂时禁高脂饮食，以避免抑制胃酸分泌影响铁剂吸收。此外，根据药物特性，给药间隔要适宜，间隔过长达不到疗效，过短易引起药物中毒，注意保证老年人的作息时间和有效血药浓度。

6. 密切观察药物反应 如用硝酸甘油治疗心绞痛会加重疾病，甚至诱发心律失常。对使用降压药的老年人，需注意提醒其起床、如厕时动作缓慢，避免体位性低血压。总之，老年人用药后要细心观察，一旦出现不良反应要及时停药并就诊。

7. 其他措施 多种因素影响老年人的安全用药,当药物未达到预期疗效时,要仔细询问患者是否按医嘱用药,并对老年人所用药物及剂量认真记录,对长期服用某一种药物的老年人,注意监测血药浓度。

(四)家庭用药指导

随着医药制度的改革,非处方药在我国已经普遍实行。非处方药是指不需要医师处方,患者或其家属可以直接购买使用,使轻微疾病与慢性疾病能及时得到治疗或缓解的药物。非处方药包括感冒药、解热镇痛药、镇咳药、助消化药、抗胃酸药、维生素、驱虫药、滋补药、通便药、保健药、外用药等。在选择使用非处方药时,应根据病情谨慎进行,不能随意购买、滥用。家庭用药的注意事项有以下几个方面。

1. 药物的针对性应强 根据身体不适表现和既往经验,在咨询药剂师后选择合适的药品。仔细阅读药品说明书,根据所列出的药品适应证、禁忌证、不良反应、用法等判断是否适用于所患疾病。如果病情较复杂,一般药品不能治疗时,应及时就医确诊,正确用药。

2. 选择合适的药物 不要受广告影响而盲目选择药物,不盲目听信偏方、秘方。

3. 注意药物联用的相互影响 老年人多同时使用多种药物,应注意一些药物之间的相互影响,避免错误用药。例如,阿司匹林与格列本脲、吲哚美辛不能同时服用,牛黄解毒丸与四环素同时应用可降低疗效等。

4. 注意食品对药物的影响 应用药物时,应注意到某些药物与食品之间的相互影响而适当调整饮食。

5. 指导正确的用药方法 老年人用药的剂量应低于年轻人,避免夜间服用片剂或胶囊类药物。注意药物的服用间隔,掌握最佳服药时间,避免漏服、重复服用。

6. 保健品的选择 随着生活条件改善和年龄增长,人们对保健品的重视度不断提高。常用保健品分为补气类、补血类、滋阴类、壮阳类、减肥降脂类和增强免疫力制品等,可根据保健品的组成与作用,在专家指导下因人而异地选择,应避免滥用误用。

小 结

本章根据老年人药物代谢和药效学特点,分析了老年人药物不良反应发生率高的原因,阐述了老年人药物不良反应的种类及常用药物的不良反应。为保证老年人安全用药,应遵循受益原则、五种药物原则、小剂量原则、择时原则、暂停用药原则五大原则。定期全面评估老年人用药情况,密切观察和预防药物不良反应,提高老年人用药依从性,加强用药指导和安全用药护理。

(周丽娟)

 能力检测

一、选择题

1. 下列哪种药物在老年人体内的代谢减少?(　　　)

A.地高辛 　　　 B.阿米卡星 　　　 C.普萘洛尔 　　　 D.庆大霉素 　　　 E.卡托普利

2. 下列关于老年人药物代谢的特点,错误的是(　　)。

A. 药物消除慢

B. 口服相同剂量的同一药物,血药浓度较年轻人高

C. 体重下降,肝血流量升高,生物利用度下降

D. 肝功能下降,生物转化变慢

E. 药物肾清除率明显下降

3. 下列关于影响老年人胃肠道药物吸收的因素描述,错误的是(　　)。

A. 胃液 pH 值降低　　　　B. 胃肠道血流量减少　　　　C. 胃排空速度减慢

D. 肠蠕动减慢　　　　E. 胃液 pH 值增加

4. 有关老年药效学改变的特点,错误的是(　　)。

A. 对大多数药物的敏感性增高　　　　B. 对大多数药物的作用减弱

C. 药物耐受性下降　　　　D. 药物不良反应发生率增加

E. 用药依从性降低

5. 有关老年人最佳用药时间,错误的是(　　)。

A. 优降糖、糖适平在饭前半小时用药

B. 二甲双胍应在饭后用药

C. 拜糖平与食物同服

D. 治疗变异型心绞痛主张饭后用长效钙拮抗剂

E. 治疗构型高血压病应在早晨服用长效降压药

6. 关于老年人使用洋地黄类药的描述,不正确的是(　　)。

A. 每次用药前应测量脉搏

B. 洋地黄类药物的作用机制是加强心肌收缩力,心率增快

C. 常见消化道不良反应有食欲不振、恶心呕吐

D. 使用洋地黄,可能出现视力障碍、黄绿视

E. 洋地黄中毒可出现心律失常,如室早、二联律

7. 一般老年人用药的剂量是(　　)。

A. 成人剂量的 1/4　　　　B. 成人剂量的 3/4　　　　C. 成人剂量的 1 倍

D. 成人剂量　　　　E. 按体重计算

8. 指导老年人保管药物方法不妥的是(　　)。

A. 定期整理药柜　　　　B. 暂时不用的药物及时丢弃

C. 内服药物与外用药物分开放置　　　　D. 需低温保存的药物应置于冰箱冷藏

E. 光线对药品有影响的应装在有色瓶中盖紧瓶盖并放置在阴凉通风处

9. 下列哪项不是老年人药物不良反应发生率高的原因?(　　)

A. 多药联用　　　　B. 肝、肾功能衰退

C. 遵守医嘱程度不高　　　　D. 因健康观念影响而故意不服药

E. 年老使其对疾病和不适的感受性差

二、病例分析题

张女士,75 岁,确诊糖尿病 6 年。试行饮食控制治疗 3 个月,因无法耐受严格的饮食控制治疗,遂接受二甲双胍加格利吡嗪联合降糖,空腹血糖控制在 6.1 mmol/L。此后,患者未能坚持按医嘱服药及加强饮食控制,空腹血糖波动在 6.0~12.4 mmol/L。3 天前饱餐后 2 小时出现昏迷,急诊入院,诊断为糖尿病高渗性昏迷。

问题:

1. 该患者在居家期间最主要的护理诊断是什么?

2. 针对护理诊断相应的预期护理目标是什么?

3. 为达到预期目标,居家护士应采取哪些护理措施?

扫码看答案

第五章
老年人的日常生活护理

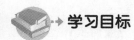 **学习目标**

1. 掌握:老年人日常生活护理的注意事项、沟通的技巧。
2. 熟悉:老年人饮食与营养的护理、休息与睡眠的护理、活动的护理。
3. 了解:老年人性需求与性保健的护理。

本章PPT

老年期因个体老化而健康受损和患各种慢性病的比例较高,因此在日常生活护理中应注重指导和鼓励老年人建立正确的生活方式和行为习惯,保持合理的膳食结构,进行适当的健身活动,预防跌倒,减少各种应激因素对老年人的影响,促进老年人的身心健康,提高生活质量。

第一节 概 述

情境导入

张大爷,70岁,3个月前妻子因脑出血去世,只有一女,在外地工作,目前独居,经济状况尚好,自理能力差。既往有慢性支气管炎、高血压病史,服用药名不详,平日食欲好,因行动不便,极少活动。目前夜间睡眠不好,多梦,早醒,为弥补夜间睡眠的不足,每日下午睡眠2小时左右。

工作任务:
1. 请为该老人制定一份饮食护理计划。
2. 如何正确指导该老人睡眠?

日常生活活动是人们在日常生活中为维持生存及适应生存环境,必须每天反复进行的最基本的最具有共性的活动。正常的日常生活功能,能够满足人们生理、心理和社会的需要。对于老年人,护理人员应帮助其建立良好的生活方式、合理的膳食结构、健康的性生活,这对疾病的预防、健康的促进、生命质量的提高具有十分重要的作用。

一、日常生活护理的注意事项

(一)重视老年人的需求

老年人由于疾病治疗或卧床不起而无法独立完成日常生活活动时,需要我们提供部分协助或完全性护理。因此我们在拟定护理计划前要对老年人进行全面评估,既要注意丧失的功能,同时还要注意残存的功能;在心理方面,要通过观察、交谈等了解其是否存在过度依赖思想和其他如抑郁、孤独等心理问题。总之,既要满足老年人的生理需要,还要充分调动老年人的积极主动性,最大限度地发挥其残存功能,尽量让其作为一个独立自主的个体,参与家庭和社会生活,满足其精神需要。

(二)尊重原则

护理工作者在语言和行为上应尊重老年人。不要因老年人理解能力差而批评他们,也不要因他们行动迟缓而催促他们;而要对理解力差的老年人表示出理解和安慰,对行动迟缓者传递鼓励,帮助他们建立自信心,呵护老人的自尊心。

此外,对老年人的尊重还表现在给他们提供私人空间,保护其个人隐私。老年人的沐浴、排泄和性生活等需要在个人的私密空间进行,因此应给老年人提供独立的个人空间,以保证老年人隐秘而舒适的生活。最好给老年人提供单独的卧室,并与卫生间相连接(即卧室中有可供沐浴和如厕的卫生间),以方便老年人沐浴和如厕。为了便于紧急状态下报警,卧室中需有呼叫器直接和物管中心连接。老人居室中的窗帘最好为双层,内层为薄纱面料,既可保护室内隐私环境,又利于透光;外层为厚面料的窗帘,这样可以遮挡阳光利于睡眠。如果多人共用一个房间,可采用拉帘或屏风进行遮蔽,以保护老年人的隐私。

(三)个性化原则

每个老年人的生活习惯、健康状况、身体状态、家庭环境、社会经历和经济条件等都有一定的差异,而且老年人的思维方式和价值观也有不同。护理工作中应根据老年人的个性特征,制定相应的护理计划,尤其是家庭访视和护理中,既不能照搬医院的护理标准,也不能按照养老机构的固定模式进行,而是要遵循个体化的原则,依据老年人具体的个人情况和家庭环境,因人、因地开展护理工作。尤其是对于患有各种慢性病和失智失能的老年人,应制定适合该类老年人的护理照顾,特别要有耐心,本着持之以恒的原则。

(四)安全原则

首先教会活动不便的老年人使用辅助器械,如拐杖、行走助行器等。其次是注意居室内的环境安全,在老人卫生间的马桶旁和淋浴喷头下安装扶手,以方便老人如厕和沐浴,在卫生间内放上防滑垫,以免老人洗澡时跌倒;在其卧室装上地灯,以利于夜间离床活动安全;老人室内家具尽量简单不要过于复杂,有角的家具尽量用软垫包上。最后在护理过程中注意防止老年人被烫伤和冻伤等。

二、环境的调整与安排

在老年人的生活环境方面,护理工作者要注意消除妨碍生活行为的因素,通过调整环境来补偿老年人的机体缺损的功能,提高生活功能。

（一）室内环境

要注意室内的湿度、温度、采光和通风,让老人感受到安全、舒适。老年人的体温调节能力下降,通常室内温度应在 22～24 ℃较为适宜;老年人视力下降,视觉的暗适应能力较差,除了灯光充足,更要保证适当的夜间照明,如走廊的灯光,在不妨碍正常睡眠的情况下可以安装地灯。老年人对色彩感觉的残余较强,为了帮助老人识别不同的房间,可将门涂上不同的颜色;居室要经常通风换气,不能如厕的老年人在居室内排大小便时,应及时地清理排泄物和被污染的衣物,用空气清新剂去除异味。

（二）室内设备

老年人房间宜用温暖的色彩,整体颜色不宜太暗。不反光的地面对于老年人来说非常重要。地面设计应考虑防滑、便于清洁和无障碍等因素,目前国际上比较流行的是塑胶地板。老年人的居室陈设应简单方便,家具、装饰物品宜少不宜杂,应选择无棱角家具,以弧形为宜,以防老年人被碰伤。室内家具宜沿房间墙面周边放置。如使用轮椅,应注意在床前留出足够的空间,供轮椅旋转和护理人员操作。家庭日常生活用品及炊具之类最好不在老年人的居室内存放,因老年人行动不便,如果室内家具杂乱繁多,容易磕碰、绊倒,而且也会污染室内的空气。

1. 卧室 卧室房间以朝南为佳,窗户要宽大,有良好的隔窗观景视线,以减少老年人独居室内的烦闷,有利于通风换气,一般通风 30 分钟即可达到换置室内空气的目的。

2. 床单元 床是老年人休息睡眠的地方,对卧床老人更为重要。在床铺选择上要注意软度适宜,以便保持身体均匀的支撑。床的高度应使老年人膝关节成直角坐在床沿时两脚足底全部着地,一般以从床褥上面至地面为 50 cm 为宜。床旁配备床头柜、床头灯、呼叫器,便于老年人卧床时使用。

考点提示

老年人的环境要求

（三）卫生间、浴室和厨房

卫生间、浴室和厨房是老年人使用频率最高的地方,同时又容易出现意外,故在考虑这些室内区域装修设计时一定要考虑安全因素,并兼顾老年人的自身需求。厕所应设在卧室附近,从卧室到厨房之间的通道不要有台阶。

1. 卫生间 卫生间最好设置在老年人的卧室,选用易于开关的推拉门或外开门,以保证发生意外时救援人员可及时入内。应在坐便器前方和侧方留出一定空间,便于坐轮椅的老年人靠近,也可使护理人员在坐便器前侧方抱住老年人的身体,协助老年人擦拭、起身。坐便器应一侧靠墙(图 5-1),便于安装扶手,辅助老年人起坐。坐便器旁应加扶手和紧急呼叫器。

2. 浴室 地面应选用防水、防滑材质,地漏位置应合理,避免积水。将淋浴与盆浴分开独立设置,避免让老年人站在浴缸中进行淋浴。理想的浴缸长度以老年人膝盖能微微弯

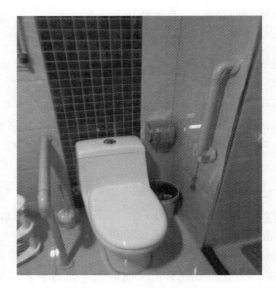

图 5-1　坐便器的安置

曲,足底能蹬到对侧浴缸壁为宜。浴缸边缘的厚度宜在 5 cm 以内,在浴缸边放置与浴缸等高的浴樵,以便于老年人出入浴缸时使用。淋浴喷头、浴缸旁边也应设置 L 形扶手,浴室温度应保持在 24～26 ℃,安装排风扇排出蒸汽。

3. 厨房　厨房应保证有效的采光和通风量,除自然通风外,应加强机械排风,保证油烟气味及时散出。炉灶最好有自动断火功能,不要过于靠近厨房门和窗,以免火焰被风吹灭或行动时碰翻炊具。燃气热水器必须接近外墙、外窗,以达到直接对外排气的要求。

（二）社区环境

社区内宜采用人车分流或部分分流的道路交通结构,增加社区安全感。为防止老年人视力减退引起的跌倒,道路应宽敞并设置路灯,有台阶的地方应有明显的标识;或将台阶改为坡道,以方便使用轮椅的老人。合理安排适合老年人的公共服务项目,如老年活动中心、老年大学、棋牌中心等;有足够面积的室外活动场所,保证老人户外活动的需要;适当布置一些无障碍物的绿地、喷泉、亭子、长廊等建筑小品,配以桌椅、灯具等,为老人或残疾人散步、晨练、休息提供场所。

第二节　沟　　通

沟通是人在社会交往中最基本的一种技能,是指两个人或者群体间,通过语言、姿势、表情或其他的信号等方式,互相分享与交换信息、意念、信仰、情感、态度和价值观,使双方能够彼此理解的过程。沟通的方式主要包括非语言和语言两种方式。

一、非语言沟通的技巧

有的老年人因逐渐进展的认知障碍而越来越无法表达和理解谈话内容,因此较为依赖非语言交流,对于这类老年人非语言沟通显得更为重要。但这并不意味着老年人的心理状态也退回到孩童时代。为此,应注意避免做出让老年人感到不适应和难以接受的动作,如拍打和抚摸老年人的头部等,以免触怒老年人。注意观察何种沟通模式是老年人反应良好的特定沟通方式,并予以强化和多运用,如触摸、目光、手势和表情等。

(一)面部表情平和

当与老年人沟通时,护理人员面部表情不要过于僵化或者眉头紧锁,应当表情平和;交谈时声音应略低沉、热情而平和,交谈时应适当将自己的身体稍前倾,以示对对方的话题感兴趣,但注意距离不可太近,避免让老年人有个人空间被侵犯的感觉;眼睛是心灵的窗户,要利用眼神传递信息,与老年人沟通时要与他们保持目光接触。

(二)手势

手势是会"说话"的沟通工具,是体态语言的主要形式。老年人可能较为依赖非语言沟通,和他们沟通时可以借助身体姿势有效地辅助表达。与智障的老年人沟通前必须先让其知道自己的存在,并根据老年人的感知减退或障碍的情况选择适合的沟通方式进行有效的沟通,如在与听力障碍的老年人沟通时尽量使用文字和手势及面部表情等方式。在沟通时要尽量取坐位,身体不要比老年人高,切忌俯身与其沟通,应保持沟通双方的视线在同一水平。

考点提示

老年人触摸的注意事项

(三)触摸

触摸可以传递信息给老人,同时也是支持和关爱老人的一种最常见的非语言沟通方式,若触摸使用不恰当会触犯老年人的尊严。因此,在护理过程中要掌握以下几点。

1. 尊重老年人的尊严 首先应了解老年人的文化背景和宗教信仰,若检查涉及接触身体,尤其是隐私部位时,应先向老年人解释取得同意后才可进行,在触摸时应保持适当的距离。

2. 触摸部位 沟通过程中,最常触摸的部位是手,其次是手臂、背部和肩膀,尽量不要触摸老年人的头部。切忌突然从背后触摸老年人,尽量选择老年人功能良好的一侧接触,以免使老人受到惊吓。

二、语言沟通的技巧

语言沟通对性格外向的老年人是表达意见、观点和交流信息的最好途径;书面沟通则更适合性格内向的老年人。随着年龄的递增,老年人参加社会活动次数减少,导致老年人的性格变得比较退缩与内向,从而影响了其语言表达能力,甚至可能产生寂寞和沮丧。最好的解决方法就是提供足够的社交与自我表达的机会,对老年人的语言表达给予鼓励和肯定。多为他们创造社交与自我表达的机会,不论老年人是否接受参加社会活动或语言表达的机会,都要予以尊重;对于那些喜欢一直说话的老年人,尽管会影响沟通的效果,但是作为一个老年护理人员而言,应当耐心地倾听,因为这一类老年人听到自己的声音会有一种安全感。利用电话沟通或者书面沟通既可以有效地追踪老年人的现状,又能克服时空距离的阻碍。对于独居少出门的老年人,护理人员应该建立规律性的电话访问或书面沟通,使老年人有回归社会的感觉。在沟通时应注意以下问题。

（一）电话访问

和老年人进行电话访问的时间应注意避免在用餐和睡觉时间;当电话访问听力减退的老年人时,需要有足够的耐心并采用有效的方法,不可急躁而轻易打断老年人的话题。说话时吐字要清楚,放慢语速,适当提高音量,并将重要的信息重复一次,以减少误会;对于听力不好的老年人,建议其佩戴助听器以利于更好地交流沟通。

（二）书面沟通

对于记忆减退的老年人最好采用书面沟通的方式,这样既可以增加安全感,又利于老年人对健康指导的准确理解和增强依从性。使用书面沟通时应注意:用词浅显易懂,尽可能使用非专业术语;关键词句应加强和重点说明;文字应用大号字体,文字颜色需要与纸张颜色形成鲜明的色差;使用简明的图画或借助图画来解释要求老年人理解的操作过程;合理运用小标签,如在小卡片上列出每天该做的事,将小卡片贴在常见的地方,以防记错和忘记。

第三节　饮　食

一、老年人的饮食与营养需求

饮食与营养是维持生命的基本需要,是维持、恢复和促进健康的基本手段,因此合理营养,均衡膳食,以维护健康、延缓衰老、预防疾病的发生,成为老年护理日常生活中重要的课题之一。

考点提示

老年人的营养需求特点

（一）老年人的营养需求特点

老年人随着器官老化,功能衰退,对各种营养素的需求不同于其他的人群,因此老年人的饮食中应注意营养素种类齐全、数量合适、比例恰当。

1. 热能　随着年龄增加,体力活动减少和代谢活动逐渐减慢,老年人对热能的需求会随着年龄的增加而减少,与年轻时相比60岁以后,热能的供给要减少20％,70岁以后要减少30％,以免过多的热能供给会转变成脂肪储存在体内而引起肥胖,并诱发一些常见的老年病。

2. 糖类　因老年人的胰岛素对血糖的调节作用减弱,以致对糖的耐受力减退,所以糖类的供给应根据老年人的具体情况适当调整,老年人摄入的糖类以多糖为宜,如谷类、薯类含较丰富的淀粉,同时还可提供维生素和膳食纤维等其他营养素,其中膳食纤维不被人体消化酶消化,但能被细菌所含的纤维酶分解为多糖。此外,老年人不宜过多摄入单糖和双糖,主要是蔗糖,如红糖、白砂糖、砂糖等能诱发龋齿、糖尿病和心血管疾病。

3. 蛋白质 由于体内代谢过程以分解代谢为主,蛋白质的合成能力差,因此对蛋白质的摄入要求应为质优量足。老年人每日蛋白质的摄入以每千克体重 $1.0\sim1.2$ g 为宜;应尽量选择供给生物利用率较高的蛋白质,其摄入量应占蛋白质总量的 50% 以上,如豆类、鱼类。切忌摄入过多的蛋白质,如蛋类、动物内脏等,以免加重其消化功能和肾脏的负担、增加体内胆固醇的合成。

4. 脂肪 老年人体内的脂肪组织随着年龄增加而增多,加上老年人的胆汁酸分泌减少,脂酶活性降低,对脂肪的消化和利用减缓,因此膳食中过多的脂肪会加重消化系统的负担,有损于心血管系统。另一方面,若进食脂肪过少,又将导致必需脂肪酸缺乏而发生皮肤疾病,并影响脂溶性维生素的吸收,因此脂肪的适当摄入也十分重要。总的原则是,由脂肪供给能量占总热能的 20%～25%,尽量以富含不饱和脂肪酸的植物油为主,如花生油、大豆油、菜油、玉米油等,避免饱和脂肪酸的摄入,如猪油、肥肉等,减少胆固醇的摄入,如动物的内脏、脑、奶油和蛋黄等。

5. 维生素 维持人体正常生理功能必需的一类化合物,在维持身体健康、调节生理功能、延缓衰老方面有着重要的作用,B 族维生素有助于增强老年人的食欲。水果和蔬菜中含有丰富的维生素,应增加水果和蔬菜的摄入。一般老年人每天食用 5 种蔬菜、500 g 薯类、100 g 水果能满足老年人对多种维生素和膳食纤维的需要。要注意,过量摄入维生素会导致不良后果。

6. 膳食纤维 不能被人体吸收,主要包括淀粉以外的多糖,存在于谷、薯、豆等食物中,有助于排便、吸附致癌物质、促进胆固醇代谢、防止心血管疾病、降低餐后血糖、避免热能摄入过多等。老人每天摄入膳食纤维以 30 g 为宜。

7. 无机盐 也叫矿物质,包括常量元素和微量元素,也是人体代谢中的必要物质。常量元素如钙、磷、钠、钾、氯、镁和硫。微量元素如铁、铜、锌、硒等。老年人易发生骨质疏松,应适当增加富含钙质的食物如牛奶、乳制品、豆制品、坚果类、海产品等,鼓励老年人多参加户外活动,多晒太阳能促进钙质的吸收。铁缺乏易引起贫血,注意选择含铁丰富的食物,如瘦肉、动物肝脏、黑木耳等。老年人往往喜欢偏咸的食物,容易引起钠摄入过多但钾不足,钾的缺乏可使肌力下降,而导致人体有倦怠感。

8. 水 人体重要的组成成分,失水 10% 会影响机体功能,失水 20% 可威胁生命。人体的含水量会随着年龄的递增而减少,70 岁比 25 岁时减少 30%。缺水可导致口渴、皮肤干燥、尿少、大便干燥、血液黏稠、消化液减少等,严重时会发生水和电解质紊乱;饮水过多会导致肾脏功能负担过重。老年人由于结肠、直肠肌肉萎缩,排便功能减退,容易引起便秘,故应每日保持充足水分,一般每日饮水量 2000 ml,以保持尿量在 1500 ml;但对于患有心脏、肾脏疾病的老年人,每日水分摄入量不宜过多,以免加重心脏和肾脏的负担。

(二)影响老年人营养摄入的因素

1. 生理因素 随着年龄的增加,老年人的味觉和嗅觉敏感性降低,导致老年人对菜肴的口味重;牙齿松动或缺失、咀嚼肌群的肌力下降严重限制了食物的摄入和利用;老年人的唾液分泌减少、吞咽功能减弱等,可影响进食,甚至导致误咽或窒息;老年人消化液分泌减少,消化吸收功能降低,对摄入的食物不能有效地吸收利用,尤其是对大量的蛋白质和脂类的消化,易导致腹泻;老年人发生便秘时,除了引起腹胀,还使食欲下降,直接影响营养的摄入。

知识链接

老年人健康膳食指导

老年人健康膳食指导:"一二三四五,红黄绿白黑"。

"一"每天喝一袋牛奶。

"二"是250~350 g糖类。

"三"是三份高蛋白,蛋白质不能太多,也不能太少。一份就是一两瘦肉或者一个大个鸡蛋,或者二两豆腐,或者二两鱼虾,或者二两鸡鸭,或者半两黄豆。

"四"是四句话,即"有粗有细,不甜不咸,三四五顿,七八分饱"。

"五"的意思是500 g蔬菜和水果,要少吃或不吃腌菜。

"红"是一天一到两个西红柿,适量喝红葡萄酒,吃红辣椒(改善情绪)。

"黄":胡萝卜、红薯、老玉米、南瓜等,富含维生素A,可改善视力,减少夜盲症。

"绿":绿茶含有多种抗氧自由基的物质,可延缓衰老,防止动脉硬化。

"白":燕麦粉、燕麦片,不但降低胆固醇,降甘油三酯,还对糖尿病、减肥效果好,具有通便作用。

"黑":黑木耳可降低血液黏稠度,俗称"血管的清道夫",去除脂质斑块,预防心脑血管疾病的发生。

2. 心理、社会因素

(1)心理因素:通常生活中缺少朋友、沟通较少、孤独寂寞、生活欲望少、有精神障碍的老年人,食欲均有不同程度的减退。

(2)社会因素:社会地位、经济实力、生活环境以及价值观等因素影响老年人的食欲;独居、高龄等因素也会直接影响老年人的食欲。

考点提示

老年人的饮食原则

二、老年人的饮食原则及护理

(一)老年人的饮食原则

1. 平衡膳食 膳食中所含的营养素种类齐全,数量充足,比例适当,既不过多,也不缺乏,达到平衡。注意食物的搭配,即荤素搭配,以素为主;粗细搭配,多食粗粮;干稀搭配,混合食用;生熟搭配,适量生食。

2. 合理烹调加工 老年人消化功能、咀嚼能力减弱,因此食物应细、软、松,既给牙齿咀嚼的机会,又便于消化。

3. 促进食欲 色香味俱全,结合个人喜好调节。

4. 良好的饮食习惯 少吃多餐,避免暴饮暴食或过饥过饱。膳食内容的改变不宜过快,要照顾到个人爱好。在两餐之间可适当增加点心,晚餐不宜过饱。

5. 注意饮食卫生 老年人的饮食应该保持卫生,防止病从口入。

6. 食量分配合理 老年人应注意控制体重,限制热量的摄入,三餐提倡"早餐吃好,午餐吃饱,晚餐吃少"的原则;根据老年人的生理特点,少吃多餐,勿暴食、暴饮;两餐之间应加点心。

（二）老年人的饮食护理

1. 烹饪时的护理

（1）咀嚼、消化吸收功能低下者:应尽量使食物变软而易于消化,多选用富含纤维素的蔬菜类,以防便秘。

（2）吞咽功能低下者:应选择黏稠度较高的食物,根据身体状态合理调节饮食种类。

（3）味觉、嗅觉等感觉功能低下者:此类老年人喜欢吃味道浓重的饮食,而盐和糖食用太多对健康不利,在烹调时可适当使用醋、姜、蒜等调料来刺激食欲。

2. 进餐时的护理

（1）一般护理:室内空气新鲜,注意通风换气,排除异味;和他人一起进餐则会有效增加进食量;鼓励自行进食;在老年人不能自行进餐,或因自己单独进餐而摄取量少,并有疲劳感时,照顾者可协助喂饭,并注意尊重其生活习惯,掌握适当的速度与其相互配合。

（2）上肢障碍者的护理:自制或提供各种特殊的餐具,鼓励自己用餐。

（3）视力障碍者的护理:做好单独进餐的护理非常重要。首先要向老年人说明餐桌上食物的种类和位置,并帮助其用手触摸以便确认。要注意保证安全。注意食物的味道和香味,制造良好的进餐气氛以增进食欲。

（4）吞咽能力低下者的护理:一般采取坐位或半坐位,偏瘫的老年人可采取侧卧位,最好是卧于健侧。进食过程中应有照顾者在旁观察,以防发生事故。进餐前应先喝水湿润口腔,尤其是脑血管障碍以及神经失调的老年人。

第四节 排 泄

一、排泄的特点

（一）排尿的特点

随着年龄的增加,老年人的膀胱肌萎缩,括约肌无力,导致膀胱既不能充盈,也不能排空,继而出现尿外溢、尿频、夜尿增多、尿残余等。老年人肾脏的尿浓缩功能下降,可出现夜尿增多。此外,如果老年人饮水较少,则尿液中的代谢产物易在膀胱中积存形成结石,从而导致泌尿道感染甚至诱发膀胱癌。

(二) 排便的特点

老年人小肠黏膜和肌层萎缩,肠液分泌减少,小肠吸收功能减退,肠蠕动减弱,致使肠内容物通过的时间延长,水分重吸收增加,易导致便秘。老年人肛门括约肌张力下降还容易发生大便失禁。

二、便秘

便秘(constipation)指排便困难,粪便干结,排便次数每周少于3次,便后无舒畅感。便秘是老年人常见的症状之一,约占老年人群的30%,长期卧床的老年人便秘发生率可达老年人群的80%,便秘能使局部及全身不适,甚至还可以引起心血管疾病、消化系统疾病等,直接威胁着老年人的生活质量。

【病因与分型】

根据胃肠道及全身有无器质性病变分为功能性和器质性便秘,以功能性便秘多见;根据发病时间分为急性和慢性便秘;按照粪便储留的部位分为结肠性和直肠性便秘。

1. 功能性便秘 没有导致便秘的器质性病变或用药史。

(1) 老化的影响 随年龄增长,直肠对正常容量的内容物感觉迟钝,常缺乏便意;消化液、消化酶减少,消化道肌肉萎缩、肠道蠕动减慢,缺乏排便动力,易致排便困难。

(2) 饮食习惯不良 食物过于精细、进食过少、食物中缺乏纤维素,对胃肠道的刺激减少,饮水量减少使粪便干硬而导致便秘。

(3) 排便习惯改变 环境改变(如住院、不清洁的厕所等)、精神因素(高度紧张、焦虑等)可引起便秘。

(4) 活动量不足 老年人活动减少,肠蠕动减慢,如患有慢性疾病或长期卧床等,更易发生便秘。

2. 器质性便秘

(1) 肠道病变或蠕动障碍 肠梗阻、肠套叠、肠结核、阿米巴肠病、溃疡性结肠炎、肠粘连、肠癌、肛门狭窄等引起局部狭窄或梗阻,阻碍肠道内容物的正常通过,可导致便秘;痔疮、肛裂、肛周脓肿和溃疡疾病等引起疼痛感而发生排便抑制,可导致便秘;由于慢性消耗性疾病、低血钾等,造成腹壁肌、膈肌、肛提肌、肠壁平滑肌收缩乏力,可导致肠蠕动减慢而引起弛缓性便秘。

(2) 其他疾病 脊髓损伤、多发性神经根炎、帕金森病、脑肿瘤等神经系统疾病,甲状旁腺功能亢进、腺垂体功能减退、甲状腺功能降低、糖尿病等内分泌疾病均可引起便秘。

(3) 药物因素 长期使用缓泻剂、含铝离子和钙离子的制酸药物、镇痛药、麻醉药、降压药、抗忧郁药、抗胆碱能药等可导致便秘。

【护理评估】

(一) 健康史

评估老年人的日常饮食、饮水量、活动情况,排便的时间、次数、形状、有无伴随症状如便血、腹胀、腹痛;询问有无肛门直肠疾病和全身疾病等。

（二）身心状况

1. 症状 粪便干、硬,伴有腹痛、腹胀、恶心、食欲下降,腹部触诊时可扪及粪块,直肠指诊以排除直肠、肛门的病变。此外,老年人便秘常见的并发症有粪便嵌塞,严重的便秘使腹腔和肠内压力增高可引起痔疮,老年人用力大便还可引发心脑血管急症,发生危险。

2. 社会-心理状况

（1）社会状况 长期便秘影响老年人的社会活动,使老年人生活满意度下降,便秘可诱发其他疾病。

（2）心理状况 生活环境的变化、作息时间的不规律、饮食过于精细、排便姿势的变化等都会造成排便习惯的改变,产生意识抑制而发生便秘;长期的焦虑、精神紧张、恐惧等干扰了自主神经的功能,可发生便秘。

3. 辅助检查

（1）粪便检查 观察粪便的形状、大小、硬度、有无脓血和黏液等,行粪便常规和隐血试验检查。

（2）其他检查 行直肠镜、乙状结肠镜等纤维内镜检查,了解肠黏膜病变情况;行胃肠X线钡餐检查,了解胃肠运动功能有无下降。

【常见的护理诊断/问题】

1. 便秘 与生活习惯和生活环境改变、肠蠕动减少、药物的副作用等有关。

2. 焦虑 与长期便秘有关。

3. 舒适度减弱 与排便困难、便后无舒适感有关。

4. 知识缺乏 与缺乏预防便秘的相关知识有关。

【护理措施】

1. 饮食护理 调整膳食结构,保持一定的饮食量,粗细荤素搭配,多食水果蔬菜,增加膳食纤维,饮食要有规律。通常老年人每天的饮水量应在 2000～2500 ml。尤其是每天晨起空腹可饮一杯温开水刺激肠蠕动,防止便秘的发生。

2. 排便护理 为老年人创造隐秘的排便环境,在床单位设置屏风等,满足老年人的私人空间的需求。养成良好的排便习惯,重新建构定时排便的习惯,一般早餐后或临睡前排便较好,无论有没有便意都要按时如厕,并用腹部按摩法促进并重塑排便习惯,具体做法是:晨间和晚间排尿后,取屈膝仰卧位,放松肌肉,用双手食指、中指和无名指的指腹沿着结肠走向,在脐周做环形按摩推揉,促进肠蠕动,每日数次,每次按摩 10 分钟。

3. 用药护理 老年人应尽量避免使用各种泻药,不得不使用泻药时以小量少次为原则。常用的泻药有容积型、润滑型、渗透型和刺激型四种。其中容积型泻药可通过抑制肠腔中水分的吸收,促进肠蠕动,如甲基纤维素等,适用于饮食结构过于精细的老年便秘者,甲基纤维素除了有通便作用外,还有控制血糖、血脂,降低直肠癌和乳腺癌发生的作用;润滑型泻药主要起到润滑的作用,适用于心肌梗死或肛周手术的老年患者,常用的有甘油、液体石蜡等;渗透型的泻药主要通过细菌分解后释放有机酸在接触中起作用,缺点是在细菌的作用下发酵产生气体,引起肠胀气,糖尿病老年人慎用,如乳果糖等;刺激型泻药导泻作用强,易引起剧烈腹泻,使用时应严密观察老年人的反应,如果导片、番泻叶等。此外,还可以用开塞露通便、人工灌肠后人工取便等方法。

4. 心理护理 长期便秘的老年人易出现紧张、焦虑甚至恐惧的心理,因此应对老年人给予积极的鼓励、安慰,以消除排便引发的紧张情绪。

5. 健康指导

(1) 知识宣传:向老年人介绍引起便秘的原因,提供有效的预防措施。

(2) 饮食指导:均衡膳食,指导老年人多食用小米、燕麦、玉米等含渣多的食物,多饮水,容易便秘的可饮用温热的蜂蜜水,有助于通便,少饮咖啡和浓茶。指导老年人多食水果,如香蕉、苹果、西瓜和梨等,多食蔬菜,如韭菜、芹菜等含粗纤维丰富的蔬菜。

(3) 活动指导:适当活动可以促进排便,鼓励老年人每天坚持锻炼、适当运动,通常每次运动 30~60 分钟较适宜,可以进行散步、慢跑,卧床老年人可通过转动身体来运动。

(4) 环境指导:排便环境要清洁、温暖、舒适、安全,便器清洁,勿过凉,体质虚弱的老年人可用便器椅。

(5) 通便药物的使用指导:老年人需遵医嘱正确使用通便药物,避免口服强刺激性的泻药导致腹泻和电解质紊乱,如蓖麻油、硫酸镁、番泻叶等,容积型泻药服用时需饮水 2500 ml;温和的口服泻药应在睡前 1 小时服用,以便在晨起时排便;润滑型泻药可影响脂溶性维生素的吸收,不宜长期服用。

三、大便失禁

大便失禁是指每日有 2 次及以上不能自行控制的排便和排气。老年人多见,女性多于男性,多产的老年妇女更易发生,给老年人带来很大的痛苦,影响正常的生活和社会活动。

【病因】

各种导致肛门括约肌功能低下或完整性受损的因素均可引起。如年龄增长使盆底肌、肛门括约肌张力下降,分娩或手术损伤使骨盆底肌肉筋膜受损,直肠癌术后,内痔脱出等。

【分类】

1. 大便完全失禁 不能自行控制排便及排气。

2. 大便不完全失禁 不能控制稀便和气体的排出,对正常大便的排出尚能控制。

【护理评估】

(一) 健康史

详细询问老年人每日排便的情况,如每日排便的次数、有无便意、粪便的性状、有无自理能力、排便与饮食的关系、排尿是否正常等。了解发病诱因,如有无外伤、手术史,女性患者有无产伤史等。

(二) 身心状况

1. 症状 观察老年人营养及精神状态,意识是否清晰,观察肛门附近有无粪便污染及皮肤病表现,有无直肠黏膜突出、肛门扩张、肛门括约肌松弛及肛门直肠环张力下降。

2. 社会-心理状况 由于大便失禁使肛门及会阴部长时间污浊潮湿、继发皮炎,污染衣裤、床单和被褥等,老年人常出现自卑、抑郁、焦虑等,需了解患者的心理状态及家属对患者的关心程度。

3. 辅助检查 可通过直肠镜检、肛管直肠测压、排便造影、肛管超声等了解局部有无病变,检测肛门括约肌的功能及神经支配情况、耻骨直肠肌的状态和肛门括约肌有无损伤。

【常见的护理诊断/问题】

1. 有皮肤完整性受损的危险 与肛门会阴部长期污染潮湿、自我照顾能力缺陷有关。

2. 自尊紊乱 与大便失禁导致的异常气味有关。

【护理措施】

（一）皮肤护理

保持局部卫生、干燥，及时用温水清洁肛门及周围皮肤，有皮炎者涂抹膏霜制剂，必要时局部烤灯治疗，及时更换衣物、床单等。观察老年人排便习惯，及时督促排便或把便盆拿给患者。

（二）心理护理

关心、尊重老年患者，给予安慰和鼓励，鼓励家属理解、支持老人，帮助患者树立治疗疾病的信心，积极配合治疗。

（三）治疗护理

（1）粪便嵌塞者，通过灌肠、人工掏粪等方法及时清除，避免诱发大便失禁，注意操作轻柔、避免损伤。

（2）全结肠切除术后或腹泻引起的大便失禁，可给予止泻剂；肛门外括约肌对神经支配有反应、能感觉便意者，可行生物反馈治疗；末梢神经损伤引起者，可行针灸治疗；必要时进行手术治疗。遵医嘱进行相应的护理配合，及时送检大便常规，若发现感染应进行消化道隔离。

（四）健康教育

（1）调整饮食，以容易消化吸收、少渣少油、营养丰富的饮食为主，减少含纤维素丰富的食物摄入，避免食用易胀气的食物，注意补充水分。

（2）加强盆底肌锻炼，详见便秘患者的护理。

四、尿失禁

尿失禁（incontinence of urine）指因膀胱括约肌损伤或神经功能障碍致使排尿自控能力丧失，尿液不自主地溢出或流出。尿失禁是影响老年人健康的常见问题之一，女性发病率高于男性，与女性的妊娠、分娩、绝经期雌激素水平下降、尿道变短有关。虽然尿失禁对大多数老年人的生命无直接的影响，但可导致反复的尿路感染，造成身体异味，甚至皮肤溃烂，严重影响了老年人的自尊心，降低老年人社交自信心，容易引起老年人孤僻和抑郁，出现所谓的"社交癌"。

【病因】

尿失禁与机体老化有一定联系，更多的是与各种疾病有关，如脑血管意外、脑肿瘤、老年痴呆、骨盆底肌肉松弛、膀胱括约肌松弛或损伤、前列腺增生、尿道狭窄、尿路结石、膀胱肿瘤等。

【分类】

1. 急迫性尿失禁 与逼尿肌收缩未被控制有关，膀胱充盈量不多即出现尿意，且不能很好控制，如脑血管意外、脊髓损伤、膀胱肿瘤、前列腺增生、尿路感染等。

2. 张力性尿失禁 女性多见,与骨盆底和尿道膀胱括约肌张力下降有关,在腹压升高,如大笑、咳嗽、打喷嚏时尿液溢出。

3. 充溢性尿失禁 膀胱排空不完全,有大量残余尿而发生尿液溢出,如良性前列腺增生、尿道狭窄、粪便嵌塞、脊髓损伤引起尿潴留等。

4. 功能性尿失禁 由于活动能力受限、认知功能障碍或心理因素等不能及时如厕而导致的尿失禁。

5. 混合性尿失禁 几种类型同时存在,称为混合性尿失禁。

【护理评估】

（一）健康史

询问老年人是否有泌尿系统感染史、前列腺增生、尿路狭窄、脑动脉硬化、脑卒中等;是否有咳嗽、打喷嚏和大笑时尿液点滴现象;了解老年人尿失禁的起始时间、排尿的量及伴随症状等;了解老年人是否使用了引起尿失禁的药物;对女性老人,应当了解既往分娩史、有无阴道手术史等;在询问老年人时应注意维护尊严和保护个人隐私。

（二）身心状况

1. 症状 会阴部皮肤是否有红肿、溃疡,尿道周围皮肤是否有湿、瘙痒等现象。

2. 社会-心理状况

（1）社会状况 由于老年人需要家人精心照顾,这就需要支付大量卫生用品、衣物、药物费用,继而影响了家人的工作、生活、娱乐等,给家庭带来了沉重的负担。

（2）心理状况 评估老年人是否因活动能力受限、身体因尿失禁产生异味而不愿意与人交往;有无孤独、抑郁、羞耻和退缩等心理障碍。

3. 辅助检查

（1）直肠指诊:了解肛门括约肌张力、前列腺的大小和质地、有无粪便嵌顿。

（2）女性外生殖器检查:了解有无阴道前后壁膨出、子宫下垂、萎缩性阴道炎等。

（3）尿道压力测试:确定压力性尿失禁的诊断方法。在老年人膀胱内充满尿液时,于站立位时咳嗽或举起重物,以观察在膀胱加压时是否出现漏尿情况。

（4）尿垫试验:会阴部放置一块已称重的卫生垫后锻炼,锻炼后再次称重卫生垫,以了解漏尿程度。

【常见的护理诊断/问题】

1. 压力性尿失禁 与雌激素水平下降、盆底肌群功能减弱有关。

2. 有皮肤完整性受损的危险 与尿液长期刺激局部皮肤有关。

3. 知识缺乏 缺乏尿失禁的相关知识。

4. 社交障碍 与尿失禁产生异味、尿频引起出行不方便有关。

【护理措施】

1. 良好的排尿环境 为老年人提供良好的排尿环境,老年人的卧室应安排在距卫生间最近的地方,充分利用坐便器旁边扶手的辅助作用。夜间应打开照明灯。

2. 皮肤护理 注意观察老年人会阴部的皮肤有无红肿、溃疡以防压疮,随时保持会阴部的清洁和干爽,如尿液弄脏了衣裤和床单应及时更换,老年人排便后应用温水清洗,擦干局部,必要时局部涂抹凡士林或鞣酸软膏以保护皮肤受损。对尿失禁的老年人可采用留置导尿法,注意保持导尿管的通畅、定时更换导尿管,防止感染。密切观察会阴部的皮肤,注意勤翻身、勤按摩,保持会阴部皮肤干爽,以防压疮。

3. 尿失禁常用的护理用具

(1)尿壶:对神志清楚的男性老年人可用尿壶接尿,用后及时倾倒干净,并冲洗尿壶以备下次使用;女性老年人可用吸入器连接胶管接尿。

(2)纸尿裤:能够有效地处理尿失禁,是目前使用最普遍最安全的护理尿失禁的用品,它既不会导致尿道和膀胱的损害,也不会影响老人的翻身和外出。注意每次更换纸尿裤时应用温水清洗会阴和臀部。

(3)一次性导尿管和密闭式集尿袋:适用于尿失禁、尿潴留和躁动不安的老年人,需要定时消毒、更换尿管,以免长期使用致使泌尿系统感染,同时影响膀胱自主反射性排尿功能,尽量缩短留管时间,留置导尿管时应注意严格无菌操作。

4. 药物治疗 指导老年人正确遵医嘱用药,了解药物的治疗作用和副作用,对女性压力性尿失禁者,多使用雌激素与 α 受体拮抗剂,如丙咪嗪联合使用。

5. 手术治疗 经保守治疗无效的可采用手术治疗,手术方式的选择需要根据老年人具体的情况因人而异,临床上常用的术式是经阴道无张力尿道吊带术(TVT 手术),该术式创伤小。

6. 心理护理 护理工作者应尊重理解老年人,用心倾听老人的不良情绪,缓解压力,进行对尿失禁有关的操作时,尽量减少老年人暴露的部位,保护老人的隐私,顾及老人的尊严。

7. 康复指导

(1)饮食指导:多食含高蛋白质、高维生素的易消化、清淡含纤维素丰富的食物,适量饮水,一般每天饮水量为 2000~2500 ml,以防止尿路感染和结石,但晚上 7 点以后应少饮水、咖啡和浓茶,以防夜尿增多影响睡眠。

(2)康复训练:①膀胱功能训练:为了训练膀胱功能,鼓励老年人定时有规律排尿,具体做法为,设定好固定的排尿时间表,开始每隔 30~60 分钟排尿一次,以后逐渐延长间隔时间,直到每隔 2~3 小时排尿一次,非规定排尿时间,嘱老年人憋尿直到预计的时间再排尿。②盆底肌肉训练(又称凯格尔运动):具体做法是先夹紧肛门口与尿道口肌肉,夹紧5~10 秒,然后放松 5~10 秒,重复做 10 遍,每天至少做 3 次。当方法正确时,阴道和肛门有向上提的感觉。

五、老年人如厕的护理

对老年人来说,卫生间也是各种突发状况高发的地方,如排泄时发生骨折、突发心肌梗死、排尿性晕厥,因此应当加强老年人如厕的护理。

(1)尽量借助坐式马桶和扶手。多数老人关节不好,常会造成下蹲困难,因此坐式马桶更安全,可以减小腿部压力,避免出现摔倒和心血管意外事件。对于有明显肢体障碍的老人,家人还可以考虑在马桶周围安装把手,方便老人起坐。

(2)蹲起动作要慢。晨起排便时,老人动作一定要慢,慢慢蹲下去、站起来。因为清晨老人的心率相对较快,血压也较高,心脏排血量增加,血液黏度增强,此时心血管疾病发病率是其他时段的 3～4 倍。排便后起身也要慢一点,缓缓站起。尤其是有体位性低血压的患者,蹲坐时,由于下肢弯曲会影响下肢静脉的回流,使回心血量减少,突然站起易引起大脑的短暂性供血不足,而导致眼前发黑,甚至晕倒。

(3)排便不要太用力。老人用力排便时,会导致腹压、血压升高,此时心脏的负担也会加大。因此,排便不要太用力,如果有便秘症状,应多吃富含纤维的果蔬,或在医生指导下,如厕前使用润肠药物。

(4)厕所门别紧锁。急救中心统计发现,常有老人如厕发生意外,但因门锁紧闭,需要长时间才能破门而入。因此,老人如厕尽量不要插门或者上锁。

(5)卫生间配有防滑垫。家中如果有老人,装修时应注意,卫生间的摆设应尽量简单,让地面上少些牵绊和阻挡。卫生间装有淋浴的,应配有防滑垫,洗完澡要及时将卫生间的地板擦干,以免老人如厕时滑倒。卫生间的设计可以采取干湿分离,最好使用防滑拖鞋。

此外,还应当注意如厕环境的隐秘和舒适,如厕时不能催促老年人,以防发生意外。

第五节　休息与活动

休息的方式有多种,其中睡眠是最重要也是最根本的休息方式。休息使身体的各部位处于放松状态,处于良好的心理状态,使日间机体过度消耗的体力和能量得到恢复;活动对机体的各个系统都有促进作用,可维持机体的平衡,休息与活动是相对而言的。老年人相对需要休息的时间要多些,应提高休息的质量。睡眠充足、心理放松、生理舒适是有效的休息的三个基本条件。

一、休息与睡眠

(一)老年人休息的特点

老年人需要较多的休息时间,休息的方式有多种,如聊天、睡眠、闭目静坐、看电视、看书等。老年人要注意劳逸结合,掌握休息与活动的规律。

考点提示

老年人的睡眠护理

(二)老年人睡眠的特点

老年人的睡眠入睡时相较长,睡眠中觉醒的次数多,深睡眠减少,速动眼睡眠减少,因此老年人睡眠时间较青年人少,一般每日 6 小时。

(三)老年人睡眠的护理

1. 睡眠环境的护理　为老年人提供安静的睡眠环境,空气应新鲜,温度和湿度应适宜,卧室光线柔和,床铺宽敞,床垫勿太软,被褥柔软,棉质为佳。

2. 养成良好的睡眠习惯　为了保证老年人按时入睡,指导老年人睡前不可饮浓茶、咖啡、酒或大量的水,不可抽烟,晚餐勿吃得过饱、过油;睡前不可过度思考问题或者过度思虑,并提醒老年人睡前如厕,以免夜尿增多而影响睡眠。限制白天睡眠时间在 1 小时左右,同时注意缩短卧床时间,以保证夜间睡眠质量。

3. 辅助睡眠 指导老年人使用促进睡眠的方法,如建议老年人白天多活动,做些力所能及的运动,晚餐后勿做剧烈运动,睡前用温水泡脚,听舒缓的音乐有助于睡眠。尽量不用安眠药,必要时应严格遵医嘱用药,因镇静安眠类药副作用多,加上老年人肝肾代谢减慢,易发生药物蓄积中毒,同时长时间使用会导致药物依赖性的产生。镇静安眠药的副作用表现在抑制呼吸、影响肠蠕动、降低血压、改变意识活动等。

二、活动

活动对维持和促进人体各系统的功能、延缓衰老有着重要的意义,增加活动可使老年人和外界有更多的接触,增加老年群体的互动,更好地融入社会,能降低老年心理疾病发生率。

(一)老年人的活动能力的评估

适当活动能促进老年人的健康,但过度活动也会损害老年人的健康。因此,在活动前应对老年人的活动能力进行正确的评估。其评估的具体内容如下。

1. 了解老年人的活动史 评估老年人目前的活动能力,询问过去的活动情况,如活动项目、习惯以及对活动的态度和有关知识等;比较老年人活动前后的情况,如活动前是否做热身运动,活动后是否缓慢停止等;了解老年人对活动的耐受力,可通过评价相关指标来判断,如心率的变化、疲劳程度、呼吸情况等。

2. 评估老年人基本的体格检查 检查老年人现在的身体状况,如骨骼系统、肌力情况、心血管系统、神经系统、呼吸系统、老年人步态的协调能力等。

3. 评估运动环境 评估老年人的运动环境是否便利、安全等。

(二)老年人的活动种类

老年人活动的种类有日常活动、家务活动、职业活动、娱乐活动四种。对老年人的活动而言,日常活动和家务活动是基本活动;职业活动是属于发挥自己潜能的有益活动,娱乐活动可促进老年人的身心健康,老年人应根据自身情况选择合适的体育锻炼,掌握合理的运动强度和时间,进行科学锻炼,增进健康。比较适合老年人活动的项目有散步、游泳、慢跑和跳舞等。

(三)老年人的活动强度

应根据老年人个人的身体状态选择合适的活动项目,观察老年人的活动强度是否合适,可以把监测心率作为重要的判断指标:如运动后的心率达到最宜心率则说明活动强度比较合适;活动结束后在 3 分钟内心率恢复到活动前的水平,则表明活动量需要加大;如在 3~5 分钟内恢复到活动前的水平则说明活动适宜;如在 10 分钟以上才能恢复者,说明活动强度太大,需要减少。

同时通过监测心率来控制老年人的活动量。最简易的监测方法是以活动后的心率作为衡量标准,老年人活动后最宜心率(次/分)=170－年龄。而对于身体健壮者运动后最宜心率(次/分)＝180－年龄。

此外还可结合自身感觉来自我监测,如活动后全身有热感或微汗,食欲增加,精力旺盛、睡眠良好,则表明活动强度适宜;如活动时全身不发热或无汗,脉搏次数不增加或增加不多,则说明活动强度不够;如活动时感到疲乏、头晕、胸闷气喘,甚至有心绞痛、心律失常等,则说明活动强度过大,需立即停止活动。

知识链接

老年人的运动指导

走路是最好的运动,运动三个字:三、五、七。

"三":最好一次 3 公里,每次 30 分钟。

"五":一个星期最少运动 5 次。

"七":运动适量,运动到老年人的年龄加心跳等于 170 次。

(四)老年人的活动量

通常老年人的活动量应根据个人的身体状况而定,每天活动量所消耗的能量,如果在 4180 kJ 以上,能够达到强身健体、预防疾病的作用。

考点提示

老年人的活动原则及注意事项

(五)老年人的活动原则

应选择适宜的气候和活动项目,正确的活动场所、恰当的运动时间,循序渐进,持之以恒,以有氧运动为原则。

1. 循序渐进 老年人活动时,运动强度应由小到大;动作应从简单到复杂,动作的弧度应从小到大,时间要逐渐增加。切忌一次性过度运动,以免损伤肌肉和关节,甚至引发心、脑血管疾病。

2. 持之以恒 老年人在活动时不必追求锻炼项目的多少,而贵在坚持。锻炼身体要经常并且要有规律地进行,一般要坚持数周、数月甚至数年才能取得效果。在取得成效以后,仍需坚持锻炼,才能保持和增强效果。

3. 时间合适 老年人的运动时间可依据个人情况而定,最好安排在下午 5—8 点。每天锻炼 1~2 次,每次 30 分钟左右,每天的总活动时间不应超过 2 小时。饭后不宜立即运动,因为运动可减少对消化系统的血液供应及兴奋交感神经而抑制消化功能,从而影响消化吸收,甚至导致消化系统疾病。

4. 场地适宜 尽可能选择空气新鲜、安静清幽的公园、操场、湖畔等地方进行运动。夏季高温炎热,要防止中暑,避免直接接受日晒;冬季严寒,北方地区的老年人应选择室内活动,南方地区的老年人可选择室外活动。

（六）特殊老年人活动的护理

1. 偏瘫老年人的活动 需要借助辅助器械进行活动，如助行器和多脚手杖等。老年人可用助行器进行下肢的功能锻炼。助行器分为两轮、四轮、没有轮子（图 5-2）三种。要根据老人的具体情况选择合适的助行器。多脚手杖种类较多（图 5-3），支撑面积大，具有较好的稳定性，给行走不便的老年人增加了活动的安全性。

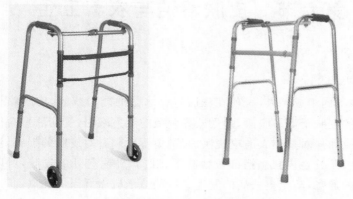

图 5-2 两轮和没有轮子的助行器

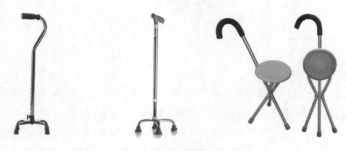

图 5-3 多脚手杖

2. 痴呆老年人的活动 痴呆老年人虽然认知和感知能力较差，但是人们不应该利用各种手段限制他们的活动，而应该积极地促进痴呆老人的活动，创造更多的机会与外界接触，这样有利于延缓疾病的进展。护理人员和家属应为老年人创造良好的活动环境，让痴呆老年人参与到活动中去。

3. 活动退缩的老年人 因害怕病情恶化而对活动退缩，不愿意参加活动。针对这一类的老年人，首先应与老年人进行很好的沟通，说明活动对疾病的影响，培养老年人的活动欲望，丰富老年人的日常生活。积极鼓励老年人主动参与活动，并帮助老年人制定合理的活动计划，使老人从活动中获得愉快感，从而主动愿意参与活动。

（七）老年人活动的注意事项

运动时，穿宽松舒适的衣服，最好穿运动服。运动鞋要选择大小适宜、鞋底软、有弹性、防滑、鞋帮稍有些硬度的运动鞋为佳。运动前勿喝浓茶和咖啡，运动后不宜立即停下、蹲坐休息，要逐渐放松，慢走、做甩手等活动，直到心率降到比静息状态下的心率高 10～15 次/分为止。运动后勿立即洗澡，以防虚脱。饭后不宜立即活动，以免影响消化和吸收，出现消化系统疾病。夏季高温炎热,户外活动要防止中暑;冬季严寒结冰,户外活动要防跌倒。年老体弱的老年人,在运动过程中出现胸闷、心慌、气喘等不适,应立即就医。家务劳动等体力劳动不能代替活动锻炼。患有急性病、心绞痛或呼吸困难、情绪激动、精神受到刺激应暂停活动锻炼。

第六节　皮肤清洁与衣着卫生

一、皮肤清洁

老年人的皮肤不同于成年人,表现在皮肤保存水分的能力减弱,皮脂腺和汗腺的分泌减少,致使老年人的皮肤干燥易脱屑,耐受外界刺激的能力减弱,受伤后愈合能力下降。因此,在日常生活中应加强对老年人的皮肤保护,避免不良刺激对皮肤的损害,注重日常生活中皮肤的清洁卫生,尤其是皮肤皱褶部位如腋下、肛门、外阴等处的皮肤,可以通过沐浴清除污垢,保持毛孔的通畅,防止皮肤病的发生。皮肤清洁应做好以下几点。

考点提示

老年人的沐浴环境及时间要求

(一) 沐浴

通常老人可以根据地域特点、季节性和自身的习惯决定沐浴的频率,建议冬季每周沐浴 1～2 次,夏季可根据情况随时沐浴,但次数也不宜太多。沐浴时室温应保持在 24～26 ℃,水温宜在 40～45 ℃;沐浴的时间以 10～15 分钟为宜。时间过长会导致胸闷、晕厥等意外事故发生。凡生活能自理的,可以采用淋浴、盆浴和洗澡椅,如采用盆浴者,应在浴盆旁边安装扶手,浴盆内放置防滑垫。沐浴的注意事项:空腹或饱餐后不宜洗澡,应选择在饭后 2 小时左右进行;单独沐浴时,勿将浴室门反锁;年老体弱者须有人协助洗浴,绝对卧床者,家属应帮助擦浴;洗浴时避免使用碱性皂液,可选用弱酸性硼酸皂、羊脂皂等,保持pH 值在 5.5 左右;沐浴使用的毛巾宜选用柔软的,洗澡时须轻轻擦拭,以防损伤角质层。

(二) 皮肤的特殊护理

气候干燥时,沐浴后及时涂抹护肤油,以达到保湿的效果;晚间泡脚后可用磨石去除脚上过厚的角化层,再涂上护肤霜,以防皲裂。对手足已皲裂的老年人,在用热水泡手脚后,涂抹护手霜和护脚霜,戴上棉质手套、穿上袜子,应戴 2 小时或一晚上,可使皲裂得到有效的改善。皮肤瘙痒的老人,尽量避免搔抓,应减少洗澡的次数,避免化纤羊毛类衣服直接接触皮肤,定期修剪趾(指)甲和更换鞋垫。

(三) 头发的护理

老年人的头发稀疏、发质较脆、易脱落,故应做好头发的清洁和保养。应按时洗头,根据发质的特征决定洗头的次数和选择洗发液,如干性发质者可每周清洗一次,而油性发质者可每周洗两次,皮脂腺分泌较多的可用温水加中性皂液洗,头皮和头发干枯者宜选用含脂皂或洗发乳清洗,洗后可适当地用护发素和发膜等洗护用品。

二、衣着卫生

(一)老年人服饰的原则

1. 随季节变换增减衣物 老年人因体温中枢调节功能下降,对寒冷的抵抗能力减弱,当冬季气温下降时需要及时添加衣物并戴帽子保暖,夏季时应穿薄料的衣服,戴大檐遮阳帽以防中暑。

2. 衣服的面料以舒适为宜 老年人的内衣宜用透气性好、吸水性强、不刺激皮肤、柔软的浅色纯棉制品或真丝,外衣可选用棉质、麻织品、丝绸织品和毛织品等。衣着色彩要注意选择柔和、不褪色的颜色。

3. 衣着的款式 老年人的衣服样式要求宽大,方便穿脱,不妨碍活动,便于体位的更换,尤其是考虑到生活不能自理的老年人的衣着的穿脱,如上衣尽量避免选套头衫,多选择开衫,上衣的拉链应选有指环的,以便于老年人拉动,衣扣不宜过小;裤子最好采用带松紧的,便于老年人穿脱。

4. 鞋袜的选择 老年人宜选用柔软、吸汗、大小合适的布鞋,尽量不穿高跟鞋,以免发生意外;袜子宜选用既透气又吸汗的棉袜。

5. 衣着的安全与美观 注意衣着的安全性,衣服大小要适中,过小影响血液循环,也不美观,过大过长有容易绊倒的危险。在尊重老年人习惯的基础上,适当注意衣服的款式,兼顾美观,适合老年人参与社会活动。

(二)注意事项

服装选择时应在尊重老年人习惯的前提下,考虑到服装的社会性和时尚性,结合老年人个性特征选择式样;注意服装的安全性,勿过长、过小;衣服的色彩要柔和、不变色、浅色调。老年人穿衣忌"四紧",一忌领太紧,二忌腰太紧,三忌袜太紧,四忌鞋太紧。

第七节 性需求和性生活卫生

性属于人类的基本生理需要,其重要性与空气和食物相当。人类对性的需求不会因为年龄的增加而消退。适度、和谐的性生活对于夫妻双方的生理、心理、精神健康都是有好处的,这种益处是日常生活中其他的方式不可替代的。健康的性生活有性交和性接触两种类型,就老年人而言,性接触是主要的性生活方式,老年人通过一些浅表层的性接触获得性满足,如接吻、抚摸、拥抱等,由此可见老年人的性生活更加注重彼此的安慰、相互的精神照顾等精神层面的属性。性除了是生活的一部分之外,还能反映个体间的关系,影响人们的身心健康。因此,护理人员应对性有正确的观念及态度,并了解老年人的性需求及影响因素,以协助其提高生活质量。

一、概述

（一）老年人的性需求

性是人类的基本需要，不会因为疾病或年龄的不同而消失，即使患慢性疾病的老年人仍应该和有能力享有完美的性生活。适度、和谐的性生活对于老年夫妻双方的生理与心理、社会健康都有好处，而且这种好处是日常生活中其他方式所不能取代的。相对于年轻人来说，老年人的性生活更注重其相互安慰、相互照料等精神方面的属性。据统计，丧偶独居老年人平均寿命要比有偶同居少 7～8 年。性生活会使老年夫妻双方更多地交流感情，产生相依为命的感觉，使晚年的生活变得丰富，从而有效地减少孤独、寂寞、空虚等不良情绪。

（二）老年人性生活现状

美国退休人员协会 2004 年的一项调查发现，性生活仍然是美国老年人生活中的重要内容。一半以上的老年人表示他们对自己的性生活感到满意。国内有关老年人性生活方面的调查极少，只能从老年人婚姻状况的侧面进行了解。2003 年北京居民生活状况调查的数据显示，乡村老年人只有 55.4% 是有偶同居，而城镇的比重是 63.3%，乡村老年人的未婚率、丧偶率，甚至离婚率都高于城镇。老年人再婚所遭受的社会舆论的压力，以及子女对老年人赡养、财产分配等问题的顾虑，使许多丧偶老年人不得不孤独终老。不仅如此，我国农村老年人分居现象极为普遍，有的老年人虽然有配偶，但分别随不同的子女生活，平时很少有机会在一起，难以过正常的夫妻生活。

二、影响老年人性生活的因素

1. 生理功能衰退 ①男性老年人随着年龄的递增，生殖器出现了不同的改变。男性老年人表现为阴茎勃起需要时间延长，勃起不坚，勃起后持续的时间短；睾丸萎缩，雄性激素分泌减少，射精前分泌物和精液减少，射精后阴茎软化快，性欲下降。②女性在老化的过程中因雌激素分泌减少，外阴和生殖道萎缩，阴道分泌物减少，阴道干涩，会出现性交痛；卵巢萎缩，雌激素分泌减少，表现性淡漠，性高潮时间短。

2. 常见疾病和药品的作用 老年人常见的心肌梗死、慢性阻塞性肺气肿、糖尿病、前列腺疾病等都会影响老年人的性生活。尤其是患心肌梗死的老年人对性生活常出现害怕的心理，研究表明适度的性生活可使老年人获得身心放松、适度的活动。糖尿病会导致女性老年人阴道感染，出现性交不适或疼痛；糖尿病可致男性老年人勃起功能障碍，性欲下降。前列腺轻度肥大的老年人，可出现射精后引起会阴部疼痛；患帕金森病的老年男性，可出现阳痿等而影响正常的性生活。

3. 性知识的缺乏 对老年人性问题的认识较晚，如美国等发达国家到 20 世纪 70 年代才有文献报道，我国对老年人健康性观念也尚在推广阶段。目前，社会上流传着不健康的性观念，如老年人性生活有损于健康等，误导老年人。在老年人观念中，一类认为性生活是年轻人的事情，如果自己还有性需求是不正常行为；另一类认为自己的生理器官老化了，加上对性能力和性刺激反应降低的变化，这引起老年人心理上的恐惧，认为自己性能力丧失，或完全停止了，于是不再和自己的性伴侣有身体上的接触，影响老年人对性问题的正确认识。

4. 社会文化和环境因素的影响 在社区居家养老中,老年人没有自己独立的私人空间,如有的老年夫妻与子孙同住一室,有的老年夫妻和家人同住,这不利于老年夫妻间亲密感情的表达,影响了老年夫妻性爱的实现;在农村多子女的家庭中,老年人常常由不同的子女赡养,致使老年夫妻长期人为分居,老年夫妻见面成为困难,严重地影响了老年的性生活。此外,我国养老机构中老年人居室的设计也忽略了老年人的性需求,如机构养老所把老年人的居室设计成多人同室、厕所无性别差异、老年夫妻间也是只放置两张单人床等。在中国传统的面子、羞耻等价值观笼罩下,老年人性需求是老年人难以正确面对的问题。尤其在文化层次较为落后的农村老年人性需求成为被人羞于提及的话题。老年同性恋、自慰、再婚等很难被社会坦然接受,这些现象都值得专业人员高度关注。

5. 其他 老年夫妻间的性沟通对老年人的性需求的满足至关重要,如老年夫妻一方为了子女或事业,而忽略了伴侣的性需求,或对自己的性伴侣不感兴趣,不关注等,都容易带给对方伤害,严重者可导致婚姻的破裂。

照顾者对老年人的性需求知识的了解是影响老年人性生活的又一重要因素,特别是对部分或完全丧失自理能力的老年人。目前我国以家庭养老为主的养老方式中,多数居家老年人的照顾者为其子女,而他们很少认识到老年人这方面的需求;当下社会上子女反对老年人再婚已成社会问题,一方面子女认为是件不光彩的事情,另一方面老年人再婚涉及财产分配和赡养等诸多问题。

三、对老年人性生活的护理评估

(一)护理评估的内容及方法

1. 收集病史及客观资料 评估时需了解老年人的一般资料、性认知、性态度、性别角色及自我概念,以及其婚姻状况、宗教信仰、疾病史及性生活史,还应包含性生活现状如频率、性行为成功次数等。最后还要了解老年人对治疗或咨询的期望,以免出现过高的期望或错误的期待。

2. 身体检查 可通过相应检查来协助确认老年人的性生活是否存在问题。常见的检查有阴茎膨胀硬度测验、海绵体内药物注射测试、神经传导检查、阴茎动脉功能检查等。

(二)护理人员的态度及准备

在处理老年人的性问题前,护理人员应用丰富的专业知识和专业的态度来协助老年人,才能得到他们的信任与合作。护理人员应掌握正确的性知识,了解不同的社会文化及宗教背景,坦然、客观地面对性问题,并注意尊重老年人及其家庭的某些习惯。

(三)评估性问题的注意事项

护理人员必须仔细并具有专业的敏感度,同时应尊重老年人的隐私权。老年人一般不会主动地表达自己有性问题方面的困扰,有些会从睡眠情形不佳如失眠,或表现出焦虑不安等问题谈起;有些则习惯从"别人"的问题谈起;有些则使用较含蓄的言语来沟通,如"在一起""那事儿"等。这时护理人员就需要有相应的"倾听"与"沟通"的技巧。因此,护理人员需具有正确的专业知识、专业态度和沟通技巧才能发现问题。在确认问题的性质后,还应评估自己是否有能力处理,是否需要求助于其他专业人员,如性治疗师、婚姻咨询师等。

四、老年人性生活的护理与卫生指导

(一)老年人性生活的一般指导

对老年人应有针对性地进行性健康教育,帮助他们树立正确的性观念,客观地对待老年人的性需求。鼓励老年配偶间或老年性伴侣间积极地沟通,提醒老年人要注重外观上的修饰和着装,可根据个人的喜好和习惯加以打扮,如男性老年人要刮胡子、修剪鼻毛,可适当使用男士香水,女性老年人可佩戴饰物、注重服装颜色的选择,可选用亮丽的颜色,以保持良好的心态。

主张为老年人创造合适的私人空间,注重环境具有隐秘性,如门窗的私密性、床的高度和舒适度等;在性行为的过程中时间应充足,以免因时间仓促影响性生活的质量;应选择休息时间,有研究表明,男性激素在清晨时最高,所以男性宜选择在早晨为最佳。老年女性因雌激素水平下降,阴道黏液少,可使用润滑剂来改善;老年男性应低脂饮食,高脂易导致心脏病,可导致阴茎的血管阻塞造成阳痿。此外,居室的温度和湿度应适宜,以保证老年人的舒适感。

(二)老年人性卫生指导

性卫生包括性生活频率调适、性器官清洁及性生活安全等。其中性生活的频率取决于其健康状况和习惯,由于个体差异极大,难以有统一的客观标准,一般以性生活次日不感到疲劳且精神愉快为好。性器官的清洁卫生在性卫生中十分重要。男女双方在性生活之前要清洗外阴,以防不洁的性生活导致双方的生殖系统感染。老年人在性生活的过程中还应注意必要的安全措施,如性伴侣的选择、安全套的正确使用。

(三)对患病老年人的指导

1. 患心脏病老年人的指导 针对患有心脏病的老年人,可通过心肺检查确定能否承受性交的活动量(相当于爬楼梯达到心跳 174 次/分的程度),此外还需要从其他方面减少心脏的负担,如避免在劳累时或饱餐后、饮酒后进行性生活,最好在休息后进行,必要时可与医生进行用药协商,在性生活前 15～30 分钟服用硝酸甘油,以达到预防的效果。

2. 呼吸功能不良老年人的指导 为了满足这类老年人性生活的需要,应教会老年人学会在性生活时应用呼吸技巧来提高氧的摄入和利用;可通过合适的姿势减轻对氧的消耗,如指导老年人在性活动时采用侧卧位面对背的姿势,进行中可以侧卧位方式取得休息;性活动前可选择氧气吸入治疗,以提高安全性。平时需要加强对呼吸的训练,如可利用上下楼梯活动练习,静止时吸气,运动时吐气等。

3. 其他老年人的指导 有的老年女性因疾病的原因,将子宫切除了,但这并不影响性生活;患有前列腺肥大的老年人,正确地认识逆向射精是无害的,不必恐惧,即便是前列腺摘除了也不会影响性生活的能力,仍然可以过正常的性生活。患糖尿病的老年人可通过药物或润滑剂等使性交痛得到改善;患有关节病的老年人,可以在事前 30 分钟泡热水澡,使关节肌肉达到放松状态,也可通过改变姿势或服用止痛药等减轻不适。

小 结

老年人的日常生活护理是整个老年护理的重要组成部分,我们在护理过程中要帮助老年人建立健康的生活方式,包括健康的生活规律、合理膳食、适当运动、卫生安全的生活起居环境、整洁舒适的衣着等,才能让老年人健康长寿和提高生活质量。要注意与老年人沟通的技巧,特别注意非语言沟通技巧的合理使用。

能力检测

一、选择题

1. 王某,男性,62岁,其运动后的最佳心率是( )。

A.108次/分　　B.120次/分　　C.130次/分　　D.140次/分　　E.90次/分

2. 对老年人进行皮肤护理时,应注意( )。

A. 脸部按摩应自上而下,由中间朝外按摩

B. 定期淋浴、洗头,避免碱性肥皂的刺激,保持皮肤pH值为5.5左右

C. 头皮和头发干燥者应适当增加清洁次数

D. 为长期卧床老年患者进行全背按摩时,应双手沾适量乳液,从肩部开始沿脊柱两侧边缘向下按摩至骶尾部

E. 为长期卧床老年患者进行局部按摩时,压力要均匀,尤其要注意按摩局部病变皮肤,以促进血液循环,加速皮肤好转

3. 饮食与营养对维持老年人的健康非常重要,对其营养特点描述错误的是( )。

A. 早餐吃好,中餐吃饱,晚餐吃少　　　　　　B. 温度要适宜,宜温偏热

C. 适当增加热量的摄入,防止营养不良　　　　D. 食物加工应细、软、松

E. 少量多餐,低脂肪、低糖、低盐、高维生素

4. 下列关于老年护理过程中应该严格遵循的原则,不正确的是( )。

A. 老年护理的对象是一切老年人,包括健康的老年人

B. 无论老年人的自我照顾能力如何,护理人员都应尽可能地去替代完成日常生活活动

C. 护理过程中,应该考虑生理、心理、社会等多层面的健康

D. 持之以恒

E. 老年护理宜早开始

5. 老年人冬季容易出现皮肤瘙痒的原因,不包括( )。

A. 冬季晚上脱衣时寒冷刺激微血管收缩,兴奋神经末梢,引起皮肤瘙痒

B. 北方冬季有暖气,室内比较干燥,皮肤蒸发加快,角质层失水,伴有痒感

C. 沐浴水温较热,洗澡次数较频繁,用力搓擦

D. 老年人较少使用含有油脂的润肤剂

E. 皮肤老化,缺少皮脂滋润,角质层含水量极度降低

6. 老年人浴室不符合安全要求的是( )。

A. 地面防滑处理　　　　　　B. 浴盆内铺垫橡胶垫　　　　　　C. 浴盆旁装扶手

D. 浴盆高度 45 cm　　　　　　　E. 浴室门锁里面锁

7. 老年人洗浴时间不宜超过（　　）。

A. 5 分钟　　　　B. 10 分钟　　　　C. 15 分钟　　　　D. 20 分钟　　　　E. 25 分钟

8. 老年人皮肤清洁护理，不合适的是（　　）。

A. 避免空腹和饱餐后洗澡

B. 能自行洗澡的老年人，洗澡时勿反锁浴室的门

C. 建议老年人洗澡用浴盆，以防万一

D. 洗澡的水温应控制在 40 ℃

E. 洗澡时宜用中性香皂或蓬松香皂

9. 关于老年人的服饰的叙述，不正确的是（　　）。

A. 服装的款式要求宽松，穿脱方便

B. 衣服的质地应较为松软、轻便使全身气血流畅

C. 内衣柔软、吸水性好的羊毛质地

D. 服装设计上适合老年人的特点

E. 衣服应注意柔和、不褪色，采用易观察是否干净的颜色

10. 护理老年人冬季皮肤瘙痒，哪项措施不妥？（　　）

A. 居室温度以 18～22 ℃、湿度 50% 左右为宜

B. 内衣应选择纯棉制品，避免化纤制品

C. 洗澡水温选择 50 ℃ 左右并用碱性浴液

D. 冬季洗澡次数最好每周 1～2 次

E. 皮肤瘙痒的治疗原则是润肤止痒

11. 导致老年人营养摄取障碍的常见原因不包括（　　）。

A. 食物摄取功能障碍

B. 营养吸收障碍

C. 营养素利用障碍

D. 比较排斥管喂饮食等辅助营养方法

E. 各脏器功能逐渐减退，机体抵抗力降低

12. 给偏瘫卧床的老年人喂饭时，适当的体位是（　　）。

A. 健侧卧位　　B. 患侧卧位　　C. 俯卧位　　　D. 仰卧位　　　E. 侧卧位

13. 引起老年人便秘的常见原因不包括（　　）。

A. 胃结肠反射性刺激减少　　　　　　　　B. 缺乏体力活动

C. 习惯性服用缓泻剂　　　　　　　　　　D. 肛门内括约肌松弛

E. 环境改变情绪抑郁

14. 为大、小便失禁的老年人进行护理时，措施不正确的是（　　）。

A. 提供容易消化、吸收、少渣少油的食物

B. 对大便失禁的老人，应注意保护肛周皮肤的干燥

C. 用温水清洗会阴部皮肤，保持清洁干燥

D. 掌握排尿规律，每隔 2～3 小时给便器一次

E. 全天都应多饮水,促进排尿反射,预防泌尿系统感染

15. 关于老年人睡眠的护理,以下描述不恰当的是(   )。

A. 避免睡前过度兴奋　　　　　　　　B. 睡姿以仰卧位为好

C. 睡前热水泡脚　　　　　　　　　　D. 睡前勿进食

E. 睡前一杯水可预防脑血栓

16. 张大娘,65岁,大便失禁多日,护理的重点是(   )。

A. 鼓励老年人多喝水　　　　　　　　B. 给予老年人高蛋白质饮食

C. 观察老年人排便时的心理反应

D. 保护老年人的臀部防止发生皮肤破溃

E. 观察粪便的性质和颜色与量

二、病例分析题

患者,男,65岁。平时心率为68次/分。某日在家进行活动,运动后测心率为130次/分,运动结束后3分钟、10分钟分别测量心率为100次/分、68次/分。患者自述运动时胸闷、气喘,运动后疲乏、食欲减退、睡眠不良。问题:

1. 该老年人的活动量是否合适?

2. 应如何对该老人进行活动指导?

(杨术兰　谭　睿)

扫码看答案

第六章
老年人常见精神心理
问题的护理

 学习目标

1. 掌握：老年期抑郁、阿尔茨海默病的护理要点。
2. 熟悉：老年人心理变化特点及影响因素。
3. 了解：老年人常见心理问题及心理健康促进维护的方法。

本章 PPT

  老年人心理发展受老化过程中生理功能退化、家庭及社会环境变化的影响。临床发现影响老年人心理变化的因素有疾病或衰老、亲人死亡、退休后社会参与、生活方式和习惯、养老观、人生态度。帮助老年人应对老年期诸多不良生活事件，关爱老年人精神心理健康是护理工作必不可少的重要环节。

第一节　老年人心理变化

情境导入

  患者，男，66岁，与老伴生活美满，事业有成。每当想到他父亲是66岁这一年去世，再想到自己也到了这个年纪时，就不由自主地感到悲哀。半年前，感觉自己患了绝症，原因是躯体不适，以消化道疾病最多见，如胃痛、便秘、打嗝、食欲减退等。在多家医院做了详细检查后，医生认为其肠胃功能一切正常，但他仍不相信这一结果到处求医。李先生平时情绪特别容易激动，常为小事与家人争吵不休，家人也不敢与之争辩。他常感自己年轻时做过许多错事，不可饶恕（其实他一直是谨慎严肃的人）。为此，变得孤独、不想说话、行动迟缓、表情冷漠呆滞。

  工作任务：

1. 请识别李先生的主要心理变化。
2. 请列出护理要点。

老年人性格是青壮年时代性格的发展和演变。一般而言，一个性格外向、活泼开朗、爽直健谈的人，对环境变化能较好适应，妥善处理；一个性格内向、沉默寡言、不善交际的人，常好坚持主见，不随波逐流。如遇逆境，前者容易冲动或较快适应；后者则容易多愁善感，郁结在心。不良情绪长年累月不解决，容易引起老年人各系统的症状和功能失调，出现生理、心理问题。

一、老年人心理变化特点

老年人随着机体老化，精神状态随之变化。除身体因素外，社会不断对老年人提出新要求，老年人要积极提高自身素质，不断进步。此外，社会角色转变以及对这种转变的适应情况等都是老年人心理变化的重要因素。影响老年人心理变化的因素多样，总体来看，老年人常见心理变化特点如下。

考点提示

老年人心理变化特点

（一）小心谨慎

心理学家发现，与年轻人相比，老年人在做一件事情时，往往比较重视完成任务的准确性，而对完成任务所花时间的长短并不是很在意。生活中常发现，老年人往往嫌年轻人做事毛手毛脚，不够踏实认真。心理实验证实：老年人宁拿较低工资，也不愿冒较大的风险去选择一份有机会得到高工资的工作。小心求稳是老年人的重要特点。

（二）以自我为中心

老年人由于一生经历众多，经验丰富，其性格固执的特点更为突出，不易接受新鲜事物，以自我为中心，难以正确认识和适应生活现状。随着时间的推移和个人思想逐渐成熟，老年人世界观、人生观和价值观已经稳定，有了自己独特的为人处世的模式。那些不了解老年人身心特点和个性特点的人就会感觉到老年人越来越冥顽不化和固执己见。

（三）爱猜疑

老年人生活圈子变小，关注度狭窄，儿女无心说了一句不顺耳的话，就胡思乱想，这就是很多老年人表现的多疑现象。出现此现象的原因在于，人到老年，常常出现一系列生理功能衰退现象，如视听能力下降，记忆不强，行动不便等，当看不明、听不清又记不住时，就爱反复地发问，如果得不到较满意的答复，就会主观臆断别人是在背后议论自己。甚至个别老年人会疑神疑鬼地感到别人在算计自己。在生活中发现，有些老年人常爱把钱物东塞西藏，结果到后来自己也记不清和找不到时，就认为它被人偷走了。亦有老年人常常对邻居的一言一行斤斤计较，轻者出现老年怪僻，重者出现以猜疑为主要特征的"老年期妄想症"。

（四）爱唠叨

俗话说，树老根多，人老话多。人一旦上了年纪，说话就开始重复，过去的一件小事也会唠叨个不停,而且对自己的想法和观点还深信不疑,决不屈从别人意见。究其原因,老年人由于生理功能衰老,精力不再充沛,许多事情自己不能直接参与,或者无法再像年轻时那样从容和潇洒地把事情做得较为理想。因此,他们只好通过说话来表达自己内心的想法和情绪,这样心理才会平衡。同时,老年人为了排解寂寞,也会借助重复和唠叨的语言为自己生活增添热闹气氛。

（五）怀旧情绪

老年人常常津津乐道的是自己的陈年往事及以前取得的成绩,多数老年人对不断变化的当今时代感觉到无法适应,从而企图逃避现实。由于退休之后失去了生活奋斗目标,生活的节奏也骤然放慢,老年人的心态渐渐地进入到一种安详宁静的停滞状态。基于此,回忆过去生活经验,促进老年人自然抒发情绪的方式形成一种名为"怀旧疗法"的心理治疗手段。研究证实,通过怀旧,无论是借助实际的物体或者是口头聊天,都比较容易使老年人打开心扉。

（六）返老还童

有的老年人,虽已年届花甲,生理机能日渐衰退,体力也大不如前,从外表看来已经是一个典型的老年人形象了,然而有时他们的内心和言行举止表现得却像一个不谙世事的小孩。这些老年人与那些承认自己已经衰老的老年人不一样,他们的脾气和性格随着年龄的增长反而越来越幼稚,时常表现出与生理年龄不相称的语言和行为。如:对生活中的事物表现出前所未有的兴趣和好奇心;常主动要求别人过多的照顾和关怀;总是要求老伴或子女陪在身边;挑剔饮食等。其实,老年人小孩化并不是什么坏现象,这种现象的出现不仅有其科学道理,而且老年人的这种变化对其身心健康极其有利。

（七）依赖心理

许多老年人并不希望自己成为子女的负担,他们希望自己在家庭中能发挥以前那种一家之主的作用,他们希望自己无论在经济、情感,还是生活方面,都能是独立的自我。但老年人常存在孤独感和衰老感,使得他们在独立性与依赖性两者间的斗争中不自觉地向依赖性方面转化。一个老年人通常都会想去操纵一位自认为比他强的人,这样他就会得到一位保护者,也就可以减低他自己的紧张和忧虑,得到一定的满足感。同时这位保护者还可以协助他面对那些具有威胁性的环境。一旦找到了这样的人,或当这些需求得到满足时,老年人的心理压力便会大大减少,焦虑不安的情绪也会逐渐消失。在老年人的老化过程中,有四种典型依赖。

1. 经济依赖 产生于老年人不再是一位家庭的主要收入者,而必须依赖退休金与社会救济金或者社会福利、家庭赠予。

2. 生理依赖 产生于老年人身体功能逐渐衰退,而且不再允许他做那些必要的活动,如散步、逛街购物、走亲访友等。

3. 社交依赖 产生于老年人失去了在他生活上具有重要意义的那些人时,这种情况使得老年人降低了对社会的认识,减弱了个人的力量,并且限制了老年人的社会活动范围。

4. 药物依赖 产生于老年人长期或反复使用某种药物,从而在心理和躯体上产生对药物的依赖。有些老年人为了获得用药的心理快感,或为避免断药后的痛苦,在无医疗需求时,仍持续或周期性强烈渴求用药,常见药物依赖如对镇静催眠药的依赖等。

为使老年人依赖心理得到合理释放,"鼓励外出"和"与人互动"是近年来重要的护理方向。如组织老年人进行包括传统纺织、瓷砖拼贴、绘画、手工艺娃娃制作等活动。完成的作品通过义卖等方式支持弱势群体,可使老年人获得多方面的成就感与情感回馈。总之,应以老年人为中心,强调老年人群内在差异性和独立性,本着"多元化"原则,促进自我价值和社会价值统筹发展。

知识链接

活跃老化

世界卫生组织提出活跃老化,指出活跃老化是由成功老化、生产性老化和健康老化逐渐发展而来的。世界卫生组织定义活跃是老年人持续参与的过程,使老年人健康、参与社会、得到安全保护,达到生活品质的一连串过程。

活跃老化的五个特征:一是能与他人互动;二是生活有目标;三是能自我接纳;四是能个人成长;五是有自主权。

二、老年人心理变化影响因素

老年期是人生历程最后一个转折期。这一时期,不仅机体衰老加快,疾病增多,面临着死亡的考验和挑战;且老年人的职业状况、家庭结构、婚姻形态、经济境遇等方面都在发生变化,这些变化对老年人的感觉、知觉、记忆、智力、情绪、情感、性格、兴趣等不同层次的心理都将产生影响。

考点提示

老年人心理变化影响因素

(一)生理因素

最先、最直接引发老年人心理变化的因素是身体衰老。虽然每个人衰老速度不同,但衰老始终不可避免地发生,死亡则是衰老的最终结果。生理的衰老和死亡的逼近对老年人的心理影响是转折和持久的,也带有冲击性。

1. 感官老化 感官的老化使老年人对外界和体内刺激的接收和反应大大减弱,对老年人心理产生消极和负面的影响,表现在:一是老年人对生活的兴趣和欲望降低,常感到生活索然无味;二是老年人反应迟钝,感觉不敏锐,由此导致闭目塞听、孤陋寡闻;三是社交活动减少,老年人常感到孤独和寂寞。

2. 疾病增加 随着老年人心脑血管、呼吸、神经、运动、消化、内分泌等系统生理功能全面衰退,即使没有生病,也会因器官和机能的老化而感觉四肢酸软、身体疲惫或其他不适,给老年人生活带来了极大不便,老年人深感苦恼和焦虑。而老年人常患的冠心病、高血压、糖尿病及各种癌症等疾病则使他们感到恐惧、悲伤、绝望甚至产生轻生念头。

知识链接

卒中后抑郁

卒中后短期内出现抑郁状态是常见的心理障碍,在老年人中发病率为 55.88%,老年人较青年人更容易出现。卒中后抑郁多发生在脑卒中后 $2\sim12$ 个月。由于抑郁发生隐蔽,不易被察觉,且部分老年人由于言语障碍,抑郁症状不能被检出,往往直到意外事件发生后才知道。如果我们对抑郁状态的表现早有所认识,注意筛查即可有效预防。

3. 死亡威胁 老年人心理障碍出现与死亡的危险和挑战有着密切的关系。面对死亡,有些人从容,有些人安详,但大多数老年人会表现出害怕、恐惧和悲观,死亡恐惧症即是一种常见的老年人心理障碍。

(二)社会因素

1. 离退休 老年人晚年生活从离退休那天就开始了,离退休导致老年人长期形成的主导活动和社会角色转变,由此引发老年人心理波动和变化。离退休引起老年人社会角色改变体现在以下两个方面。

(1)从忙碌的职业角色转变为闲暇的家庭角色:老年人离退休后,离开了原有的工作岗位和社会生活,从职业角色转入闲暇角色,这种角色转换对老年人的生活和心理是一次冲击,常使老年人茫然不知所措。例如,一位在退休前受人尊敬的高层领导,突然变成了一个每天上街买菜、回家做饭、照顾儿孙的老大爷,这在心理上的确很难适应。

(2)从主角转变为配角:老年人离退休前,有自己的工作、人际关系和稳定的经济收入,子女在很多方面特别是经济方面依赖父母,使老年人在社会上有被认可、被尊重的荣誉感和成就感,在家庭中则有一家之主的权威感。离退休后,工作带来的成就感消失,老年人的社会价值下降,从社会财富的创造者转变为社会财富的享受者;同时经济收入的骤减使老年人从过去被子女依赖转向依赖子女,在家庭中原有的主体角色和权威感也随之丧失,失落感、自卑感由此产生。

知识链接

离退休综合征

离退休综合征是指老年人由于离退休后不能适应新的社会角色、生活环境和生活方式的变化而出现的焦虑、抑郁、悲哀、恐惧等消极情绪,或因此产生偏离常态的行为的一种适应性的心理障碍,这种心理障碍往往还会引发其他生理疾病、影响身体健康。而这一综合征在长期居住城市高层闭合式住宅的老年人身上表现更为明显。老年人应过有目标的退休生活,减轻对子女的心理依恋,积极寻找替代角色,做自己爱做的事,自然能乐在其中。老年人离退休后可以有梦、筑梦,因为有比年轻人更多的时间资本。

2. 老年人家庭状况 离退休后,老年人生活范围退居到家庭之中,家庭成为老年人主要活动场所和精神寄托,因此,家庭环境好坏与否对老年人心理将产生重要影响,家庭环境包括家庭结构、家庭经济状况、家庭成员间人际关系等方面。

(1)家庭结构核心化:随着社会经济发展,人们生活方式和价值观念、特别是家庭观念和生育观念变化较大,加之家庭结构发生日益明显变化,即从联合家庭逐渐过渡为核心家庭,许多年轻人成家后自立门户,不再与老年人居住,另外,独生子女家庭如遭遇失独等问题,都使许多老年人被迫独居。家庭的分化对老年人生活和心理产生一定影响,老年人日常生活难以得到子女无微不至的照顾和关心,对于老年人传统的家庭观念产生较大的冲击,更重要的是老年人期望的是热闹的家庭氛围,而独居使老年人感到寂寞孤独。

(2)家庭经济状况:家庭经济收入不仅关系到衣食住行等基本生活能否得到满足和保障,还直接或间接影响人们对生活、对人生的评价和看法,影响人们心理状况。对于老年人来说,如果经济环境较宽松,有足够退休金养老,则不仅基本物质生活得以保障,而且老年人由于能够自立,对于子女和外界经济依赖减轻,往往自信心十足,自尊心较强。相反,如果经济方面比较拮据的话,老年人可能会为生计发愁,容易产生焦虑不安的情绪。特别是一些老年人百病缠身,又无钱治疗,处境就更为艰难了。这种情形,老年人时常需要子女或亲友接济,依赖性较强,老年人深感自己无用,觉得自己是累赘,形成自卑感。

(3)家庭成员间人际关系:尊重和爱是老年人两种重要的心理需求。如果家庭关系和谐,气氛融洽,儿孙们能够对老年人表现出充分的尊重,并给予无微不至的关心和照顾,老年人就能获得较大心理满足。但在现实生活中,代沟问题往往会导致家庭内部的人际关系矛盾。由于老年人的生活经历、成长背景、教育环境等和中青年人有较大差别,从而对老年人的心理产生不良影响。

3. 老年人婚姻状况 丧偶是老年人遇到的主要婚姻问题,对老年人心理的影响是严重和剧烈的。有研究表明,老年丧偶者在配偶去世后头 6 个月的死亡率比平均死亡率高40%。丧偶后,老年人心理变化复杂,悲伤感和孤独感最为典型。许多老年人以泪洗面,悲痛欲绝,还会出现不思茶饭、抑郁、疲乏,甚至因过度悲伤而患病的情况。另外,老年人离婚和丧偶后会有再婚念头,再婚后遇到很多问题,例如,如何适应对方的生活习惯、如何面对双方的子女等,这些对老年人的心理会产生困扰。社会外界对老年人婚姻,特别是对离婚和再婚的评价看法也会在很大程度上影响老年人的心理,这无形中增加了老年人的心理负担。

(三)社会环境因素

除老年人自身和家庭因素外,社会环境对老年人心理状态也产生一定程度影响。营造有利于老年人健康和愉快生活的社会环境,是社会不可推卸的责任,也是衡量该社会文明和发达程度的重要标志。

1. 社会风气 尊老爱老是中国传统美德,尤其是在中国已步入老龄化社会,老年人口与日俱增,整个社会都应关注、爱护、尊重老年人,形成良好社会风气,这有利于老年人积极心理的形成。例如,在公共汽车上为老年人让座,在银行优先为老年人提供服务,热心照顾孤寡老年人等。

2. 社会福利状况 未来完善的长期照护保险制度将逐步建立完善。通过国家和社会向老年人提供优惠的生活、医疗、保健、娱乐、教育等服务,实现老有所养、老有所医、老有所为、老有所乐、老有所学。良好社会福利为老年人幸福安度晚年创造条件,对老年人心理产生积极影响。

3. 生活环境 随着社会生产不断发展,城市人口和建筑密度增加,交通拥挤,工业三废和生活废物严重破坏大气、水、土壤等自然环境和生态平衡,人们赖以生存的环境质量下降,对老年人健康造成极大威胁,如老年人心脑血管疾病、呼吸系统疾病和各种肿瘤等与环境因素有密切联系。由于感觉功能减退,老年人对灯光、地面、障碍物、家具摆设和布局、小区环境都有特殊需求,如不适应将会导致跌倒等意外伤害。

第二节 老年人常见心理问题的维护与促进

一、老年人常见心理问题

(一) 健忘、智力下降

健忘症发病原因多样,最主要原因是年龄,相对年轻人而言,中老年更容易患健忘症。此外,老年人智力逐渐下降,根据流行病学研究,65 岁以上的人 5% 有失智症,85 岁以上则增加到 20%。其典型起始症状为记忆障碍,老年人会遗忘刚刚发生的事(短期记忆差)。通常,懒于用脑者智力衰退速度快,而勤于用脑、喜欢思考的人,智力衰退速度慢。长期刺激导致的抑郁在失智症患者中很常见。失智者因为记忆力下降而被经常提醒,他们的情绪会越来越低落。

(二) 焦虑、抑郁

随着衰老,老年人常表现为内心空虚,易出现焦虑抑郁等情绪反应并伴有自责,往往有杞人忧天、大难临头的紧张感,或抑郁苦闷,遇到问题时缺少进取态度。老年人之间的个体差异大。情绪不稳定、抑郁、没有进取心、意志不坚定者,往往未老先衰;而情绪稳定、乐观开朗、意志坚定、积极进取者,即便到了老年,依然有旺盛的创造力。

(三) 情绪多变

当脑组织老化或伴有脑部疾病时,老年人常有明显情绪变化,往往失去自我控制,容易勃然大怒,难以平静,其情绪激动程度和所遭遇不顺心事情的程度并不对应。有时会为了周围环境及影视中有关人物的命运而悲伤或不平,迅速出现情绪高涨、低落、激动等不同程度的情绪变化,时而天真单纯,时而激动万分。

(四) 疑病

60 岁以上老年人,半数可出现疑病症状,这是由于老年人的心理活动已从对外界事物的关心转向自身躯体所致,加上这些关心可因某些主观感觉而加强,并因顽固、执拗的个性,更易出现疑病症状,表现为头部不适、耳鸣、胃肠道功能异常及失眠等,即使稍有不适,也要向周围人述说。有时会过分注意报刊书籍上的一些医学常识并照搬到自己的身上,为此常心神不定,惶惶不安,甚至多次求医就诊。

（五）猜疑和嫉妒

一般认为，人进入老年期后，对周围人不信任感和自尊心增强，常计较别人的言谈举止，严重者认为别人居心叵测，猜疑重重。由于生理功能减退，性欲下降，易怀疑配偶的行为，并因此发生争吵。且由于判断力和理解力减退使这些想法更为顽固，甚至发展成为妄想。

- - - - - - - - - - - - - - - **考点提示** - - - - - - - - - - - - - - - -

老年人心理健康与促进措施

二、老年人心理健康维护与促进

老年人为了维护自身心理健康，必须解决三大危机：整合自我价值感或角色偏差；超越身体或身体不适；超越自我或自我偏见。通过生活保健、健康促进、医疗服务、心理专业人员辅助与义工服务等，可协助老年人个人及家庭维持情绪稳定、社会关系和谐。

（一）认识、接纳生理功能衰退，并积极应对

应首先从心理保健角度引导老年人勇于面对生理功能逐渐衰退的自然趋势。既有助于调动维护身心健康积极性，努力从生活其他层面获取满足感，也有助于避免沉重感及悲观、焦虑情绪。其次，采取适宜应对措施补偿或维护老年人现有功能，延缓老年人生理功能下降速度。如学习新知识、新事物时，由于其理解概括能力及对常识的掌握均保持较好，因而可通过加强与既往经验比较，在理解基础上反复加深记忆。

（二）充分发挥老年人优势和特长，增强生活独立性和自主性

老年人具备丰富的生活阅历，所在社区可定期组织代际学习活动，鼓励和支持老年人积极参与从事关心教育下一代、传授科学文化知识、开展咨询服务、参与社会公益事业和社区建设等活动，组织老年人在社区、小学校门前的道路上维持交通，义务接送孩子们上下学，既方便了家长，又给孩子们带来了出行安全，而老年人自己也能感受到自身价值。再如可组织老年人成为"物价监督员""市场管理员""安全卫生督导员"等，让老年人主动保持与外界联系，参与老年教育，为社会发挥余热。老有所学、老有所为等都能使老年人从中体验到归属感与成就感，并提升自尊感。

（三）保持美好充实的情感生活，提高生活质量

老年人重新获得理解、接纳、支持的情感体验和满意程度，是心理支持程度的重要体现。可从丰富老年人文化生活入手，依照老年人不同兴趣和爱好，在社区经常组织开展科学、健康、形式多样的老年文化和体育活动，丰富老年人精神文化生活，真正做到"老有所乐"，使老年人增强离退休后乐观豁达的心境及自身的心理调适能力。鼓励子女在工作之余多看望老年人，倾听老年人心声，教会老年人情感表达技巧，促进双方有效沟通。此外，应让子女理解老年人追求幸福也是一种权利，平和宽容看待老年人再婚问题。

（四）继续完善自我，发展人格

对老年人来说，如何在生命最后阶段继续完善自我、发展人格、适应环境具有极大意

义。老年人诸多心理不适追根溯源是缺少积极健康、丰富多彩的生活内容。首先,创造条件帮助其寻找符合自我需求及条件的休闲方式,例如娱乐型、知识型、旅游型、收藏型休闲等。其次,积极搭建老年人才服务平台,拓宽老年人参与社会的渠道。其中,社区开办老年大学,是实现老年人老有所学的重要途径。就目前而言,在我国,老年协会是基层社区老年人互助的基本单位,获得社会资源的渠道较多,开展的老年人互助与社会公益活动也较多,应鼓励老年人积极参与到老年协会举办的各项活动中。最后,可由专业志愿者提供技巧辅助及心理支持。专业社工运用专业理念、专业方法提供特定老年人心理支持,医护人员提供活动期间的医疗保障等。

知识链接

旅游养老

旅游养老是一个从老年旅游衍生而来的概念,属于老年人养老模式中的一种。具体地说,旅游养老是把旅游资源和养老服务结合起来,老年人可以根据季节的变化选择不同的地方养老。在独生子女时代,老年人社会活动空间缩小,老年人必须学着与子女从心理上"分离",而老年人对于精神层面生活的需求并未减少。从《国务院关于加快发展养老服务业的若干意见》《2014—2018年中国养老产业全景调研与发展战略研究咨询报告》等内容出发进行分析,指出了政策方面对养老服务业发展提出的种种要求,如养老服务产品应更加丰富促进养老服务业健康发展等。目前,我国支持社会力量兴办各类服务机构,重点发展养老、健康、旅游、文化等服务。

(五)加强人际交往,保障充足睡眠

老年人离退休后应重新安排生活,鼓励其多参加社会活动,平时左邻右舍经常走动,串门聊天,增加相互了解及友谊,有利于独居老年人调适心理,消除孤寂感。在加强人际交往的同时,照顾好老年人生活起居,生活有规律,早睡早起。条件允许的情况下,每天安排一段时间的户外活动,注意天气变化,积极预防躯体合并症。

(六)主动营造社会支持系统,减轻对子女的依恋

调整与老伴和子女的关系,关心亲朋好友,建立良好人际关系。随着子女成长,父母逐渐将家庭重心由对子女的关注转向对老伴的关注,逐渐减少对子女的感情投入,降低要求子女回报的期望水平,特别是当临近子女离家的时候,父母更要减少对子女的心理依恋,做好充分的心理准备。

知识链接

跨代学习中心

美国西雅图一家看护机构开创性地推出育幼加养老服务,名为"跨代学习中心"(intergenerational learning center)。该中心位于普罗维登斯圣文森特山老年看护中心。每周5天,小朋友和老年看护中心大约400名老年人一起吃饭、做游戏、做手工。西雅图大学客座教授埃文·布里格斯到那里考察时发现,当孩子们走进大门,开始唱歌、表演、给流浪汉做三明治时,原本毫无生机的老年人瞬间"满血复活";孩子们跟老爷爷、老奶奶在一起也很快乐,变得有耐心,也更懂事。这一幕给布里格斯留下了深刻印象,她决定以这家独一无二的"跨代学习中心"为蓝本拍摄影片,取名 Present Perfect(现时完美),讲述这种生命在朝阳与夕阳阶段的碰撞。

第三节　老年期常见精神障碍患者的护理

一、老年期抑郁症

情境导入

方女士,今年89岁,某市医院的五官科原老护士长。老伴若干年前去世,现在单身一人,和儿子一起生活。方女士经历丧夫之痛后情感持续低落。在子女鼓励下,她参加了老年协会,报名上了老年大学。她参加合唱团,积极参加文艺演出,和大家一起旅游。既愉悦了心身,又锻炼了身体,如今是合唱团的一名积极分子,至今她依然精神矍铄。团里人都夸她是合唱团的一棵"不老松"！老人说:"我喜欢唱歌,因为它可以愉悦我的心情,每当我唱起了欢快的歌时,就像回到了刚工作时的状态。"

工作任务:

说说该老年人心理状态变化特点及主要影响因素。

老年期抑郁症是指首次发病于60岁以后老年人,以持久抑郁心境为主要临床特点的精神障碍,临床特征以情绪低落、焦虑、迟滞和躯体不适症状为主,不仅损害老年人生活质量和社会功能,而且增加照顾者负担。其特点:一是精神障碍不能归因于躯体疾病或细胞器质性病变;二是一般病程长,具有缓解和复发倾向,部分人群预后不良,可发展为难治性抑郁。世界卫生组织指出,儿童和青少年也发生抑郁障碍,但患病率低于老年群体。研究报道,中国老年人抑郁症患病率为22.6%。

【病因】

1. 老化导致中枢神经系统生物化学变化　随着年龄增长,中枢神经系统发生各种生物化学及神经内分泌递质变化,如去甲肾上腺素、多巴胺、生长激素等浓度降低,乙酰胆碱能神经元过度活动。而这些变化对老年期抑郁症的发病起着重要作用。当正常生理性兴奋神经递质合成、储存缺乏时,可导致神经回路、神经网络、神经系统兴奋降低,由此引起负性感知,产生抑郁等情感反应。

2. 继发于衰老疾病及药物因素　年龄增长,认知、感觉及运动等功能不如从前,老年人常自卑失落。高血压、冠心病、糖尿病也使老年人出现悲观、失落等消极情绪。此外,许多患慢性病的老年人由于长期服用某些药物也易引起抑郁症。

3. 社会-心理因素　老年人退休后社会角色改变、身体条件限制、家庭内部人际关变化，甚至面临丧偶、亲朋好友死亡及意外事件等负性生活事件，使情感脆弱、依赖性强、缺乏自信的老年人更容易出现抑郁。如长期独居造成严重心理功能和社会功能下降，抑郁症发病率增高。

除以上因素外，有研究指出，遗传因素也与抑郁症存在一定关系，呈现家族聚集特点。

【护理评估】

（一）健康史

评估是否有诱发老年人抑郁的心理-社会因素，是否患有慢性疾病，如高血压、冠心病、糖尿病及恶性肿瘤等，是否具有数月的躯体症状，如头痛、头晕、乏力、全身部位不确定性不适感、失眠、便秘等。

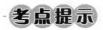

考点提示

老年期抑郁典型症状

（二）临床症状

老年抑郁症的临床症状与中青年的相比有较大的差异，表现为症状多样化，趋于不典型，且更易以躯体不适的症状就诊，而非抑郁心境。

最常见的情绪、行为、躯体典型症状如下。

1. 焦虑和激越　焦虑和激越是老年期抑郁障碍最为常见而突出的特点，以致常常掩盖了抑郁障碍的核心主诉。其主要表现为过分担心、灾难化的思维与言行及冲动激惹。

2. 躯体不适主诉突出　老年期抑郁障碍患者可因躯体不适及担心躯体疾病辗转就诊多家医院，表现为包括慢性疼痛等各种躯体不适，对症治疗效果不佳，其中以多种躯体不适为主诉的"隐匿性抑郁"为常见类型。

3. 精神病性症状　精神病性抑郁常见于老年人，神经生物学易感因素、老化心理和人格改变及社会心理因素均与老年重性抑郁发作时伴发精神病性症状密切相关。常见的精神病性症状为妄想，偶有幻觉出现，需警惕是否存在器质性损害。疑病、虚无、被遗弃、贫穷和灾难以及被害等是老年期抑郁障碍患者常见的妄想症状。

4. 自杀行为　自杀是抑郁症最危险的症状，与年轻患者相比，老年期抑郁障碍患者自杀观念频发且牢固、自杀计划周密，自杀成功率高。严重的抑郁发作、精神病性症状、焦虑和激越、自卑和孤独、躯体疾病终末期、缺乏家庭支持和经济困难等因素均可增加老年人的自杀风险。

5. 认知功能损害　认知功能损害常常与老年期抑郁障碍共存。认知功能损害可能是脑功能不全的体现，是抑郁的易感和促发因素，晚发抑郁障碍（60 岁以后起病）患者长期处于抑郁期，可增加痴呆的风险，甚至可能是痴呆的早期表现。抑郁发作时认知功能损害表现是多维度的，涉及注意力、记忆和执行功能等，即使抑郁症状改善之后认知损害仍会存在较长时间。

6. 睡眠障碍　失眠是老年期抑郁障碍的主要症状之一，表现形式包括入睡困难、易醒、早醒以及矛盾性失眠。失眠与抑郁常常相互影响，长期失眠是老年期抑郁障碍的危险因素，各种形式的失眠也是抑郁障碍的残留症状。睡眠相关运动障碍包括不宁腿、周期性肢体运动障碍以及快速眼动期睡眠行为障碍等，需注意排查脑器质性疾病、躯体疾病以及精神药物的影响。

（三）症状学评估

1. 抑郁评估 汉密顿抑郁量表（Hamilton depression scale，HAMD）和蒙哥马利抑郁量表是常用的评价抑郁严重程度和疗效的量表。老年抑郁症状问卷、患者健康问卷、老年抑郁量表、Zung 抑郁自评量表等均可用于社区和专业医疗机构中抑郁自评筛查，其中老年抑郁症状问卷条目易理解，适合我国老年人社会文化特点。

知识链接

汉密顿抑郁量表

汉密顿抑郁量表主要用于评定患者抑郁症状严重程度，是精神科临床常用量表之一。HAMD 所有项目采用 0～4 分的 5 级评分法。0 分为无症状；1 分轻；2 分中等；3 分重；4 分极重。其评价项目包括抑郁情绪、有罪感、自杀、入睡困难、睡眠不深、早醒、工作和兴趣、迟缓、激越、精神焦虑、躯体性焦虑等。量表由经过培训的两名评定者对患者进行 HAMD 联合检查，一般采用交谈与观察的方式，检查结束后，两名评定者分别独立评分；在治疗前后进行评分，可评价病情的严重程度及治疗效果。

2. 认知功能评估 通过认知功能筛查量表（如蒙特利尔认知功能评估量表），可以初步了解患者认知功能，为抑郁与痴呆的鉴别诊断提供线索。还可以选择单项认知测试如数字广度测验、范畴流利测验及记忆测查等细化评估项目。

3. 自杀风险评估 每例患者均需评价自杀风险，询问患者自杀意念、自杀计划、自杀准备、目前及既往自杀行为，自杀手段便利性及可及性，自杀的危险因素及保护因素等。

4. 其他精神症状评估 意识状态、焦虑症状、睡眠障碍等与老年期抑郁障碍诊断和治疗措施选择有关，幻觉、妄想、紧张症、木僵等精神病性症状是紧急精神科干预的指征，可通过精神检查进行评估。

（四）实验室检查

1. 头颅 CT、MRI 检查 老年期抑郁症患者 CT 检查常出现脑沟增宽、小脑蚓部萎缩、第三脑室扩大、脑密度降低等改变。半数以上患者的症状与左侧额叶病灶显著相关。磁共振成像（MRI）发现老年期抑郁症患者皮质下白质显示对 MRI 信号超敏感，而重症抑郁症则表现为壳核容积缩小。

2. 脑电图 快速动眼睡眠潜伏期缩短，快速动眼活动度、强度和密度增加是内源性抑郁症电生理特有的指征，为本病的诊断和鉴别诊断提供了生物学方面的客观依据。

除以上实验室检查，还可通过营养、日常生活活动能力等评定协助抑郁诊断。

【常见护理诊断/问题】

1. 睡眠型态紊乱 与抑郁影响睡眠规律有关。

2. 个人应对无效 与自责自罪观念、严重抑郁有关。

3. 社交孤立 与严重抑郁悲观情绪,社会行为、价值不被接受有关。

4. 营养失调 与抑郁所致食欲不振有关。

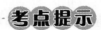

老年期抑郁症护理

【护理措施】

1. 饮食保健 既要注意营养成分的摄取,又要保持食物的清淡。多吃高蛋白质、富含维生素食品,如牛奶、鸡蛋、瘦肉、豆制品、水果、蔬菜,少吃糖类、淀粉食物。

鱼类可为大脑提供丰富蛋白质、不饱和脂肪酸及钙、磷、B族维生素。此外,饮食应以高蛋白质、高纤维素为主,并注意补充足量水分,忌食辛、辣、腌、熏类刺激性食物。

2. 调节生活节律 照顾好老年人生活起居,生活规律,积极参加适合自己的社交和娱乐活动以丰富老年生活。条件许可时,每天安排户外活动,并注意气候变化,积极预防并发症。

3. 早发现、早诊断、早治疗 及早识别抑郁症早期表现,对患者病情特点、发病原因、促发因素、发病特征等加以综合考虑,及时去除诱发因素,制定预防及治疗护理有效方案。

4. 加强心理护理与社会支持 加强心理护理,鼓励老年人和亲友沟通,主动倾诉及释放负性情绪,树立正确人生观,争取社会支持以学会自我调节及放松,寻找生活乐趣及希望。

二、阿尔茨海默病

失智症是记忆力障碍再加上其他认知功能损害的一组疾病。需同时符合记忆与认知功能退化幅度远高于正常老化进展。失智症是不特定的概括名词,也称痴呆症,香港从2010年10月29日起正式将其更名为脑退化症。阿尔茨海默病(Alzheimer's disease,AD)占失智症的60%～70%,是一种中枢神经系统变性病,起病隐匿,病程呈慢性进展。具体为大脑发育基本成熟(年龄在18岁以后),智力达到正常之后出现渐进性记忆障碍、认知功能障碍,人格、情感及行为改变,严重影响老年人社交、职业与生活功能。

【病因和发病机制】

阿尔茨海默病病因迄今不明,一般认为是复杂的异质性疾病,多种因素可能参与致病,如遗传因素、神经递质、免疫因素和环境因素等。

1. 神经递质 阿尔茨海默病患者海马体和新皮质的乙酰胆碱和胆碱乙酰转移酶显著减少是记忆障碍及其他认知功能障碍的原因之一。

2. 遗传素质和基因突变 10%的阿尔茨海默病患者有明确家族史,尤其是65岁前发病患者,故家族史是重要危险因素,有人认为阿尔茨海默病一级亲属80～90岁时约50%发病,风险为无家族史阿尔茨海默病的2～4倍。早发性常染色体显性异常阿尔茨海默病相对少见,目前全球仅有 120 个家族携带确定的致病基因,与阿尔茨海默病发病有关的基因包括 21 号、14 号、1 号和 19 号染色体。

3. 神经元病理改变 神经元内颗粒空泡变性,由胞质内成簇的空泡组成。中央颗粒可用常规的苏木素和伊红法染色。在阿尔茨海默病中,颗粒空泡变性高度选择性地见于海马体的锥体细胞或颞叶内侧。60 岁以上无痴呆的老年人的海马体中,颗粒空泡变性的频度及程度也有增加。但无痴呆者极少达到严重程度。

知识链接

单身贵族成最新诱因

做个洒脱的"单身贵族"成了很多都市人的新选择时,发表在《英国医学杂志》上的一项新研究却提醒我们,你的记忆力可能会在长期单身生活的日子里悄然流逝。芬兰科学家对 1400 名参与者进行了长达 20 年的随访研究,结果发现,无论是因为找不到合适对象、不想结婚、离婚还是丧偶等原因,长期单身者记忆力仿佛特别"脆弱",年老后很容易出现比较严重的记忆受损或者失忆症状,罹患老年痴呆的风险也较高。而与之相反,处在幸福的婚姻或是恋爱状态则有助于维持记忆力。研究人员表示,婚姻生活中,夫妻间的沟通互动不仅能在不知不觉中让大脑得到锻炼,积极刺激记忆力发展,还能相互填补"记忆漏洞"。

【护理评估】

(一)健康史

文化程度低、吸烟、脑外伤、重金属接触史、一级亲属患唐氏综合征、高龄均是阿尔茨海默病的重要危险因素。如研究显示,阿尔茨海默病的患病率随年龄增加几乎成倍增长,认知功能随年龄增加持续下降。阿尔茨海默病的发病率至少在 85 岁以前随年龄增加而增加,几乎每 5 年增加 1 倍。

考点提示

阿尔茨海默病临床表现

(二)身心状况

患者早期精神改变隐匿,不易被家人觉察,多为不清楚时间等记忆力损害表现。偶遇热性疾病、感染、手术、轻度头部外伤或服药患者,因出现异常精神错乱而引起注意。也有患者起病初期主诉头晕、难以表述的头痛、多变的躯体或自主神经症状等。整体来看,阿尔茨海默病患者临床表现主要包括渐进性记忆障碍或遗忘、认知障碍、精神障碍和异常行为、社会生活功能减退四个方面。

1. 渐进性记忆障碍或遗忘 逐渐发生的记忆障碍或遗忘是阿尔茨海默病首发症状,病情发展特点多由近事至远事遗忘。早期近事遗忘者不能记忆当天发生的日常琐事,记不得刚做过的事或讲过的话等,容易与自然衰老混淆。与健康老年人健忘对比,失智老年人的健忘具有如下特点:不只健忘且判断能力降低;对自己的健忘现象不自知;日常生活有障碍。到中期患者记忆力明显下降,近事遗忘尤为严重,同时也表现出远事遗忘,开始有明显的认知功能障碍。

2. 认知障碍 认知障碍是阿尔茨海默病特征性表现,且随病情进展,老年人逐渐出现抽象思维障碍、视空间障碍、语言障碍、阅读障碍、失认、失语等。

(1)语言功能障碍:涉及听、说、读、写、命名及复述能力等多个方面。具体可能表现为命名不能和听与理解障碍的流利性失语,口语由于找词困难渐渐停顿、缺乏实质词、冗赘而喋喋不休,还会因找不到所需的词而采用迂回说法或留下未完成的句子,甚至出现错语;后期出现复述困难;渐渐显出不理解和不能执行复杂指令,交谈能力缺乏,阅读理解受损,最后出现完全性失语。

(2)视空间功能受损:可表现为严重定向力障碍,在熟悉的环境中迷路或不认家门,不会看地图,不能区别左、右;在房间里找不到自己的床,辨别不清上衣和裤子以及衣服的上下和内外,穿外套时手伸不进袖子,铺台布时不能把台布的角与桌子角对应;不能描述一地与另一地的方向关系,不能独自去以前常去的熟悉场所;后期连最简单的几何图形也不能描画,不会使用常用物品或工具如筷子、汤匙等,究其原因,患者虽保留肌力与运动协调,但由于顶-枕叶功能障碍导致躯体与周围环境空间关系障碍及一侧视路内刺激忽略。

(3)失认及失用:可出现视觉空间、面孔、物品、颜色甚至感觉失认等。如面容失认,即不能认识亲人和熟人面孔,自体部位失认,不能根据名称正确指出身体各部位。失用方面,可出现意向性失用,每天晨起仍自行刷牙,但不能按指令做刷牙动作;观念性失用表现为不能做复杂的动作,行为越复杂或越不熟悉,则失败越多,如叼纸烟、划火柴和点烟等。

(4)计算障碍:弄错物品价格,甚至连简单的计算也不能完成。

3. 精神障碍和异常行为

(1)抑郁心境:情感淡漠、焦虑不安、兴奋、欣快和失控等,主动性减少,注意力涣散,白天自言自语或大声说话,害怕单独留在家中,少数患者出现不适当或频繁发笑,后期患者出现精神恍惚甚至智能趋向丧失。

(2)思维和行为障碍:如幻觉、错觉、片段妄想、虚构、古怪行为、攻击倾向及个性改变等,如怀疑自己年老虚弱的配偶有外遇,怀疑子女偷自己的钱物,把不值钱的东西当作财宝藏匿,认为家人作密探而产生敌意,不合情理地改变意愿,持续忧虑、紧张和激惹,拒绝老朋友来访,言行失控等。

(3)贪食行为,或常忽略进食,多数患者失眠或夜间谵妄。

(4)如病程出现偏瘫或同向偏盲,一般合并脑卒中、肿瘤或硬膜下血肿等。

4. 社会生活功能减退 随着失智进展,职业能力下降,难以完成工作,逐渐需要他人照顾,对他人依赖性不断增强,最初患者可能表现为不能独立理财、购物;逐渐可能发展到无法完成以前熟悉的活动,如洗衣、下厨、穿衣等;严重者日常生活完全不能自理。到了失智症晚期,发病后 8~12 年,患者甚至二便失禁,无自主运动,缄默不语,成为植物人状态。常因吸入性肺炎、压疮、泌尿系统感染等并发症而死亡。

(三)辅助检查

1. 认知功能评估 量表如简易智能量表(mini-mental status examination,MMSE)能

全面、准确、迅速地反映被试者智力状态及认知功能缺损程度,为临床心理学诊断、治疗以及神经心理学的研究提供科学依据。在门诊则可采用画钟试验(clock drawing test,CDT),让患者画一个所有时点的钟面,箭头标出 8:20,11:10。用此法做快速筛查,受患者文化水平影响小。

2. 颅脑 MRI 或 PET 检查 颅脑 MRI 检查可显示大脑是否萎缩,脑脊液情况等。PET 检查可反映颅脑糖或蛋白代谢情况,协助阿尔茨海默病诊断。

【常见护理诊断/问题】

1. 睡眠型态紊乱 与神经退行性疾病会扰乱睡眠有关。

2. 排泄型态紊乱 与神经退行性疾病会扰乱排泄行为有关。

3. 语言沟通障碍 与阿尔茨海默病导致的神经精神症状有关。

4. 自理能力缺陷 与阿尔茨海默病导致的行为退化有关。

5. 有受伤的危险 与阿尔茨海默病导致的认知、行为退化有关。

6. 躯体移动障碍 与阿尔茨海默病导致的行为退化有关。

7. 潜在并发症 坠积性肺炎。

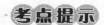

考点提示

阿尔茨海默病护理要点

【护理措施】

1. 阿尔茨海默病预防

(1)饮食习惯方面:少吃内脏及油腻、碱盐类食物,有充足的睡眠及休息。每天可服用约 1/3 片的阿司匹林,减少血小板凝集沉淀在血管壁上,保持血流的畅通。乙酰胆碱是大脑的"润滑剂",它能使脑部更加活跃,多吃花生、大豆、毛豆等富含卵磷脂的食物将有助于提高记忆力,可鼓励老年人采用含丰富蔬果及少油的"地中海饮食"。避免使用铝制炊具,因铝与染色体结合后影响基因表达,同时铝参与老年斑及神经纤维缠结形成,有学者提出"铝中毒学说"。

(2)活动锻炼,勤动脑:通过多种活动,刺激老年人的感觉和运动器官。如可用手指分辨硬币。教会老年人随时在口袋里放几枚不同面值的硬币,没事时拿手指的指尖去尝试着分辨,这样可以刺激大脑皮层,从而挖掘出大脑隐藏的一些能力。再如关掉声音看电视,仅靠画面去分析电视播放内容,并训练集中注意力做事情。老年人可通过大声朗读把视觉刺激反馈给听觉,并加以确认,它所带给大脑的刺激要比默读多得多,记忆也更加深刻。因此,培养老年人终生学习的好习惯,保持好奇心,接触新事物尤为重要。此外,在平时生活中还可建议老年人学习绕路走、用左手刷牙等方式来锻炼脑力。积极社交活动及每周2~3次规律运动也可有效预防失智症。

(3)劳逸结合,心理平衡:生活有序,保持乐观、积极、向上的生活态度。做到饮食有规律,生活起居有常、不过度劳累、心境开朗,养成良好的生活习惯。

(4)定期体检筛查:体检从预防做起,主要以脑部 CT 检查为主。预防要从中年做起,定期进行身体检查,进行智力测验,注重提高精神修养。

2. 阿尔茨海默病护理

（1）轻度失智老年人的护理。

①日常生活照顾：在日常生活照顾上以协助为主，合理安排老年患者生活有规律，多做身体活动，鼓励参加社团活动。训练生活自理能力，提供适当帮助。给患者一个固定日常作息表，如将三餐、服药、休息、活动等，用大字报写下给老年人看，并在海报上做方格，每做完一件事就打钩。给予现实感的定向力，如可以在周围挂大日历及时钟，提醒老年人日夜之分，并念新闻给老年人听。注意个人卫生的维护，营养的摄取要足够、均衡。家中最好保持旧有的家具摆放格局，如非必要，避免更换家具或做大型装修；避免安装大型玻璃门、窗或镜子，以免产生的影像，混淆老年人对环境的判断。

②预防老年人走失：作为护理人员应理解每位老年人走失都是有原因的，找出原因并给予预防。为老年人安排喜欢的活动，避免整日无所事事，减少焦虑、激动和坐立不安；确保满足老年人所有基本需求，比如吃饭、喝水、上厕所。让老年人参与简单的家务活动，比如，叠衣服，或者整理杂志。陪伴老年人外出晒太阳、散步、锻炼身体等，如果老年人想外出，就陪其一起出门，而非阻止老年人。在通往室外的门处安装安全插销、出口感应装置。让老年人随身带一个身份识别牌子（姓名和子女的联系电话）、佩戴具备 GPS 定位功能的手表，以备联系。

③创造良好沟通环境，认真倾听：失智症老年人脑中的世界是碎片化的和混乱的，他们很容易焦虑着急，心理和情绪容易波动，一旦沟通遇到挫折，容易引发情绪问题，甚至引起激烈的行为问题。为此，护理人员需要创造良好沟通环境，避免环境嘈杂。多鼓励、肯定，认真倾听，给予理解和支持。

（2）中度失智老年人的护理。

①日常生活照顾：应着重于衣食住行和情感等方面的实用性照护，一切以简单为原则。为老年人准备的衣服不要太多，衣服简单、宽松、舒适，颜色最好一致，尽量少装饰，用尼龙搭扣替代拉锁，以免伤及老年人，选择样式应尊重老年人。协助老年人进行记忆，在有需要的地方，可贴上老年人容易明白的标记，如颜色、图片或词语，在出入口处贴上重要事项，如"关掉开关""带钥匙"等。厕所、厨房等门边贴上相关图片以提示活动区域。注意排除环境中潜在的危险，如过期食品或异物、门槛、地面湿滑、床边无护栏、剪刀、药品、杀虫剂、煤气开关。居家环境宽敞，设施简单，光线充足。

②多陪伴以减少走失：嘱老年人不单独外出以免走失。给老年人口袋放一个有患者和家属名字、年龄、家庭住址、联系电话的卡片。鼓励家人陪伴老年人进行散步等活动。

③注意沟通技巧：沟通时注意环境安静，面对面保持眼神接触并注意说话语调平稳、精简，每次提问问题简单，只提一个问题且为单选题。

（3）重度失智老年人的护理。

①日常基础护理：选择营养丰富、清淡宜口的食品，荤素搭配，食物温度适中，无刺、无骨，易于消化。对吞咽困难者指导缓慢进食，不可催促，以防噎呛，对于进食忘记吞咽者，轻压老年人舌头或嘴唇提醒吞咽。日常基础护理要做到三勤，保持床铺、衣服、被褥的平整、干燥、清洁，坚持用热水擦洗，同时按摩皮肤，可促进血液循环，改善局部营养状况，以增强皮肤抵抗力。指导家属协助老年人做肢体主动和被动运动。并注意勤翻身、叩背，为老年

人做好早晚口腔清洁护理。

②沟通技巧：关心尊重老年人，任何操作都应事先告知。回答询问时语速要缓慢，使用简单、直接、形象的语言；多鼓励、赞赏、肯定老年人的配合。

③做好家属心理护理：对家属进行心理护理，向其详细讲解重度老年痴呆的病因、治疗原则及其预后等，使其对必然发生的结局提前做好心理准备。当老年痴呆患者的认知能力不足以自行表达意向时，家属应承担代替患者做出决定的角色。也要让家属认识到患者吞咽、认知能力的丧失是疾病的一个正常发展过程，非必需的补液、输血以及现代高、新设施的使用只会加重患者的痛苦，无助于病情的延缓，而姑息护理可以节约费用，让有限医疗资源得到更好分配、利用，但应注意每日对患者评估，让家属意识到对患者的姑息护理并不是放弃对患者的护理。

（王惠婷　许　燕）

小 结

本章介绍了老年人心理变化特点及影响因素，老年人常见的心理问题及心理健康促进维护的方法。老年期抑郁症、阿尔茨海默病的发病原因、护理评估和护理要点。重点内容为老年人常见心理健康促进方法。难点是老年期抑郁症、阿尔茨海默病的护理要点。学习时应抓住重点和难点，在了解老年人心理特点基础上，学会运用与老年人沟通的技巧上，同时应掌握老年期抑郁症、阿尔茨海默病等特殊老年患者的沟通及护理。

能力检测

一、选择题

1. 在维护老年人心理健康的措施中，不正确的是（　　　）。

A. 指导家人与老年人相互理解

B. 促进家庭成员的相互沟通

C. 认真对待老年人的再婚问题

D. 老年人要善于倾听子女的意见和建议

E. 子女与父辈发生矛盾后要尽量回避以减少争执

2. 老年人记忆力下降的表现需排除（　　　）。

A. 记忆的广度降低　　　　　B. 远期记忆下降　　　　　C. 再认能力减退

D. 回忆能力减退　　　　　　E. 机械记忆下降

3. 加强老年人自身的心理健康维护措施中，不正确的是（　　　）。

A. 指导老年人树立正确的健康观

B. 指导老年人做好社会角色转换时的心理调适

C. 教育老年人正确看待死亡

D. 指导老年人做好日常生活保健

E. 鼓励老年人尽量减少脑力劳动

4. "空巢家庭"的含义是（　　）。

A. 无子女共处，只剩老年人独自生活的家庭

B. 分居老年人组成的家庭

C. 夫妻一方过世，只剩一人独自生活的家庭

D. 无父母，只剩子女单独生活的家庭

E. 以上都不是

5. 下列容易诱发老年人离退休心理障碍的因素中不正确的是（　　）。

A. 个人爱好　　　B. 居住环境　　　C. 人际关系　　　D. 职业性质　　　E. 以上都不是

6. 下列关于老年期心理-精神障碍的特点，正确的是（　　）。

A. 起病潜隐　　　　　　　　　　　　　B. 病程进展迅速

C. 患者表现出典型的精神症状　　　　　D. 对服用的精神药物的耐受性较好

E. 以上都不是

7. 指导老年人家庭共同维护老年人心理健康的措施中，不正确的是（　　）。

A. 指导家人与老年人相互理解

B. 促进家庭成员的相互沟通

C. 认真对待老年人的再婚问题

D. 老年人要善于倾听子女的意见和建议

E. 子女与父辈发生矛盾后要尽量回避以减少争执

8. 加强老年人自身的心理健康维护措施中，不正确的是（　　）。

A. 指导老年人树立正确的健康观

B. 指导老年人做好社会角色转换时的心理调适

C. 教育老年人正确看待死亡

D. 指导老年人做好日常生活保健

E. 鼓励老年人尽量减少脑力劳动

9. 老年人对下列哪种情况记忆力较好？（　　）

A. 理解记忆　　　　　　　　　　　　　B. 曾感知过而不在眼前的事物

C. 生疏事物的内容　　　　　　　　　　D. 与过去有关的事物

E. 需要死记硬背的内容

10. 老年女性，65岁，自入院以来，一直沉默寡言，闷闷不乐，有时偷偷流眼泪，情绪极度低落，则这位老年人的主要心理问题是（　　）。

A. 焦虑　　　　B. 抑郁　　　　C. 恐惧　　　　D. 孤独　　　　E. 自卑

11. 老年女性，62岁，担任村内老年人秧鼓队组织工作，近日为迎接上级领导检查，压力很大，担心工作做不好，出现难以入睡、易醒的现象。这位老年人的主要心理问题是（　　）。

A. 焦虑　　　　B. 恐惧　　　　C. 抑郁　　　　D. 自卑　　　　E. 悲观

二、病例分析题

患者,男,81 岁,家属诉近 1~2 个月患者情绪不稳定,易发怒,对人冷漠,爱收藏废纸,有时出现精神恍惚。问题:

1. 请根据上述情况判断该患者患的是什么病?

2. 提出护理诊断,并制定护理措施。

扫码看答案

第七章
老年人常见健康问题与护理

 学习目标

1. 掌握：老年人常见健康问题的护理诊断与护理措施。
2. 熟悉：老年人常见健康问题的护理评估。
3. 了解：老年人常见健康问题的病因。

本章PPT

　　随着年龄的增长，人体各器官功能衰退及各种慢性疾病发病率增加，导致老年人出现各种健康问题，常见健康问题包括跌倒、疼痛、坠床、晕厥、噎呛、谵妄、老年性白内障、老年性耳聋等。上述健康问题的发生，往往会增加老年人的住院概率并延长其住院时间，对老年人生理、心理带来不同程度的损害，严重影响其独立生活能力及生活质量。护理人员针对老年人常见健康问题，需要对其病因和疾病的严重程度进行评估，制定适宜的干预方案，实施全面的护理措施，注重安全保护和健康宣教，尽可能维持老年人的独立生活能力，提高他们的生活质量。

第一节　跌　　倒

情境导入

　　李奶奶，85岁，既往高血压、关节炎、颈椎病，髋关节置换术后，视物模糊。长期服用降压药、螺内酯、舒乐安定等多种药物。1年内有过3次跌倒史，一次因服用安眠药后去卫生间，一阵眩晕而摔倒；一次在家因穿拖鞋走路而摔倒；第三次是因为电话铃声响，着急去接电话过程中被绊倒。

　　工作任务：

1. 李奶奶发生跌倒的危险因素有哪些？
2. 应该如何指导老年人预防跌倒的发生？

跌倒是指突发、不自主、非故意的体位改变,倒在地上或更低的平面上。按照国际疾病分类(ICD-10)对跌倒的分类,跌倒包括以下两类:从一个平面至另一个平面的跌落;同一平面的跌倒。

老年人跌倒的发生率很高,且女性多于男性,是导致老年人伤残、失能和死亡的重要原因,位居65岁以上老年人伤害死因第1位,严重影响着老年人的身心健康和生活自理能力,给家庭和社会带来了巨大的负担。跌倒发生率随年龄增长而增加,多发生于床旁、卫生间和走廊。65岁以上老年人,每年有30%~40%发生跌倒,对于前一年有跌倒史者,可高达60%。住院患者跌倒发生率是一般老年人的2倍,大大增加了医疗费用,据统计,在美国65岁以上老年人跌倒相关损伤后的终生花费多达126亿美元。但是如果早期重视跌倒的高危因素,很多不良事件的发生是可以预防和控制的。

【病因及危险因素】

跌倒是多种因素相互作用的结果,包括内在危险因素和外在危险因素。

（一）内在危险因素

1. 生理因素

（1）步态和平衡功能:步态的稳定性下降和平衡功能受损是引发老年人跌倒的主要原因。平衡能力、步行能力(步速、步态、步长、步频)的下降与反复跌倒有很强的相关性,跌倒导致髋骨骨折,增加老年人入院的风险,导致生活质量的下降。

（2）感觉系统:感觉系统包括视觉、听觉、触觉、前庭觉及本体感觉,通过影响传入中枢神经系统的信息,影响机体的平衡功能。随着年龄增长,老年人生理机能逐渐退化,主要表现为视听力的下降,视觉分辨率、视觉空间/深度及视敏度下降。老年人对周围事物的感知能力下降,不能及时发现潜在的危险或者对危险的反应能力下降,这些都极易导致老年人跌倒。英国国家卫生与临床优化研究所(National Institute for Health and Clinical Excellence)发布的2013NICE161临床指南新增了对跌倒高危老年人视力的评估,视力衰弱包括视敏度的降低及立体影像知觉的退化,都会使老年人跌倒的风险增加,视觉对比敏感度是辨别跌倒者与非跌倒者保持姿势稳定性的重要因素。

（3）中枢神经系统:老年人智力、肌力、肌张力、感觉、反应能力、反应时间、平衡能力、步态及协调运动能力的下降,使跌倒的危险性增加。

（4）骨骼肌肉系统:老年人骨骼、关节、韧带及肌肉的结构和功能退化,是引发老年人跌倒的常见原因。老年人骨质疏松的发生率高,增加了与跌倒相关的骨折发生率,尤其是髋部骨折的危险性增加。下肢肌肉力量、股四头肌的肌力减弱与反复跌倒密切相关,下肢力量是保证老年人日常生活的基础,随着年龄的增长,老年人发生衰弱及肌少症的概率增加,更加促进了跌倒的发生。

2. 病理因素

（1）神经系统疾病:脑卒中等急性脑血管疾病、帕金森病、糖尿病合并的周围神经病变、椎基底动脉供血不足等,导致平衡紊乱而引起跌倒。神志模糊、判断力及认知功能下降也是老年人跌倒的主要危险因素。

（2）心血管疾病:如心律失常、心功能不全、心绞痛、体位性低血压、糖尿病或低血糖等均可能引发患者出现突发性头晕或体力不支而跌倒。

（3）影响视力的眼部疾病：导致眼部问题的疾病，如糖尿病、青光眼、白内障、偏盲、黄斑变性等。

（4）心理及认知因素：焦虑、抑郁症、精神病患者容易发生跌到。老年痴呆患者因其认知及生理功能的部分丧失或紊乱易造成跌倒。老年人错误或者过高评估自己的能力，也容易导致跌倒的发生。

（5）其他：足趾畸形、扁平足、糖尿病足、鸡眼等导致足底感觉障碍；某些疾病的急性发作，骨关节炎、颈椎病、浅感觉受损等导致意识或感知觉障碍；老年人泌尿系统疾病或伴有尿频、尿急等症状的疾病常使老年人如厕次数增加、如厕时意识模糊且步态不稳或者发生排尿性晕厥等从而增加跌倒的风险。

3. 药物因素　老年人常有多种慢性病共存，多重用药现象很普遍，并且老年人对药物的敏感性强和耐受性差，极易导致不良反应。药物可以影响患者的神志、精神、视觉、步态、平衡、血压等，易引起老年人跌倒。可能引起跌倒的药物有如下几类。

（1）精神类药物：镇静催眠药、抗焦虑抑郁药、抗惊厥药等。

（2）心血管药物：降压药、利尿药、扩血管药等。

（3）其他：降糖药、非甾体抗炎药、镇痛剂、抗帕金森药等。

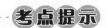考点提示

哪些药物可能引起老年人跌倒？

4. 精神心理因素　老年人由于脑的老化，控制、适应能力逐渐减弱，易受外在不良刺激而引起心理失调。跌倒本身也许只会导致轻度受伤，但曾经有过跌倒史的老年人因为害怕再次跌倒而出现心理障碍，从而降低活动的信心，使其活动受限，加重跌倒的发生，形成恶性循环。

（二）外在危险因素

1. 环境因素

（1）居住环境因素：居住环境布局的不合理和配套辅助设施的不完备，是导致老年人跌倒的最重要危险因素。室内家具高度及摆放的不合理，如床、椅子等摆放杂乱或者位置过高等。另外，夜间灯光昏暗或者刺眼、地板湿滑、卫生间缺乏扶手、浴室缺少防滑垫等都能够增加老年人跌倒的发生率。

（2）外部公共环境因素：小区道路不平、道路上放置障碍物、缺乏无障碍电梯坡道等会成为老年人跌倒的安全隐患。

（3）个人环境因素：居住环境的改变是导致老年人跌倒的重要危险因素，衣裤不合体、鞋子不防滑不合脚、轮椅和助步器等的不合理使用等都会增加跌倒的风险。

2. 社会因素　老年人家庭社会支持的缺乏，独居老人无陪护，自理能力差，常在起床或如厕时发生意外。另外，老年人的受教育程度、收入水平、享受卫生服务的途径以及与社会的交往和联系情况等都会影响跌倒的发生率。

【护理评估】

对于发生跌倒后的老年人要及时进行护理评估，及时发现问题并给予有效的干预，防

止跌倒后不良事件的进展,预防再次跌倒发生。2013NICE 161临床指南指出,不对住院患者进行常规跌倒评估,对于所有年龄≥65岁,以及年龄在50～64岁之间经临床医生判断为潜在高危跌倒风险的患者进行跌倒风险评估。

1. 老年跌倒者的一般资料 评估跌倒者的身份、年龄、性别、事故发生的原因和时间日期,跌倒的性质和部位,跌倒时正在进行的动作、发生跌倒前的征兆、跌倒后的身体状况,是否出现跌倒相关损伤等。

2. 老年跌倒者资料收集方法

(1)询问病史:采集病史包括患者生理功能、既往跌倒史、完整的用药史(尤其要注意血管扩张剂、利尿剂和镇静催眠剂)、心理状况、所处环境、老年人及照顾者的认知行为能力、是否存在发生跌倒的其他危险因素等。

(2)跌倒风险程度评估方法:预防跌倒最有效的措施是做好跌倒风险的评估,2015年7月出台的京津冀地区《老年护理常见风险防控要求》推荐Morse跌倒风险评估量表,用于对老年人跌倒风险程度的评估(表7-1)。

表7-1 Morse跌倒风险评估量表

项目	评分标准	得分
近三个月跌倒史	否=0	
	是=25	
超过一个医疗诊断	否=0	
	是=15	
行走是否使用辅助用具	不需要/卧床休息/护士协助=0	
	拐杖/手杖/助步器=15	
	轮椅、平车=30	
是否接受药物治疗	否=0	
	是=20	
步态/移动	正常/卧床不能移动=0	
	双下肢虚弱乏力=10	
	残疾或功能障碍=20	
认知状态	自主行为能力=0	
	无控制能力=15	
总得分		

备注:0～24分为低度危险;25～45分为中度危险;45分及以上为高度危险,得分越高,表示跌倒的风险越高。通过对患者跌倒危险因素及风险的评估,及时制定针对性的干预措施。

对于平衡功能障碍、步速步态异常者,也可针对性地选用平衡能力、步速步态等的测试进行评估,从而可以制定针对性的诊疗计划。

(3)身体状况:老年人跌倒后可并发多种损伤,如软组织损伤、骨折、关节脱位和内脏器官受损等。因跌倒时的具体情况不同,表现也不同。若跌倒时臀部先着地,易发生股骨颈骨折,表现为髋部疼痛、不能行走或跛行;若跌倒时向前扑倒,易发生股骨干、髌骨及上肢前臂骨折,出现局部肿胀、疼痛、破损和功能障碍;若跌倒时头部先着地,可引起头部外伤、颅内血肿,当即或在数日甚至数月后出现出血症状。

因此,体检时要全面,首先检查其意识和生命体征,随后进行全身检查,包括头部、胸部、腹部、脊柱、四肢和骨盆、皮肤及神经系统,尤其应重点检查着地部位、受伤部位以及常见的受伤部位。

（4）辅助检查:

根据需要行影像学和实验室检查,以明确跌倒造成的损伤和引起跌倒的疾病或潜在性疾病。如跌倒后可疑并发骨折时,行 X 线检查;可疑并发头部损伤时,行头颅断层扫描（CT）或磁共振（MRI）检查;如可疑跌倒是糖尿病引起,可检测血糖。

【常见护理诊断/问题】

1. 焦虑　与缺乏社会支持和害怕再次跌倒有关。

2. 恐惧　与害怕再次跌倒有关。

3. 行走障碍　与跌倒后损伤和害怕再次跌倒有关。

4. 急性疼痛　与跌倒后损伤有关。

5. 废用综合征　与跌倒后损伤有关。

6. 个人应对无效　与跌倒后损伤有关。

7. 自理能力缺陷　与跌倒后损伤和心理恐惧有关。

8. 有感染的风险　与跌倒后组织损伤有关。

9. 健康维护能力下降　与跌倒相关知识缺乏和依从性差有关。

【护理措施】

（一）一般护理

1. 环境　营造安全的环境可以成功减少跌倒的发生。

（1）室内居住环境的安全:保持室内灯光明亮,尤其是晚上,但是灯光应柔和不能太刺眼,夜间卧室通往卫生间也要有灯光照明;保持室内物品摆放合理有序,选用高度合理、稳定性好的家具,且边缘圆钝;保持地面的清洁干燥、平坦,通道上不要放置障碍物;卫生间安装扶手,浴室放置防滑垫等。

（2）周围环境的安全:保证小区的道路平坦,无障碍物,安装无障碍电梯坡道和扶手,保证老年人外出的安全性。

（3）保证老年人自身的安全:衣着舒适、合身,避免穿过于紧绷或者宽松肥大的衣服,建议选用合脚、防滑、鞋底薄且硬的鞋子,避免穿拖鞋、高跟鞋、肥大不跟脚的鞋子;选用合适的辅助工具,如长度合适且顶部面积较大的手杖;对评估为跌倒高危的老年人,在床头悬挂防跌倒提示牌,以提醒家属及医务人员,防止跌倒发生。

2. 休息与活动　指导老年人避免重体力劳动,过快、过急的活动,如有头晕、下肢无力等不适,应立即停止活动,必要时就医。对于有跌倒史或者有高危风险的老年人,合适的活动和锻炼可以有效地减小跌倒的发生率。研究提示有专业人员指导的肌肉力量和平衡训练可以有效预防高危住院患者跌倒的发生。另外,规律持续的太极拳等团体性锻炼也可以很好地预防跌倒。因此,要指导老年人参加适宜、规律的体育锻炼,增加其平衡能力、肌肉力量、身体协调性、步态的灵活性和稳定性,如慢跑、快走、八段锦、单腿站立、足尖足跟直线行走、瑜伽、舞蹈等。

3. 饮食 指导老年人均衡饮食,增加膳食纤维,保证大便通畅。适当补充维生素 D 和钙剂,防止骨质疏松。合理补充蛋白质,预防营养不良、衰弱、肌少症的发生。

4. 病情监测 对于有跌倒相关性基础疾病的老年人,要注意监测疾病的进展及其对活动的影响和造成的功能性损害。感觉系统障碍者,提供良好的照明环境,物品放置在固定且老人容易够得着的地方,使用合适的辅助用具,夜尿偏多者,可将尿壶放置床旁伸手可及处。必要时佩戴助听器或进行屈光矫正、白内障手术等;体位性低血压患者,了解会引起体位性低血压的药物,尽量避免使用血管扩张剂和利尿剂。教会老人改变体位时,做到"3个1分钟"(参照《老年护理常见风险防控要求》),即醒后卧床1分钟再起,坐起1分钟再站立,站立1分钟后再行走。

知识链接

发现老年人跌倒,如何处理?

根据老年人反应、面容、肢体活动情况等进行判断,分情况处理。

如意识不清,有外伤出血、呕吐、抽搐、呼吸心跳停止等,应立即拨打急救电话,并给予对症处理,注意保暖,如需搬运,尽量平稳,保持平卧位。

如果老年人意识清楚,不能记起跌倒过程,可能为晕厥或脑血管意外,应立即护送去医院或拨打急救电话;如有口角歪斜、言语不利等提示脑卒中情况,避免扶起老年人(会加重脑出血或缺血),应立即拨打急救电话;如有肢体疼痛、畸形、关节异常等提示可能发生了骨折;如有腰背部疼痛、双腿活动或感觉异常及大小便失禁等提示腰椎损害,不要随便搬动,应立即拨打急救电话;如老年人试图自行站起,可帮助其缓慢起立,密切观察身体状况。

(二)用药护理

老年人往往服用多种口服药,应指导老人遵医嘱规律服药,避免多重用药,同时尝试减少药物的剂量,逐渐减少镇静催眠、抗精神病、抗抑郁药,采取非药物的方法干预睡眠和情绪,告知老年人药物的副作用,关注用药后的反应。如调整用药的剂量或更换药物种类,要重视药物变化后的反应。

(三)心理护理

针对性解决老年人跌倒恐惧的问题,帮助其分析产生恐惧的原因,找出引起跌倒的原因,制定针对性的诊疗策略,提升其生活信心,尽可能恢复其功能独立性。

(四)健康教育

健康教育的重点是防止跌倒再发生。根据评估的结果,针对性地纠正引起跌倒的高危因素,尤其应纠正可避免的危险因素。对于老年人的跌倒评估要持续,相关知识的宣教也应是连续的。加强老年人对跌倒的认识,识别跌倒的危险因素,帮助其增强防跌倒的意识:

告知老年人最好在如厕后在床上服用催眠药；日常生活中避免过急过快的活动，动作一定要慢下来，避免去人多湿滑的地方，避免独自活动等。另外，金鸡独立、"不倒翁"练习、直线行走、侧身走、倒着走、坐立练习等都可以增加平衡能力和下肢肌力，当然还需要有专业人员的指导。

同时告知老年人在紧急情况下如何寻求帮助，如果发生跌倒自己如何处理。

（1）如果是背部先着地，应弯曲双腿，挪动臀部到放有毯子的椅子或床铺旁，使自己较舒适地平躺，盖好毯子保暖（图7-1）。

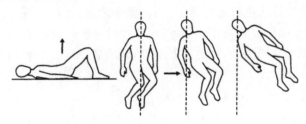

图7-1　弯曲双腿

（2）在体力准备充分后，使自己的体位变成俯卧位（图7-2）。

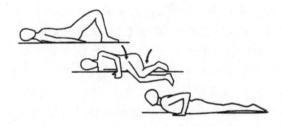

图7-2　俯卧位

（3）双手支撑地面，抬起臀部，弯曲膝关节，尽量使自己面向椅子跪立，双手扶住椅面（图7-3）。

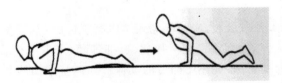

图7-3　双手支撑地面

（4）以椅子为支撑站起来（图7-4）。

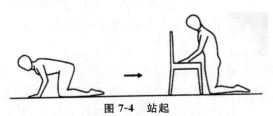

图7-4　站起

（5）恢复部分体力后,打电话向他人寻求帮助,告诉别人自己跌倒了(图 7-5)。

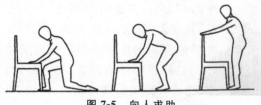

图 7-5 向人求助

第二节 疼 痛

【概述】

（一）疼痛的概念及分类

疼痛(pain)是临床上最常见症状之一,严重影响老年人的生活质量。随着多学科交叉和慢性疾病的发展,2016 年国际疼痛研究会(International Association for the Study of Pain,IASP)对疼痛的定义进行更新,认为疼痛是一种与组织损伤或潜在组织损伤相关的感觉、情感、认知和社会维度的痛苦体验。新定义综合考虑了感觉、情感、认知和社会四个维度,为疼痛的评价和综合管理提供了新的思路。在国际疾病分类第 11 版(ICD-11)中,将持续或复发超过 6 个月的疼痛定义为慢性疼痛。疼痛不再仅仅是一种常见的临床症状,更被公认为是一类疾病。

疼痛类别的划分尚没有统一标准:根据病因可以将疼痛分为外伤性疼痛、病理性疼痛、神经源性疼痛、代谢性疾病引起的疼痛、心理性疼痛等;根据疼痛部位可分为躯体痛、内脏痛和非特异性疼痛等;根据疼痛的程度将其分为微痛、轻痛、甚痛、剧痛。2015 年 IASP 与世界卫生组织(WHO)共同出台 ICD-11,制定了一套新的实用性强的慢性疼痛分类,这个分类方法优先考虑疼痛的病因,然后考虑病理生理学机制,最后考虑疼痛产生的部位。ICD-11 将慢性疼痛划分为以下七类:慢性原发性疼痛、慢性癌痛、慢性术后痛和创伤后疼痛、神经病理性疼痛、慢性头部和额面部疼痛、慢性内脏疼痛、慢性骨骼肌疼痛。

（二）老年疼痛

疼痛在老年人群中普遍存在,严重影响老年人的生活质量。英国老年医学会(BGS)老年人疼痛管理指南中提到社区老年人群中慢性疼痛发生率为 25%~76%,而养老院中慢性疼痛发生率可高达 83%~93%。澳大利亚和新西兰老年医学会(ANZSGM)发布的老年人疼痛声明中指出,约有半数的亚急性医院住院老年患者受到慢性疼痛的困扰。然而,老年疼痛的问题未能得到重视,有调查显示,约有 1/4 的老年疼痛患者未接受过任何药物和其他镇痛治疗。由于老年人基础疾病复杂多样,生理功能和心理发生改变,语言表达功能下降,认知功能障碍,以及药物之间的相互作用等因素,导致对于老年疼痛的评估、诊断、治疗、护理带来很大困难。老年疼痛多数是慢性、持续存在;随年龄的增长,疼痛程度和发生率也相应增加;发生率女性多于男性;且以退休、丧偶的老年人发生疼痛的可能更高;疼痛好发部位以背部、下肢、头面部为主;老年慢性疼痛患者常伴有抑郁、焦虑等情绪,应综合考虑。

【病因和发病机制】

慢性疼痛的发生机制比急性疼痛复杂,目前有外周性、外周-中枢性、中枢性和心理性以及疼痛生化理论和基因理论等,部分研究及其应用仍然在发展中。疼痛的生理学基础包括伤害性刺激经周围传入系统在神经介质的作用下激活相应受体,经两个传导路径:一部分经过丘脑传至大脑皮质后由中央后回感知疼痛部位;另一部分传至脑干的网状结构、大脑边缘系统、额叶、顶叶、颞叶等广泛的大脑皮质进行综合、分析,对疼痛产生情绪反应及发出反射性或意识性运动。

老年人常多病共存,任何一种疾病都可以导致持续性疼痛,其中包括肌肉骨骼系统疾病、神经病理性疾病、风湿疾病、代谢紊乱和肿瘤等。老年人与退行性疾病有关的疼痛发生率最高,关节疼痛调查显示,在老年人中以膝关节疼痛较常见;糖尿病神经病变、带状疱疹、周围血管病和创伤所致神经痛也多见于老年人;癌症及其治疗所致癌痛也被视为持续性疼痛的一种。

【老年疼痛的评估】

(一)疼痛评估的注意事项

疼痛评估在疼痛管理中至关重要,然而,并没有针对性的客观生物学指标可以作为单一疼痛评估标准,疼痛评估需要全面考虑老年人情况。在疼痛评估时应注意以下几点。

1. 注重老年人的自我报告　疼痛是一种主观体验,在评估时应关注老年人的主诉。ANZSGM指出,老年人的自我报告应成为疼痛判断的金标准。慢性疼痛的老年人常处于焦虑、抑郁、疲乏、烦躁的状态之下,评估者应注意尽量在舒适且时间充足的条件下进行评估,详细询问,耐心倾听,减少不必要的打断,建立相互信任的关系。同时,应鉴别老年患者自我报告的可靠性,可通过交流过程的连贯性、老年人的精神心理状况、对评估者提出的问题能否正确理解等线索了解其提供信息的可靠性。除了老年人的自我报告外,还可通过其家庭成员或照顾者提供的有关老年人的疼痛行为与症状中获得相关信息。

2. 注意询问方式　正确使用疼痛词语及方式进行询问,有助于获得更加准确的信息。开放式提问的方式有助于获得更多信息。要特别注意采用不准确的措辞进行提问有可能会导致有偏差的回答和回应,对老年人疼痛评估时避免使用"您没有哪里不适吧?"或者"您感觉不错吧?"等提问方式。

3. 采用正确的评估方法　由于老年人语言功能下降、认知功能障碍、患抑郁症或其他共存病如中风、老年痴呆等,给疼痛评估带来困难。疼痛是主观的、自述性的,但当无法得到老年人自述性病史时,可从不同的来源了解病史,有针对性的详细的体格检查对评估老年人慢性疼痛尤为重要,医务人员进行仔细观察和应用适当的评估量表就成了基本工具,可结合多种疼痛评估工具对老年患者的疼痛程度和精神状态进行评估。

(二)疼痛评估工具

多种疼痛评估量表为疼痛分级提供了重要的手段。以下介绍几种常用的疼痛评估工具。

1. 视觉模拟量表(visual analogue scale,VAS)　该量表采用一种简单、有效的测量方法,广泛应用于临床工作之中。具体做法是:在纸上面画一条10 cm的横线,横线的一端为0,表示无痛;另一端为10,表示剧痛;中间部分表示不同程度的疼痛。让患者根据自我感觉在横线上画一记号,然后测量从起点到标记点的距离,用测量到的数值表示疼痛的程度。VAS 的优点在于其操作简单,但初次使用该方法的患者有可能因不习惯其表达形式影响结果的准确性,因此,评估者应对该方法进行清晰的解释和说明是关键,以使患者充分理解。

2. 数字疼痛强度量表(numberical rating scale, NRS) NRS 是在 VAS 的基础上加入数字的直观表达方式,其优点是较 VAS 更加方便直观(图 7-6),被评估者只要求用数字表达疼痛的强度,不足之处在于容易受到数字和文字的干扰,降低评估准确性。其中 0 代表无痛;1~3 为轻微疼痛(疼痛不影响睡眠);4~6 为中度疼痛;7~9 为重度疼痛(不能入睡或睡眠中痛醒);10 代表剧痛。

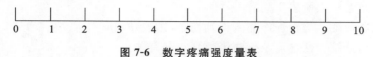

图 7-6 数字疼痛强度量表

3. Wong-Backer 面部表情量表(Wong-Backer faces pain rating scale) 该量表由 6 张从微笑到流泪的面部象形图组成(图 7-7)。让患者从中挑选与其最匹配的一副面部表情图。该量表可在认知功能障碍及沟通交流存在障碍的老年患者中使用。

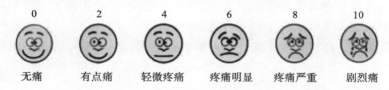

图 7-7 Wong-Backer 面部表情量表

4. McGill 疼痛问卷(McGill pain questionnaire, MPQ) MPQ 不仅仅局限于疼痛强度的单一评估,而是从多方面、多角度评估疼痛问题。但 MPQ 条目较多,操作烦琐,一次评估大约需要 20 分钟,且需要经过培训的专业人员协助患者完成。简化的 McGill 疼痛问卷(short form of McGill pain questionnaire, SF-MPQ)在 MPQ 的基础上简化而来,每次评估只需要 2~5 分钟,通常用来测量患者当时正经历的疼痛强度。SF-MPQ 具有较高的效度,已被翻译为多种语言版本,具有较好的跨文化效度。

5. 晚期老年痴呆症疼痛评估量表(pain assessment in advanced dementia, PAINAD) 老年痴呆患者由于认知、记忆、理解能力降低,使用常规的疼痛评估工具对其进行评估具有困难。PAINAD 适用于认知及表达功能受损严重的老年患者,由工作人员或家属通过观察被评估者的行为表现作出量化评估。该量表共有 5 个与疼痛相关的行为,包括面部表情、负面的声音表达、身体语言、呼吸及可安慰程度,通过得分总和判断老年患者的疼痛程度,得分越高,疼痛程度越高。

由于疼痛的多重性特征,单一的评估方法难以对疼痛进行准确、全面的评估。因此,评估者在选择疼痛评估工具时,应综合考虑老年人的具体情况、评估目的及工具特征。

(三)疼痛的身心状况

1. 身体状况

疼痛时患者心率增快、血压升高、呼吸加快,偶伴有出汗、恶心、呕吐、肌紧张,严重时发生疼痛性休克。应注意评估患者有无高血压、高血脂及重要脏器功能改变。

2. 社会-心理状况

（1）社会状况　疼痛导致老年人活动受限、医疗费用增加，加重了老年人自身、家庭和社会的压力和负担。

（2）心理状况　紧张、焦虑、恐惧、对康复失去信心等，均可加重疼痛的程度，而疼痛的加剧又反过来影响情绪，形成不良循环。

3. 辅助检查

可选头颅 CT、X 线摄片、心电图检查等手段，以明确引起疼痛的疾病或潜在性疾病。

【常见护理诊断/问题】

1. 疼痛　与老年人所患疾病有关。

2. 睡眠型态紊乱　与慢性疼痛未得到控制，影响睡眠有关。

3. 焦虑　与持续慢性疼痛及疼痛未得到控制有关。

4. 活动无耐力　与慢性疼痛影响活动有关。

【护理措施】

（一）一般护理

1. 环境　为老年疼痛患者创造舒适、安静的环境，适宜的温湿度、柔软整洁的被褥有助于增加舒适感，降低老年人对于疼痛的感知。

2. 休息与活动　合理安排检查、治疗、护理的时间，集中操作，避免不必要的打扰，减少疼痛刺激。注意纠正老年人长期不良姿势，如固定坐姿（打麻将、看电视等），通过适当锻炼增强肢体肌力、耐力，防止失用性改变。

3. 饮食　注意根据患者情况给予营养丰富、易消化、富含维生素的饮食，保持大便通畅，预防由于便秘造成不适诱发疼痛。同时，应注意选择患者喜好的食物，刺激食欲，保证营养摄入，从而提高患者对于疾病的抵抗力和对于疼痛的耐受能力。

4. 病情监测　根据患者情况及时动态地进行疼痛评估，了解患者疼痛的进展及缓解情况。

（二）用药护理

疼痛的发生原因复杂，表现各异，老年患者对疼痛的耐受程度和治疗的反应差异较大，因此在治疗时应强调个体化。老年慢性疼痛治疗强调的是"多模式"方法，即药物和非药物结合。选择治疗方法时要考虑老年慢性疼痛和心理疾病的共存。治疗目标在于缓解疼痛和改善功能状态。老年人有可能担心服用止痛药伤害身体而自行停药或调整药物剂量从而不能很好地控制疼痛，因此应向老人耐心详细地解释止痛药的作用及不良反应至关重要，从而提高老年人服药的依从性。常用的镇痛药物包括以下几种。

1. 非甾体抗炎药（NSAIDs）　用于治疗肌肉和骨骼慢性疼痛综合征。所有的非甾体抗炎药都有比较接近的镇痛和抗炎效果，而且镇痛效果都有封顶效应。老年患者应用该类药物发生胃肠道出血的风险更大，尤其同时服用抗血小板聚集药或者抗凝药时，药物之间的相互作用增加了 NSAIDs 使用的风险。

2. 离子通道阻滞剂　多用于神经病理性疼痛，常用药物有钠离子通道阻滞剂卡马西平、奥卡西平和拉莫三嗪；钙离子通道阻滞剂加巴喷丁和普瑞巴林。这些药物可以单独使用或联合使用,常见不良反应包括眩晕和嗜睡。

3. 抗抑郁药物 主要包括三环类抗抑郁药,例如阿米替林和丙咪嗪等。老年人应用三环类药物的相对禁忌证包括既往有心脏疾病、便秘及尿潴留等。当慢性疼痛和焦虑、抑郁疾病共存时,联合用药效果更佳。

4. 肌松药 主要用于与肌肉痉挛或肌肉强直相关的疼痛治疗,常用药有巴氯芬和盐酸乙哌立松。可以减轻或缓解肌肉紧张引起的疼痛。

5. 阿片类药物 主要用于中重度疼痛的治疗。此类药物包括经皮芬太尼贴剂和阿片类片剂,贴剂是一种缓慢释放、透皮吸收的阿片类药物制剂,不良反应相对较少。阿片类镇痛药的主要不良反应包括胃肠道反应、尿潴留、神经系统症状、药物依赖等,其中最为严重的不良反应为呼吸抑制,老年人用药需要警惕药物过量引起呼吸抑制。

老年人各脏器功能减退,药动学发生改变,老年人对于镇痛药物的耐受性下降,无论何种类型的镇痛药,均应遵循安全性的原则。护理人员应掌握药物的作用及不良反应,指导老年人安全用药。

根据世界卫生组织(WHO)的三阶梯镇痛原则:第一阶梯用药包括非阿片类药物＋辅助药品;第二阶梯为弱阿片类药物＋非阿片类药物＋辅助药品;第三阶梯包括强阿片类药物＋非阿片类药物＋辅助药品。疼痛药物治疗时应注意五大原则:首先口服原则;按阶梯给药原则;按时给药原则;个体化治疗原则以及关注细节的原则。

(三)非药物干预

除镇痛药物的使用外,非药物干预方法在缓解老年人疼痛中也起到了至关重要的作用,综合的干预措施对于控制老年人疼痛更加有效和显著。常用的控制疼痛非药物干预手段包括如下几点。

1. 神经阻滞(nerve block, neural blockade) 是指在脑神经、脊神经、神经根、交感神经节等神经内或附近注入局麻药,一过性地阻断神经传导功能,达到解除疼痛、改善血液循环、治疗疼痛性疾病目的的方法。神经阻滞疗法除使用麻药外,常常在局麻药液中加入糖皮质激素、B族维生素等药物以及某些中药注射液。使用糖皮质激素类药物时,对于老年人,尤其对患有心血管疾病、糖尿病的老年人更应注意糖皮质激素的副作用,依据个人情况适当使用。

2. 微创介入手术 微创介入手术是在 X 线、CT、数字减影血管造影(DSA)或微型内镜引导下进行的精确病灶靶向操作各种定位下的神经毁损术、射频相关技术、椎间盘解压及纤维环成形术等,治疗各种慢性疼痛。但其远期效果尚不明确。

3. 物理治疗 物理治疗具有止痛、改善血液循环及营养神经的作用。神经肌肉电刺激疗法、正弦调制中频电疗法、超短波疗法、经皮神经电刺激疗法等都有不同程度的镇痛作用。

4. 心理干预 认知-行为治疗可增强对各种慢性疼痛过程的耐受性,包括认知疗法、行为治疗、精神分析、森田疗法等,是疼痛干预治疗的早期选择。

5. 自我应对策略 适应疼痛并相应地改变自身认知行为从而更好地接受疼痛是自我应对策略的目标。老年人慢性疼痛经常采用的自我应对策略有运动、坐下或躺下休息、转移注意力。运动是老年人使用频率最高的策略,国外的相关研究也显示,体育运动在疼痛控制中充当了重要角色。

（四）心理护理

任何可以使老年人精神愉快、情绪稳定的方法都可以提高疼痛阈值，减轻疼痛。对待老年人应具有同情心，热情诚恳，尊重其人格，耐心倾听其主诉，了解并满足其需要。在交流中应注重非语言沟通技巧，可采用触摸等方法给予安慰，减轻不适。引导老年人淡化疼痛意念，可鼓励患者进行力所能及的活动，也可采用读书、听音乐、深呼吸等方法分散患者注意力。应注重家庭成员在疼痛管理中的作用，帮助家人理解患者的疼痛，给予患者支持。

（五）健康教育

护士应向患者及家属进行健康宣教，促进患者进行疼痛的自我管理。使患者了解疼痛评估的方法及重要性，发生疼痛时可采取的缓解疼痛方法，规律的药物治疗对于慢性疼痛的重要性，提高患者的用药依从性。

第三节　坠　　床

坠床（falling bed）是指从床上掉落下来，意识不清、躁动不安、癫痫发作、不配合治疗的老人容易发生坠床。70岁以上老年人坠床是导致意外死亡的最主要原因，伴有头晕、乏力、感觉及运动系统障碍的心脑血管疾病老年患者是最易发生坠床的高危人群。坠床的后果包括引起局部皮肤损伤、肌肉拉伤、关节脱臼、骨折、颅内出血、意识障碍，甚至死亡。对北京有代表性的30家医院、养老院、社区等机构2896名老年人进行护理安全的现况调查发现，坠床是仅次于跌倒的第二大老年护理安全问题，发生率为3.9%，且随着年龄的增长，其发生率逐渐增加，多发生于夜间、晨起、午睡起床时。

【病因及危险因素】

1. 生理、疾病、用药、社会心理等因素　详见第一节"跌倒"。

2. 环境　床的高度、宽度、软硬不适宜，缺少床挡或床挡未拉起，床的稳定性差，以及老年人常用物品不能随手可得，如床头灯开关、呼叫器、水杯、手机、手表、尿壶、助行器等。尤其在患病住院期间，老年患者的适应能力差，周围陌生的床和房间及物品会增加心理压力，不能很快地适应新的环境。夜间卧床休息时未拉起床挡，尤其是使用气垫床的老年人，增加了床的高度，翻身时容易跌落床下，造成严重后果。

3. 缺乏照顾或照顾方法不当　患者自理能力下降时；缺乏家庭和社会的支持，或者老人的"不服老"心理，不愿麻烦周围的人，而自行下床如厕时；对于完全不自主或者躁动老人进行单人翻身或用力过猛等时。老年人自身或者照顾者安全意识薄弱易造成坠床的发生。

4. 躁动或精神障碍　躁动或精神障碍易发生坠床，不当或者过分约束也易导致坠床发生。

5. 手术患者围手术期转运　安全是手术成功的保障，转运老年手术患者时发生坠床将严重影响其健康。术前服用作用于中枢神经系统的药物如安定等，术后易发生谵妄及认知功能障碍，易引起坠床。

2015年京津冀发布实施的《老年护理常见风险防控要求》指出老年人坠床常见的风险

因素见表 7-2。

表 7-2　坠床的常见风险因素

项目	内容
生理功能	部分肢体活动功能障碍和自控体位能力下降等
既往史	有坠床史；患有心脑血管病、癫痫、帕金森病等
精神因素	存在谵妄、恐惧、躁动等症状
环境	床、平车未使用护栏，未采取固定措施
老年人或照顾者的认知	对坠床认知不足或无认知

【护理评估】

对于坠床的护理评估和跌倒有很多相似之处，主要包括老年人的一般情况、认知功能、生活依赖程度以及坠床风险程度的评估。

1. 一般资料评估　评估坠床老年人的身份、年龄、性别、事故发生的原因和时间日期，坠床的性质和部位，坠床时正在进行的动作、发生坠床前的征兆、坠床后的身体状况，是否出现相关损伤等。

2. 认知功能评估　应用简易智力状态检查量表（MMSE）或画钟试验评估老年人认知功能。

3. 日常生活能力评估　常用 Barthel 指数量表或 IADL 量表进行评估。

4. 坠床风险程度评估　通过对坠床风险的评估，可以对坠床细节问题进行很好的管理，从而预防坠床的发生。坠床危险评分表见表 7-3。

表 7-3　坠床危险评分表

序号	项目	评分
1	最近一年曾有不明原因坠床或跌倒经历	1
2	意识障碍	1
3	近期有癫痫病史	1
4	视力障碍	1
5	活动障碍、肢体偏瘫	3
6	年龄（70 岁以上）	1
7	体能虚弱	3
8	头晕、眩晕、体位性低血压	2
9	服用影响意识或活动的药物（散瞳药、镇静催眠药、降压利尿药、抗癫痫药及麻醉镇痛药）	1
10	吸毒、酗酒史	1
11	无人陪伴	1
12	使用气垫床	1

注：评分达 4 分及以上属于坠床高危人群，此量表可以评估老年人存在的坠床风险因素，初步筛选高危坠床老年人，做好预防性措施，对于存在的其他风险因素还需要更详尽的评估。

5. 身体状况 老年人坠床后可并发多种损伤,如软组织损伤、骨折、内脏器官受损等。因此,体检时要全面,首先检查其意识和生命体征,随后进行全身检查,包括头部、胸部、腹部、脊柱、四肢和骨盆、皮肤及神经系统,尤其应重点检查着地部位、受伤部位以及常见的受伤部位。

6. 社会-心理状况 坠床引起的身心损伤以及继发的并发症,导致老年人活动受限、生活需要照料、医疗费用增加,加重了老年人自身、家庭和社会的压力和负担。坠床造成的严重后果,使老年人产生对再坠床的恐惧感,这种心理使其不敢在床上活动或翻身,容易导致压疮的发生。

7. 辅助检查 坠床后并发骨折时,行 X 线检查;可疑并发头部损伤时,行头颅断层扫描(CT)或磁共振(MRI)检查等。

【常见护理诊断/问题】

1. 焦虑 与缺乏社会支持和害怕再次坠床有关。

2. 恐惧 与害怕再次坠床有关。

3. 行走障碍 与坠床后损伤和害怕再次坠床有关。

4. 急性疼痛 与坠床后损伤有关。

5. 废用综合征 与坠床后损伤有关。

6. 个人应对无效 与坠床后损伤有关。

7. 自理能力缺陷 与坠床后损伤和心理恐惧有关。

8. 有感染的风险 与坠床后组织损伤有关。

9. 健康维护能力下降 与坠床相关知识缺乏和依从性差有关。

【护理措施】

对存在坠床高危因素的老年人,要加强防护措施。

1. 躁动、意识障碍者应有专人陪护 对于躁动、意识障碍者,无论白天夜晚都应有专人陪护,教会陪护人员正确的照顾和陪护方法,如需要暂时离开,一定要给予适当的约束,最好确保轮流陪伴。

2. 心理疏导 对于有坠床史的老年人,要注意老年人的心理疏导,解决存在的心理问题,消除其恐惧心理,预防再坠床的发生。

3. 高危坠床老年人预防措施 高危坠床风险老年人,床头悬挂防坠床温馨提示语,提示陪护及患者注意坠床的危险因素,同时制定针对性的防坠床措施,对陪护和老年人进行宣教。

4. 夜间防坠床措施 晚上睡前将老年人夜间所需物品放置在伸手可及处,保证夜间适宜的灯光,拉好床挡,将床放在最低位,床制动稳定,气垫床置于适当挡位,防止老年人翻身时坠床。刚入院患者由于对周围环境不熟悉,护士在夜间应加强巡视。

5. 围手术期防坠床措施 随着人口老龄化的加快和医学的发展,老年患者的手术也越来越多。围手术期患者坠床将严重影响老年人健康,关系手术的成功与否。因此对于围手术期老年患者,要确保转运的安全,转运设备床要能够被锁定,床挡要足够高,床垫不易滑动,要有安全约束带。转运过程要确保转运床和病床的紧密性,拉起双侧床挡,保证患者在转运人员视线之内,确保老年患者的安全,尤其要防止体位改变等引起的体位性低血压的风险,同时要保证患者的保暖和舒适。

6. 健康宣教 居家生活时,对于行动不便、自理能力下降的老人,加强安全意识的宣教,让老人和陪护认识到安全的重要性,可以选用相似案例,告知坠床后的严重后果。平时活动时,教会老人学会借助于周围固定的物体活动,保证陪人不离眼;教会老人在床上进行主动运动四肢关节、抗阻力运动、平衡功能训练等。

第四节 晕 厥

晕厥(syncope)亦称昏厥,是由于一过性广泛性脑供血不足所致的短暂意识丧失状态,发作时患者因肌张力消失不能保持正常姿势而倒地。一般为突然发作,迅速恢复,很少有后遗症。有些晕厥有先兆症状,更多的是无先兆症状。意识丧失突然发生,通常随着晕厥的恢复,行为和定向力也立即恢复。有时可出现逆行性遗忘,多见于老年患者。有时晕厥恢复后有明显的乏力。典型的晕厥发作是短暂的,血管迷走性晕厥的意识完全丧失的时间常常不超过 20 秒。

晕厥与昏迷不同,昏迷的意识丧失时间较长,恢复较难。晕厥与休克的区别在于休克早期无意识障碍,周围循环衰竭征象较明显而持久。晕厥是临床常见的综合征,具有致残甚至致死的危险,对晕厥患者不可忽视,应及时救治。

晕厥在普通人群中并不少见,首次发作常出现于特定年龄。反射性晕厥是目前最常见的晕厥类型。晕厥发作有两个高峰年龄,第一个在 15～24 岁,15 岁左右时首次晕厥的发生率女性可达 47%,男性为 31%,超过 65 岁以上人群中又出现一个发病高峰。在养老院中晕厥发生率比家庭老年人高 6%,复发率可高达 30%。资料表明,晕厥在医院就诊患者中也占有一定比例,急诊科患者为 3%～5%,住院患者为 1%～3%。晕厥患者的预后取决于晕厥的病因,所受外伤情况及老龄因素。年龄增大本身即为预后不良的标志。心源性晕厥的死亡率高于非心源性和不明原因的晕厥,器质性心脏病史是预测死亡危险最重要的指标。预后较好的晕厥往往是:心电图正常、无器质性心脏病、平素健康;神经介导的反射性晕厥综合征;体位性低血压性晕厥;不明原因性晕厥。

【病因】

导致老年患者晕厥的最常见原因为神经介导性和心源性,前者包括体位性低血压、颈动脉窦综合征等,后者包括多种心脏器质性疾病和快速/缓慢性心律失常。老年人常见晕厥类型如下。

1. 体位性低血压性晕厥 体位性低血压定义为从仰卧位改为直立位时,收缩压降低 20 mmHg 或舒张压降低 10 mmHg 以上。表现为在体位骤变,主要由卧位或蹲位突然站起时发生晕厥。体位性低血压是晕厥的重要原因之一,大于 65 岁的老年人约有 32% 有体位性低血压,并有可能是引起晕厥的病因。

发病机制可以分为两类:一为压力感受器反射弧受损,基础病多为糖尿病、多发性神经病、脑干肿瘤、急性脑血管病、多发性硬化以及某些药物;另一原因为低血容量使心排出量减少,如失血、使用利尿剂、肾上腺皮质功能不全、重度下肢静脉曲张、使用了血管扩张药等。

体位性低血压在患者变换体位时发生,多发生于从卧位或久蹲位突然转为直立位的短暂时间内,轻者有头晕、眩晕、眼花、下肢发软,重者发生晕厥。意识丧失时间短,血压急剧下降,心率无大变化,立即卧倒症状可缓解。

2. 颈动脉窦性晕厥 颈动脉窦性晕厥也称为颈动脉窦综合征,由于颈动脉窦反射过敏所致。健康老年人群中有 30% 患有颈动脉窦过敏症,而伴有冠心病或高血压的患者中其发病率更高。由于颈动脉窦附近病变,如局部动脉硬化、动脉炎、颈动脉窦周围淋巴结炎或淋巴结肿大、肿瘤以及瘢痕压迫或颈动脉窦受刺激,致迷走神经兴奋、心率减慢、心排血量减少、血压下降致脑供血不足,可表现为发作性晕厥或伴有抽搐。常见的诱因有用手压迫颈动脉窦、突然转头、衣领过紧等。

大多数患者在直立位时发作,突然发生,经常跌倒,与心源性晕厥相似,发作迅速,无任何预感,意识丧失时间很少超过 30 秒,清醒后迅即恢复知觉。

3. 心源性晕厥 心源性晕厥是因心脏病心排血量突然减少或心脏停搏导致脑血流减少而引起的晕厥。常见的原因为严重的心律失常。正常情况下,心率低至 35～40 次/分或高于 150 次/分均能耐受,尤其是在卧位时。心率变化超过此极限可影响心排血量而导致晕厥,站立位、贫血、冠心病和心脏瓣膜病患者更易发生。QT 间期延长综合征、室上性心动过速、阵发性室速、心肌病、原发性肺动脉高压、右室流出道梗阻等原因均可能引起晕厥。

如果患者处于直立位,心脏停搏 4～8 秒即可引起晕厥。老年患者需特别关注其晕厥原因是否为心源性。如大脑缺血超过 15～20 秒可能出现肌阵挛发作,随着停搏时间的延长,肌阵挛消失而出现强直性阵挛和鼾声呼吸,面色由灰白色变为发绀,出现尿失禁、瞳孔固定和双侧 Babinski 征。当心脏活动恢复时,颜面及颈部开始发红,由可靠的目击者提供的症状发生顺序有助于晕厥与癫痫的鉴别。动态心电图检查为一种监测心律失常所致晕厥的好方法,延长监测时间可增加检出的概率。

4. 脑源性晕厥 脑部血管或主要供应脑部血液的血管发生循环障碍,可导致一时性广泛性脑供血不足。如脑动脉硬化可引起血管腔变窄,高血压病引起脑动脉痉挛,偏头痛及颈椎病时基底动脉舒缩障碍,各种原因所致的脑动脉微栓塞、动脉炎等病变均可出现晕厥。其中短暂性脑缺血发作可表现为多种神经功能障碍症状。由于损害的血管不同而表现多样化,如偏瘫、肢体麻木、语言障碍等。

5. 血管迷走性晕厥 血管迷走性晕厥是整体人群中最常见的一种晕厥类型。晕厥发作的常见诱因是强烈的情感和精神刺激,身体创伤,紧张、恐惧、疼痛、过度悲伤等均可通过神经反射引起迷走神经兴奋,导致外周小血管广泛扩张、心率减慢、血压下降和脑血流量减少而产生晕厥。

晕厥前期有头晕、眩晕、恶心、上腹不适、面色苍白、肢体发软、坐立不安和焦虑等,持续数分钟继而突然意识丧失,常伴有血压下降、脉搏微弱,持续数秒或数分钟后可自然苏醒,无后遗症。

【护理评估】

(一)健康史

既往病史(低血压、心脏器质性疾病和快速/缓慢性心律失常),过敏史,服药史(利尿剂、降压药、抗心律失常药等），有无出血、发热等，是否来自热环境，有无体位改变或运动等诱因。

（二）身心状况

1. 症状 晕厥是一种发作性症状，往往患者来院时已恢复意识，故询问病史及目击者的讲述非常重要。老年人由于年龄的增加，各器官功能的减退、认知功能的下降致使其临床表现多不典型。

晕厥前期会出现短暂、显著的自主神经和脑功能低下的症状，如头晕、昏沉眼花、面色苍白、出汗、恶心、神志恍惚、视物模糊、注意力不集中、耳鸣、全身无力、打哈欠、上腹部不适和肢端发冷等。

晕厥期患者感觉眼前发黑，站立不稳，短暂意识丧失而倒地，意识丧失的程度和持续时间不尽相同，常在数秒至数十秒后迅速苏醒。

晕厥后期患者一旦处于平卧位则脑血流恢复，脉搏逐渐变得有力，面色开始恢复正常，呼吸变得快而深，意识很快恢复，但仍可见面色苍白、恶心、出汗、周身无力或不适等，并可有头痛，经数分钟或数 10 分钟休息可缓解，不遗留任何后遗症。较重者可有轻度遗忘和精神恍惚，需 1～2 天恢复。若意识丧失持续 15～20 秒，则可能会出现抽搐发作（痉挛性晕厥），但其持续时间更短，仅有轻微的肢体和躯干肌阵挛、面肌颤动或躯干强直、牙关紧闭，发生全面性阵挛性发作极少见，需注意与癫痫发作区分。

2. 体征 晕厥发作时可伴有血压下降，脉搏细弱（40～50 次/分），瞳孔散大，肌张力减小等，一般无括约肌障碍，偶有尿失禁，但神经系统检查无明显阳性体征。收缩压常常降至60 mmHg 或以下，呼吸弱甚至难以察觉。

3. 社会-心理状况 发作前有无恐惧、焦虑、情绪激动等不良情绪。

4. 辅助检查 动态心电图监测可判定晕厥是否为心律失常所致；颈动脉窦按摩可能对诊断颈动脉窦性晕厥有益；血压体位试验有助于疑似病例的诊断，但体位性低血压在老年患者中常不易被诱发，24 小时动态血压监测将有助于诊断。

知识链接

血压体位试验

患者平卧 2 分钟后测量血压，再令其站立 3 分钟测立位血压；5 分钟后按此顺序复测一次。正常人站立时收缩压下降，一般不超过 20 mmHg，舒张压不下降，通过躯体调节反射在 30～40 秒内血压回升。如直立位收缩压下降了 20 mmHg 以上，舒张压下降了 10 mmHg，且较长时间不恢复，同时出现脑缺血症状者，可诊断为体位性低血压。若试验阴性，可嘱患者在试验前先做体力活动，引起小血管扩张则较易诱发。

【常见护理诊断/问题】

1. 有脑组织灌注无效的危险 与患者晕厥发生时短时间内脑血流灌注不足有关。

2. 焦虑 与晕厥发生所造成的不适及害怕晕厥再次发生有关。

3. 潜在并发症：有受伤的危险 与患者短暂意识丧失有关。

【护理措施】

（一）一般护理

1. 环境　注意老年晕厥患者的自我保护措施。老年人晕厥时常发生骨折或其他损伤，对晕厥经常复发的患者，应在浴室地板和浴缸里加铺垫子，房间尽可能配置地毯，卫生间、走廊等区域配置合适扶手。

考点提示

老年人晕厥后的处理方法

2. 休息与活动　患者出现了晕厥的前驱症状或已丧失意识时，应立即将患者置于使脑血流最大的位置，最好为仰卧位并将双腿抬高，解开紧身衣，头转向一侧，以防舌后坠，避免吸入呕吐物。体力未恢复前不要站立。血容量不足的患者变换体位时勿过急、过猛。

3. 饮食　患者意识未恢复前不要经口服用任何食物和水。低血糖患者应进食后再活动，避免低血糖性晕厥。

4. 病情监测　监测患者血压、心率、血糖，必要时给予心电监测，备好除颤仪、简易呼吸器等急救物品，并做好记录。观察发病的频度、持续时间、缓解时间、伴随症状及有无诱发因素；观察急救处置效果。

（二）用药护理

服用可能引起体位性低血压的药物，如β受体阻滞剂、利尿剂、抗抑郁药时，应尽量减少活动，必要时有人陪护。发作时有明显心动过缓或低血压的患者可分别使用阿托品或麻黄素类药物，如阿托品无效，可考虑安装双腔起搏器。

（三）心理护理

进行护理操作时合理解释，鼓励患者表达不适感觉，尽可能消除恐惧心理，有晕针、晕血、低血糖或高度精神紧张患者尽量卧位操作。发生晕厥时患者主要是紧张和恐惧，特别是曾经发生过晕厥的患者会害怕再次发生晕厥，完成日常生活的自信心下降。护士应评估患者的心理状况及日常生活能力，有针对性地进行心理护理，分散患者的注意力，鼓励患者多与他人交往，参加社会活动，同时指导患者循序渐进地完成力所能及的日常生活活动，提高患者的自信心，减轻焦虑和恐惧。

（四）健康教育

向患者及家属详细讲解体位性低血压的发病原因、临床表现、处理措施、预防方法，提高患者自我保护意识。指导患者避免危险因素，包括心理方面、生活方面、环境方面的因素，由于老年人记忆功能减退，必要时给予书面指导；指导有体位性低血压患者，久坐后或久蹲后避免突然站立，应先活动双腿，确保起立和行走时无头晕，必要时可穿紧身弹性腹带和弹力袜；对于颈动脉窦性晕厥的患者应尽量减少跌倒风险，松解衣领，学会侧视时转身而不转头；晕厥易复发患者，尽量减少活动；心脏疾病原因引起的应积极治疗原发病。给患者建立随身健康卡，写明患者的姓名、年龄、家庭住址、联系方式、疾病名称、所服药物等，一旦出现体位性低血压等意外情况，便于周围人员进行救治。

第五节 噎 呛

【概述】

（一）定义

随着机体老化，老年人神经系统发生改变，发生噎呛的风险增高。噎呛（choke）是指进食时食物噎在食管的某一位置，或呛到咽喉部、气管而引起的呛咳、呼吸困难，甚至误吸。噎呛可表现为进食时突然不能说话、欲说无声，大量食物积存于口腔、咽喉前庭，患者面部涨红，可伴有咳嗽反射、胸闷；若食物误吸入气道，患者会表现为呛咳明显、呼吸困难、面色苍白、口唇发绀、烦躁不安、意识不清，甚至窒息。

误吸是指进食（或非进食）时，有数量不一的食物、口腔内分泌物或胃食管反流物等进入声门以下的气道，可引起呛咳、肺部感染、窒息甚至死亡。根据患者发生误吸时是否存在咳嗽和呛咳症状，可将其分为显性误吸和隐性误吸。显性误吸又称症状性误吸，是指食物或液体进入声带水平以下的气道出现咳嗽或呛咳等外部症状。隐性误吸又称为无症状性误吸或沉默性误吸，是指食物或液体进入声带水平以下的气道而不出现咳嗽或任何外部症状。误吸严重威胁老年人的健康，是造成肺部感染的主要原因之一，甚至因气道堵塞导致窒息死亡。

（二）老年人吞咽功能改变

吞咽是一个复杂的过程，典型的吞咽过程包括四个阶段。口腔准备期：食物或液体到口中咀嚼、与唾液混合后形成有黏性的食团的过程。口腔运输期：该阶段开始于舌连续地将食团向硬腭挤压、向口咽部推进。咽部运输期：食团通过咽喉，触发吞咽反射，导致咽部的多个生理动作同时发生，使食物进入食管。食管期：食团通过环咽括约肌时，食团在关闭的气道上移动，通过食管近端的环咽括约肌进入食管。

口咽性吞咽障碍是指吞咽启动过程或将食团从口腔推送入食管过程中存在障碍。某些神经系统疾病，例如脑卒中、阿尔茨海默病、帕金森病等均可使老年人吞咽障碍的风险增加。该类患者在进食稀薄的液体时常常出现咳嗽或气道阻塞，出现声音嘶哑或流涎。

食管性吞咽障碍定义为食物进入食管功能下降。一些食管性疾病如食管狭窄、痉挛、失弛缓症等影响食物通过食管进入胃。食管括约肌的损伤或无力可使吞咽下的食物反流入喉，患者常出现上胸部疼痛或食物反流，症状包括食管有异物感、胃灼热。

【病因】

随着年龄的增长，多种因素和疾病的共存状态增加了老年人发生噎呛的机会，加之年龄增长引发了老年人生理功能的减退，各种中枢神经系统和外周神经系统疾病，累及口咽、食管感觉或运动的疾病，以及精神心理性问题、药物因素均可导致吞咽障碍和误吸的发生。其主要原因分述如下。

1. 年龄 与吞咽相关的器官发生年龄相关变化，影响吞咽的完整性。老年人的牙齿缺失、牙周疾病、不合适的义齿或由口腔干燥引起的吞咽分泌失调，使食团在口腔吞咽阶段准备不充分。肌肉骨骼因素如咀嚼肌无力、颞下颌关节炎、下颚骨质疏松症、舌强度和口咽活动协调性的变化,喉的高度降低,环咽肌功能下降等会使吞咽效率降低。此外,多数老年人的味觉、温度觉和触觉会发生退变,这种对感官皮质运动反馈环的破坏会妨碍食团恰当地成形,干扰吞咽肌对食物的控制。

2. 神经系统疾病 老年人群神经系统疾病的患病率高,如脑卒中、脑损伤、阿尔茨海默病、其他痴呆综合征、帕金森病等均可使老年人发生吞咽障碍的风险增加。老年人存在不同程度的认知功能下降,同样对吞咽功能造成影响,严重的老年痴呆患者可能完全丧失吞咽功能。

3. 头颈部疾病及损伤 众多涉及头颈部的常见问题会损害完成吞咽动作的相关肌肉,增加发生吞咽障碍的风险。如头颈部损伤、癌症、复合传染病、甲状腺疾病和糖尿病均与年龄相关的吞咽障碍有关。

4. 药物 老年人服用的有些药物对吞咽功能造成不利影响。据统计,超过2000种药物可通过抗胆碱能机制引起口腔干燥或唾液分泌减少,包括常见的抗抑郁药、抗组胺药、抗精神病药和降压药。有些药物如钙离子拮抗剂、硝酸盐会直接使食管括约肌松弛,增加胃食管反流,间接影响吞咽功能。一些抗精神病药物会导致神经肌肉反应延迟或锥体外系反应,进而影响舌和延髓肌肉组织,最终引起吞咽障碍。

【护理评估】

对于有吞咽困难风险的患者在给予进食之前应进行评估,了解吞咽功能状态。目前,常用的方法包括以下几种。

(一)洼田饮水试验

洼田饮水试验是由日本学者洼田俊夫提出,目前广泛应用于临床,适用于神志清楚、检查合作的患者。方法是让患者端坐,喝下30 ml温开水,观察所需时间和有无呛咳情况。具体判断标准见表7-4。洼田饮水试验具有较好的灵敏度和特异性,但由于此方法仅以临床症状为依据,存在漏诊隐性误吸的可能性。另外,该方法要求患者神志清楚,并能够按照指令完成试验,为临床判断带来了局限性。需要注意的是在做洼田饮水试验时应避免告知患者,以免因患者情绪紧张而影响判断分级结果。洼田饮水试验等级为3~5级者提示其吞咽功能存在异常,建议采用管饲饮食。

表7-4 洼田饮水试验

级别	等级	内容
1级	优	能顺利地一次性将水咽下
2级	良	分2次以上咽下,但不呛咳
3级	中	能1次咽下,但有呛咳
4级	可	分2次以上咽下,有呛咳
5级	差	频繁呛咳,不能全部咽下

注:正常(1级,5秒之内);可疑(1级,5秒以上或2级);异常(3~5级)。

(二)标准吞咽功能评估

标准吞咽功能评估(standardized swallowing assessment,SSA)是一种简便的床旁吞

咽功能检查方法,由曼彻斯特大学医学院语言治疗科编制。该评估分3步进行,共18个项目。第一步,检查患者是否意识清楚、能否控制体位、维持头部位置、自主咳嗽能力、有无流涎、舌的活动范围、有无呼吸困难、有无构音障碍等8个项目,根据评分标准打分,总分8~23分,如上述指标均无异常,进入下一步。第二步,让患者直立坐位下依次吞咽5 ml 水3次,在患者每次吞咽水的过程中及吞咽后观察有无以下情况:水溢出口外、缺乏吞咽动作、重复吞咽、吞咽时咳嗽或气促、饮水后发音异常等5个项目,评分5~11分,重复3次。若每次评分均为5分,且完成2次以上者,可进行第三步60 ml 饮水试验。观察是否能够将水全部饮完、吞咽中或吞咽后有无咳嗽、吞咽中或吞咽后有无喘息、吞咽后是否存在发音异常、初步判断误吸是否存在等5个指标。试验总分越高说明吞咽功能越差。有研究者将其应用于80岁以上高龄患者,验证SSA在高龄患者护理评估中具有良好的信效度。该方法的不足之处在于量表的项目较多,花费时间长。

(三)电视 X 线透视吞咽功能检查

电视 X 线透视吞咽功能检查(video fluoroscopic swallowing study,VFSS)能直接观察到受检者吞咽器官的活动状态,被认为是吞咽评估的金标准。VFSS是通过进食一定量混有钡剂的不同黏稠度食物或液体,同时进行侧位和前后位X线透视,显示吞咽的动态过程,从而了解患者的吞咽功能和解剖结构有无异常,判断误吸的原因,指导治疗,同时对隐形误吸的判断有较高的价值。VFSS还可以测定咽部通过时间,对于预测吸入性肺炎的风险非常有价值。因此,应用VFSS可以提高脑卒中后误吸尤其是隐性误吸的确诊。对于治疗效果不佳者,应用此评价方法可进一步明确吞咽障碍发生部位,采取针对性康复训练。此项检查评估方法也存在下列局限性:患者在检查过程中会接收到电离辐射;咽下的物质是钡,而不是食物,可能由于食物的口味和质地不同影响结果。

(四)身心状况

1. 身体状况 进食时出现噎呛后,可表现为突然不能说话,并出现窒息的痛苦表情,呼吸困难,面色苍白或青紫,瞳孔散大;患者双手乱抓,或用手按住颈部或胸部,并用手指口腔;如为部分气道阻塞,可出现剧烈咳嗽,咳嗽间歇有哮鸣音;进食时突然猝倒,意识不清,烦躁不安。如不及时解除梗阻,可出现大小便失禁,鼻出血,抽搐,昏迷,甚至呼吸心跳停止。

2. 心理-社会状况 噎呛时的痛苦感受及抢救不及时造成的严重后果,使老年人对再噎呛产生恐惧等一系列心理问题。为了避免再噎呛的发生,老年人在生活中需他人的帮助,使生活照料费用增加,加重了老年人自身、家庭和社会的压力和负担。

3. 辅助检查 可选脑电图、CT、X线、心电图等检查手段,以明确引起噎呛的原因、部位,并与其他疾病进行鉴别诊断。

【常见护理诊断/问题】

1. 吞咽困难 与老年人生理功能减退及患有相关疾病有关。

2. 有窒息的危险 与吞咽功能障碍导致误吸有关。

3. 有感染的危险 与吞咽功能障碍导致误吸,易发生吸入性肺炎有关。

4. 进食自理缺陷 与老年人生理功能减退及患有相关疾病有关。

5. 焦虑 与噎呛导致不适及发生误吸后肺部感染有关。

6. 恐惧 与噎呛导致不适及发生误吸后肺部感染有关。

【护理措施】

（一）一般护理

1. 环境 老年人应保持良好的饮食习惯,进食时应保持环境安静,避免打扰。意识清醒的老年人进食时,应保持体位舒适,采取坐位或半卧位,颈部直立或采取低头姿势,低头吞咽可保持气道通畅,降低食团通过的速度,避免食物和液体过快流入咽喉,同时可减少鼻腔回流的概率。老年人进餐后不可立即躺下,应保持坐位或半卧位姿势30～60分钟,以免因食物反流造成误吸。对于偏瘫患者,可把患者头部转向偏瘫的一侧,起到有效关闭该侧的食团入口的作用,使食团顺利进入未瘫痪的咽部通道。进食后注意口腔清洁,进餐后应进行仔细的口腔清洁,以防止口腔内残留食物在患者改变体位时引起误吸。

2. 休息与活动 循序渐进的肌肉训练对于老年人较为安全、有效,可改善老年人的吞咽功能,下面是康复锻炼的两种不同运动疗法。

一种是简单的6周等压、等容颈部运动,患者仰卧,按规定的次数(每日1～2次,每次15～20下)重复抬起头部(肩部放平)。可使影响吞咽的食管上括约肌开口的病理情况得到改善,推测是由于强化了下颌舌骨、颏舌骨肌肉组织的原因,可能还因二腹肌前段得到了锻炼。

另一种对老年吞咽障碍患者有效的运动疗法包括舌的8周等容抗阻运动,方法为伸舌尖在口腔内左右用力顶两侧颊部,并沿口腔前庭沟做换转运动。结果显示通过降低气管侵入、增加舌压和舌部结构(尤其是MRI测量的体积和尺寸)提高了急慢性脑卒中患者的吞咽安全性。这些发现提示,以延髓支配的头颈部肌肉组织为中心的康复运动可使老年吞咽障碍患者获益。这些方法不仅能显著提高食团在口腔内运送的正确性和安全性,还会改善健康状况,提高生活质量。

3. 饮食 老年人饮食宜细软、刺激性小,避免干硬、黏滞、带刺带骨食物。改良食物性状是预防误吸最常见的干预手段。稀薄的液体可增加老年人误吸的风险,可使用凝固粉或藕粉增加食物黏稠度,可将肉类、果蔬类、麦谷类食品用搅拌机搅碎,使食物密度均匀、黏性适当、不易松散,容易通过咽部及食道,不易残留。同时保留了食物的部分味道,易于患者接受,提高依从性,最大限度地降低误吸,防止吸入性肺炎的发生。

提倡健康老年人细嚼慢咽,不要一口摄入多种食物或饮料,可建议老年人进食时使用较小茶匙控制每口进食量。对于吞咽功能不全的老年人在喂食时必须确保在上一口食物完全吞咽后再喂下一口。偏瘫患者,如一侧咀嚼无力,应使用较有力的一侧咀嚼。

4. 病情监测 噎呛高风险患者应引起高度关注并教会患者及家属进食的注意事项,做好健康宣教工作,预防噎呛的发生。一旦发生噎呛,注意观察有无吸入性肺炎。

知识链接

吸入性肺炎的症状及预防

老年人吸入性肺炎的症状往往不典型,仅有50%的人群表现出典型的发热和咳嗽。呼吸急促(呼吸频率大于26次/分)常常是吸入性肺炎的早期临床表现,有时伴有咳嗽、呼吸困难或异常呼吸音。往往一些与呼吸状态不相关的症状表现很明显,包括基础功能状态改变、神志改变、全身无力、食欲下降。患者并存的慢性阻塞性肺疾病或慢性心功能不全可能会部分掩盖吸入性肺炎的症状,使症状表现得不典型。

多种措施可以降低吸入性肺炎的风险,包括加强口腔卫生,调整食物黏稠度和调整吞咽姿势。过去数十年中大量研究证明,调整吞咽姿势是有效降低或消除误吸发生的措施,尤其对有脑卒中、头外伤或头颈部肿瘤患者来说更加有效。

(二)用药护理

老年人因各种疾病服用影响吞咽功能的药物时,应向其说明药物的副作用,加强预防噎呛及误吸的指导。尽量减少给老年人服用不易吞咽的大药丸,必须服用时可根据药物特点给予研磨、与食物混合等方式服用。

(三)心理护理

老年人应保持良好的饮食习惯,情绪不稳定时不宜进食,进食过程中不宜说话,预防噎呛。在噎呛发生后,应及时稳定患者情绪,安慰患者,以缓解其紧张情绪。当患者意识清楚回想起窒息的情景时总是精神紧张,严重者产生拒食情绪,此时护士应安慰患者,告知患者可以通过有效的预防措施来防止噎呛的发生,引导患者接受由于吞咽障碍导致的进食困难的现实,减轻或消除焦虑、恐惧心理。

(四)健康教育

教会老年人及照护者发生噎呛的紧急救护措施,如患者处于清醒状态,可立即采用Heimlich急救法施救。向患者及照护者进行健康宣教,进行吞咽功能锻炼指导、舌肌运动锻炼及面部肌肉锻炼(指导患者进行皱眉、鼓腮、露齿、龇牙、张口等动作)。

知识链接

发生噎呛的急救措施

如患者处于清醒状态,可立即采用 Heimlich 急救法施救(图 7-8),具体步骤如下:①护士帮助患者取站立位并站在患者背后,用双手臂由腋下环绕患者腰部;②一手握拳,将拳头的拇指一侧放在患者的胸廓下段与脐上的腹部位置;③用另一只手抓住拳头,肘部张开,用快速向上的冲击力挤压患者腹部;④反复重复步骤③,直至异物吐出。

如患者意识不清,可立即采用环甲膜穿刺术,应将患者置于平卧位,肩下垫枕抬高,颈部伸直,摸清环状软骨下缘和环状软骨上缘的中间部位,即环甲韧带(在喉结下方),稳准地刺入一个粗针头(12～18 号)于气管内,以暂时缓解缺氧状态,以争取时间进行抢救,必要时配合医生进行气管切开术。

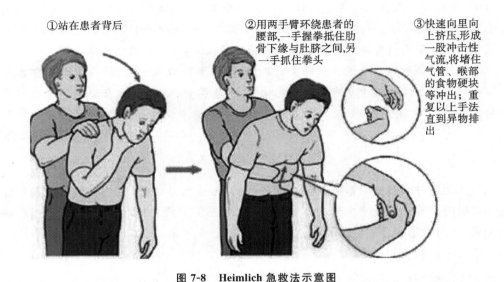

①站在患者背后　　②用两手臂环绕患者的腰部，一手握拳抵住肋骨下缘与肚脐之间，另一手抓住拳头　　③快速向里向上挤压，形成一股冲击性气流，将堵住气管、喉部的食物硬块等冲出；重复以上手法直到异物排出

图 7-8　Heimlich 急救法示意图

第六节　谵　妄

　　谵妄（delirium）是一组临床综合征，既往曾被冠以急性意识模糊状态、急性脑病综合征、急性脑衰竭等名称，其实质是一组以意识障碍为核心症状的神经精神症状群，通常急性发作，症状起伏不定，在意识水平降低的背景上出现丰富、形象、生动的错觉与幻觉，以幻视居多，导致广泛的认知功能损害、注意障碍、睡眠-觉醒周期紊乱和精神运动行为障碍。患者对周围环境的认识及反应能力下降，可表现为紧张、恐惧和兴奋不安，甚至可出现冲动和攻击行为。病情常呈波动性，夜间加重，白天减轻，常持续数小时至数天。

　　【病因】

　　引起谵妄的常见神经系统疾病有脑炎、脑血管病、脑外伤及代谢性脑病，其他系统疾病也可引起谵妄，如酸碱平衡及水和电解质紊乱、营养物质缺乏、高热、中毒等。老年人谵妄的原因十分复杂，常为多因素病因共同作用于易患个体所致，几乎所有的躯体疾病都有引起谵妄的潜在可能性。

　　1. 年龄相关性因素　老年人脑及特殊感觉器官衰老，特别是脑变性疾病使乙酰胆碱的合成减少，正常记忆、学习、注意、警觉状态和睡眠-觉醒周期受影响；丘脑下部神经核的衰老（如大脑皮质细胞损害、树突减少、前脑皮质、海马体和蓝斑损害等）使老年人内环境保持稳定性的调节能力降低；老年人脑血流量和葡萄糖代谢均降低；衰老的脑组织对任何原因的低氧血症都有高度易损性，导致谵妄发生；衰老导致药物代谢机能下降或损害，老年人对药源性谵妄有高度易感性。

　　2. 基础疾病因素　谵妄通常预示着患者存在较为严重的器质性疾病，各个系统的急性疾病、各种感染、创伤、手术、疼痛及精神紧张等均可诱发谵妄发作,全身各个系统的慢性疾病也是谵妄发作的潜在病因。而老年人常多病并存,更易出现谵妄。老年患者原发疾病的症状可不明显,而主要表现为谵妄状态。常见引起谵妄的疾病包括心血管疾病、各种感染、戒断症状、营养性疾病、体液和电解质失衡、内分泌疾病、手术或外伤、代谢性疾病和脑血管病等。

3. 药物因素 谵妄可由药物或药物减量或停用导致,很多药物及其代谢产物可以诱发谵妄,大约 40% 的谵妄是因使用一种或多种药物引起的。老年患者常同时服用多种药物,且对脂溶性药物代谢缓慢,因此更易出现谵妄。常见的引起谵妄的药物包括利尿剂、镇静剂、安眠药、止痛药、抗组胺药、抗震颤麻痹药、抗抑郁药、抗精神病药及洋地黄类药等。

4. 易感因素 有些因素使患者出现谵妄的危险性增加,主要包括老年、男性、有视力或听力减退、病前存在认知功能障碍或痴呆,患有精神疾病或情感障碍、慢性疾病、各种严重的基础疾病,长期使用精神活性药物或多药联合,酒瘾,活动受限或躯体约束,长期居住疗养院,心理防御机制弱等。

5. 诱发因素 物质依赖、脱水、疼痛、睡眠或感觉剥夺等亦可引起老年人谵妄。在衰老或躯体因素所致脑损害基础上,老年人对广泛的心理社会紧张性刺激具有易损性,尤以丧偶寡居、迁居后的环境陌生及家庭破裂等生活重大应激事件更易诱发谵妄。

【护理评估】

（一）健康史

既往史(如心脑血管疾病、戒断症状、手术或外伤等)、年龄、服药史(包括所有的处方和非处方药物及最近的服药变化)、饮酒史,并了解患者最近的环境变化。

（二）身心状况

1. 症状 谵妄的典型表现为急性起病的波动性意识障碍和注意力下降。其他核心症状包括记忆障碍、定向障碍、语言障碍、思维混乱及睡眠觉醒周期改变。另外,还有精神症状、情感变化及不同程度的运动症状。具体如下。

（1）意识障碍:患者意识清晰度下降,定向力障碍,思维、言语不连贯,可出现大量的错觉和幻觉,尤以视幻觉多见,事后不能回忆。

（2）注意障碍:主要表现为注意力下降,难以完成指令性任务。交谈时重复提问才能回答且不切题,注意力不能及时转换到新问题上。

（3）认知障碍:时间、地点、人物定向混乱,思维不连贯,记忆力缺损,注意力涣散。

（4）睡眠-觉醒周期障碍:白天困倦,夜间睡眠减少。

（5）精神运动障碍:活动过多,兴奋多语,有攻击冲动,或者活动过少,情感淡漠,昏睡等。

症状可在几小时内出现并迅速达到高峰,症状可持续数小时、数日或数月,但严重程度相对不恒定,每天都可有明显波动。波动性病程是谵妄的另一个主要特点,症状严重程度可在 24 小时之内迅速变化,通常昼轻夜重,称为"日落效应"(sundown effect)。

2. 体征 观察生命体征、意识、瞳孔的变化:因谵妄患者多有躯体疾病,故应每 4 小时测一次生命体征;对头颅疾病患者,随时观察患者的意识改变、瞳孔大小的变化、对光反应,及时发现脑疝的前兆。详细的体格检查和神经系统查体有助于寻找可能引起谵妄的各种疾病。

3. 社会-心理状况 有无焦虑、紧张、抑郁或易激惹、欣快等情绪紊乱,有无社会家庭重大应激事件发生,如丧偶、离异、搬迁等。

4. 辅助检查 根据患者基础疾病需要进行各项基础实验室检查,辅助检查包括神经系统躯体检查、心电图、脑电图及脑影像学检查等,其中脑影像学检查对谵妄的诊断具有重要的参考价值。

5. 认知评估 为识别谵妄或有谵妄危险的患者,对 65 岁以上的老年患者,可应用简短精神测验评分(abbreviated mental test score,AMT)、六项筛查(six-item screener,SIS)、简明精神状态量表(mini mental state examination,MMSE)或画钟试验等进行评估。

注意力测验可用系列 7 或 3 减法试验,或从 20 至 1 倒数,或倒数月份,或反转数字广度试验等检测。也可测验患者注意力障碍对记忆的影响,如让患者记住检查者的名字或某种物品,2 分钟后要求患者回忆。

意识模糊评估方法(confusion assessment method,CAM)是一个简洁有效的诊断工具,被广泛用于谵妄的识别。评估要求在 5 分钟内完成,可由非精神科医生使用,可作为标准的谵妄评估与诊断筛查方法,敏感度 71%~100%,特异性 90%~95%。

【常见护理诊断/问题】

1. 睡眠型态紊乱 与睡眠-觉醒周期障碍有关。

2. 语言沟通障碍 与意识障碍有关。

3. 感知觉紊乱 与意识障碍、注意障碍及认知障碍有关。

4. 潜在并发症:有废用综合征的危险 与意识障碍,卧床限制活动有关。

【护理措施】

(一)一般护理

1. 环境 病房照明光线应柔和,不能直射患者的眼睛。情况许可下,在病区内放置绿色植物、图片等美化环境,暂时不用的仪器尽量放在患者的视野之外,减轻患者的感觉负荷。尽量减少电话、监护等设备发出的噪声,创造一个舒适、安静、安全、熟悉的环境。促进认知功能的恢复:可在室内放一些熟悉的照片,放患者喜欢的音乐等,促进恢复。帮助重建定向能力:如放置时针和日历,提醒患者时间、地点、日期、季节。恢复睡眠-觉醒周期:通过规律性日常规范,即白天给予灯光、夜间熄灭,逐步恢复功能。

2. 休息与活动 在病情许可的情况下,使患者处于舒适体位,按需要协助患者翻身,帮助按摩受压部位并活动四肢,关节突出部位应用棉垫,尽量减少约束带的使用。能够活动的患者应早期活动,早期活动包括三个阶段:床上坐起,站在床边或坐在椅子上,床旁活动,每项活动应根据患者实际情况,循序渐进。

3. 饮食 指导患者了解吸烟、酗酒及饮食因素与疾病的关系,改变不合理的饮食习惯和饮食结构,选择低盐、低脂肪、充足蛋白质和丰富维生素饮食,限制钠盐和动物油摄入,戒烟、限酒。饮食要求营养丰富、清淡、容易消化。保持进食量,避免暴饮暴食。有吞咽困难或意识障碍者,不要强行进食,防止发生噎呛或吸入性肺炎,应采用鼻饲或胃肠外营养。

4. 病情监测 严密监测患者的生命体征和意识状态,保持呼吸道通畅,改善血液循环,保证脑、心等重要器官的供氧。早期识别发现谵妄的高危因素,对于已存在不可改变的危险因素,如高龄、既往有痴呆或认知功能障碍等精神疾病史及酗酒史等的患者应提高警惕,做好谵妄病情评估,尽量避免同时出现医源性危险因素。

(二)用药护理

指导患者按时、按量服用药物,尤其使用止痛、抗精神病药物时,严格控制药物剂量,看着患者服药。严密观察药物不良反应和副作用,使用苯二氮䓬类(BZDs)药物时严密观察患者有无呼吸抑制。

(三)心理护理

尽早与患者建立并维持良好的护患关系,力求在彼此初识阶段使患者对护士有良好的印象,以增强其信任感。鼓励患者说出自己的真实感受,根据患者提供的相关信息,为其解决实际问题。在允许的规定时间内,让患者家属与患者进行短时交谈,给予患者心理安慰和鼓励。对说话困难或应用呼吸机的清醒患者,可采用非语言交流如手势、卡片示意等,避免患者产生不安、抑郁、幻觉等;对昏迷的患者,只要意识转清,就要尽早与其进行交流,让患者知道医护人员对他的关心和重视,以减轻患者的恐惧心理。

(四)健康教育

指导患者或家属进行定向力训练,反复进行时间、地点和人物的定向问答,促进患者对周围环境的感知;病房内放置时钟,加强患者的时间观念;适时进行视听觉刺激,指导患者读报、看书、听音乐或广播。指导患者积极治疗原发病,增强患者治疗疾病的信心。急性期患者兴奋和意识模糊,要防止患者兴奋出现的自伤、伤人行为,根据患者对疾病的了解程度进行教育和指导,继续进行治疗,介绍药物相关知识。家属应观察并了解患者的病情变化,如出现幻觉、妄想、抑郁、焦虑等,应及时求医。

第七节　老年性白内障

人眼正常的晶状体是透明的,光线通过它的聚焦到达视网膜,从而可清晰地看到外界物体。晶状体由于某些原因发生变性,混浊,透光度下降会影响视网膜成像的清晰度,使人看不清东西。晶状体混浊导致视力下降就是白内障。一般来说,随着年龄的增长,白内障的发病率逐渐提高。世界卫生组织将晶状体混浊且矫正视力低于 0.5 者称为临床意义的白内障。

【病因】

白内障的发病原因是多种多样的,有很多患者发病原因不明。凡是各种原因如老化、遗传、局部营养障碍、免疫与代谢异常、外伤、中毒、辐射等,都能引起晶状体代谢紊乱,导致晶状体蛋白质变性而发生混浊,导致白内障。白内障发生的危险因素包括日光照射、严重腹泻、营养不良、糖尿病、吸烟、性别、青光眼、服用类固醇或阿司匹林药物,以及遗传等因素。

老年人群中最常见的白内障类型是年龄相关性白内障,临床上常根据晶体混浊的部位不同分为以下三类。

1. 皮质性白内障 以晶体皮质灰白色混浊为主要特征,其发展过程可分为四期:初发期、未成熟期、成熟期和过熟期。初发期晶体皮质表现为楔形,羽毛状混浊,视力受限不明显。发展到未成熟期,部分患者可因皮质吸水膨胀而诱发青光眼。成熟期患者的视力多数只有光感或眼前手动。成熟期的白内障,若没有得到及时的手术治疗,经过若干年后,晶体皮质分解或液化为乳状物,晶体核下沉,囊膜皱缩,晶体变小,这就是所谓的过熟期。过熟期的白内障,由于皮质渗出,可引起过敏性葡萄膜炎或晶状体溶解性青光眼等并发症。过熟期白内障,手术难度较大,效果也较差,故白内障最好在成熟期或接近成熟期就给予手术治疗。

2. 核性白内障 晶体混浊从晶状体中心部位即胚胎核位置开始出现密度增加,逐渐加重并缓慢向周围扩展,早期呈淡黄色,随着混浊加重,色泽渐加深如深黄色、深棕黄色,核的密度增大,屈光指数增加,患者常诉说老视减轻或近视增加,早期周边部皮质仍为透明,因此,在黑暗处瞳孔散大视力增进,而在强光下瞳孔缩小视力反而减退,故一般不等待皮质完全混浊即行手术。

3. 后囊下白内障 混浊位于晶状体的后囊膜下皮质,如果位于视轴区,早期会影响视力。若进一步发展,合并皮质和核混浊,最后成为完全性白内障。

【护理评估】

(一)健康史

老年性白内障是发病占全球第一位的致盲性眼病,其发病率及致盲率与年龄的增长密切相关,又称为年龄相关性白内障。其确切的病因仍然不清楚,一般认为与以下因素有关:晶状体营养代谢障碍、内分泌紊乱、紫外线照射等。

详细了解老年人发病经过、居住环境、饮食习惯、用药史和家族史。

(二)身心状况

1. 症状 最主要的症状是视力呈渐进性无痛性减退,根据疾病发展进程可以分为四个时期。

(1)初发期:晶体周边部皮质呈楔形混浊,尖端指向中心,一般视力正常。进展到瞳孔区时,视力逐渐下降,可出现单眼复视、多视、眼前有黑影。

(2)膨胀期(未成熟期):晶体皮质大部分呈白色混浊,可见水裂现象,前房变浅,可诱发闭角型青光眼急性发作。斜照法检查时出现虹膜投影现象。视力明显下降。

(3)成熟期:前房深度恢复正常,虹膜投影消失,光感、红绿色觉及光定位均正常。

(4)过熟期:晶体皮质液化、钙化,晶核下沉,前房变深,虹膜有震颤。由于溶解的晶体皮脂外溢,可引起免疫性葡萄膜炎或晶体溶解性青光眼。

2. 体征 晶状体混浊。根据晶状体混浊开始出现的部位,老年性白内障分为三种类型:皮质性、核性以及后囊下性,以皮质性白内障为最常见。

3. 社会-心理状况 据调查显示,我国白内障患病率50～59岁为5.23%～18.79%,60～69岁为43.2%～51.6%,70岁以上可达63.20%～86.91%,随着年龄的增加,白内障的患病率也明显增高。老年白内障患者视力越差生活质量越低,低视力使患者自身行为能力和精神状况受到影响,表现为基本生活能力的丧失和身心健康状况的下降,同时也加重了患者家庭及社会负担。目前因白内障致盲、致残仍是我国一个重要的公共卫生问题和社会问题。

4. 辅助检查

（1）视功能检查：视力、光感、光定位、色觉。

（2）裂隙灯检查：通过裂隙灯显微镜可以清楚地观察眼睑、结膜、巩膜、角膜、前房、虹膜、瞳孔、晶状体及玻璃体前 1/3，可确定病变的位置、性质、大小及其深度。

（3）眼压测量。

（4）角膜曲率及眼轴长度测量。

（5）角膜内皮镜检查。

（6）眼 B 超及眼底检查。

【常见护理诊断/问题】

1. 感知紊乱视力障碍 与晶状体混浊有关。

2. 焦虑 与不了解手术方式有关（缺乏白内障手术的相关知识）。

3. 有外伤的危险 与年龄大、视力障碍有关。

4. 潜在并发症：感染 与内眼手术有关。

知识链接

白内障相关知识

晶状体是双凸形的透明体。正常情况下晶状体聚集光线，作用类似照相机镜头。如果晶状体发生了混浊，光线就被分散或者阻挡，如果混浊小及位于周边部，就很少或不影响视力；当混浊在中央且致密时，视力减退。

良好的生活习惯可以延缓白内障的发生和发展：生活中保持心情舒畅，劳逸结合；多食用富含维生素 C 和蛋白质的食物，因为在眼球角膜或视网膜、晶状体的日常代谢过程中会消耗大量的蛋白质，而维生素 C 能减弱光线对晶状体的损害；外出时可戴深色眼镜或遮阳帽来减少太阳对眼睛的照射；戒烟能降低患白内障的风险。

当前国际公认手术治疗是白内障唯一肯定的治疗方法，药物治疗目前效果不确切。

【护理措施】

（一）术前护理

1. 一般护理

（1）环境：给患者营造一个整洁、安静的病房环境；患者需要的物品放在方便取用的地方；活动空间不留障碍物，以免患者碰撞跌倒；指导其使用呼叫器；对于有跌倒、坠床风险的高危患者，在床头悬挂警示标识，提醒每班护士重点观察和护理。

（2）休息与活动：活动时穿防滑拖鞋，扶着楼道两侧的扶手，避免裤脚过长等。

（3）饮食：忌暴饮暴食，嘱患者多食富含高纤维食物，宜清淡、低盐、低糖、低脂、蛋白质丰富的食物及维生素 C 含量高的水果，保持大便通畅，必要时通知医生给予通便药物。

（4）病情监测：评估患者全身情况，既往是否有手术史、外伤史及高血压、糖尿病、冠心病等疾病史;有无青光眼、泪道炎症和其他眼部感染性疾病。高血压患者注意患者血压控制水平,高血压容易引起手术中出血,如果患者过于紧张,术前可给予镇静药以减少紧张焦虑的情绪;糖尿病患者术前最好将血糖控制在正常水平;有些病史长的患者很难控制在正常水平,最好将空腹血糖控制在 8.3 mmol/L 以下。冠心病患者要了解其心功能状况,必要时需由专科医生进行风险评估。

2. 用药护理 术前遵医嘱停用抗凝药物治疗。术前 3 天遵医嘱给予抗生素眼药水滴眼,每日 3～4 次,减少术后感染的风险;术前 1 天用无菌生理盐水冲洗结膜囊;手术前用复方托吡卡胺眼药水散瞳,嘱患者闭眼平卧 10 分钟,至瞳孔保持最大。

3. 心理护理 由于长期的视力下降和随之而来的手术刺激,患者会出现烦躁不安、焦虑恐惧的心理,这种心理状态会影响患者的手术治疗效果,因此,做好心理护理是手术成功的一项重要内容。术前应该多与患者交流,了解患者的心理状态,采用个性化的心理护理干预,不断鼓励患者积极接受并配合治疗。向患者介绍手术的方法、手术的成功率、手术的先进性,增强患者治疗的信心;指导患者采用放松疗法,听音乐、深呼吸、转移注意力等。

4. 健康教育

(1)用通俗易懂的语言向患者介绍手术注意事项,消除患者对手术的恐惧感。交流的过程中应注意与患者交谈的态度及语速,让年龄大的患者有时间接受并理解。

(2)嘱患者手术前一晚淋浴,男性患者应刮胡须,更换干净的病号服。

(3)在进入手术室前,患者应摘除手表、义齿、饰物,不化妆,穿开衫的衣服,以应对术中意外的发生。

(4)嘱患者手术过程中保持头部固定,不要左右移动。

(5)手术时消毒巾覆盖口鼻,若出现呼吸不顺畅现象,请在手术开始前通知医生,给予持续吸氧治疗。

(6)手术过程中如果出现身体不适,可举手示意通知医生;术中也会出现牵拉情况,嘱患者不必过度紧张。

(二)术后护理

1. 一般护理

(1)环境:同术前护理。

(2)休息与活动:术后嘱患者平卧位多休息,避免剧烈活动,不要晃动头部,不提重物,避免突然坐起、弯腰低头、大声说笑、用力咳嗽和打喷嚏等,防止晶体移位或脱出。术后由于术眼有纱布遮盖,协助其生活护理,如倒水、如厕、晨晚间护理,以防烫伤、跌倒等意外事件发生。

(3)饮食:嘱患者勿食辛辣刺激、坚硬食物,不喝浓茶、咖啡;多食富含蛋白质、钙质、微量元素、维生素的食物。

(4)病情监测:测量血压,保持在 140/90 mmHg 以下;糖尿病患者应控制血糖,餐后 2 小时血糖应该控制在 11.1 mmol/L 以下。观察伤口敷料有无松动、渗血、渗液,保持敷料清洁干燥;询问患者是否有眼部不适,以免有些老年患者因怕麻烦而隐瞒,错过了及时治疗的最佳时期;患者出现眼部疼痛时,评估疼痛的性质及程度,及时通知医生,遵医嘱采取相应的措施。

2. 用药护理 术后 4 小时或遵医嘱给予患者眼药治疗,用药为局部使用抗生素类眼药及糖皮质激素眼药(为主)。滴眼药前先洗手,用无菌棉签轻拉患者的下眼睑,在距眼 2 cm 处将眼药滴入下穹隆处,每次 1～2 滴,嘱患者轻轻闭眼 2 分钟以上,先点透明再点混悬液类的眼药,每种眼药相隔时间为 3～5 分钟。

3. 心理护理 关心患者,告诉患者出现畏光、轻度红肿、异物感、流泪属正常术后反应,多在 1 周内逐渐消失,嘱患者不要过于紧张、焦虑,减轻患者因担心手术不成功所带来的心理负担。

4. 健康教育

(1) 嘱患者术后不能揉眼睛,术后 1 周不用水洗脸,避免污染术眼。

(2) 向患者说明术后恢复期对手术效果的重要性。

(3) 每天按时点眼药,注意手卫生,点眼药之前一定要洗干净双手,按正确的顺序点眼药,混悬液类的眼药,使用前要摇匀。

(4) 注意保养眼睛,嘱患者多休息,控制看书报和电视的时间,每次时间控制在半小时,然后闭眼休息一会,也可以去户外走走,看看绿色植物。

(5) 有屈光改变的患者,不能继续戴之前的眼镜,待术后 3 个月视力稳定后,再重新验光配镜。

(6) 多吃粗纤维的食物和水果,保持大便通畅,避免用力排便。

(7) 3 个月内不能做剧烈运动,锻炼身体以散步为主。

第八节 老年性耳聋

随着年龄的增长,人体的许多组织和器官都在缓慢地老化,如神经细胞减少,神经递质及神经活性物质异常,神经纤维传导速度减慢,自由基代谢障碍,酶的活性下降,结缔组织变性等,在临床上表现为记忆力衰退、毛发变白、牙齿脱落、肌肉萎缩以及血管硬化等衰老现象。人的听觉系统在敏感性、感知度以及对微小刺激的辨别力上都比其他感觉系统优越,当衰老累及听觉系统时便会出现听力减退,言语分辨力下降,这便是老年性耳聋(presbycusis)。老年性耳聋多先从高频开始发生,逐渐向低频音域扩展,当耳聋涉及主要言语频率时,便会引起听话困难。绝大多数老年性耳聋为感音神经性聋,混合性聋极少,其病程较长、发病隐匿,往往患者就诊时已出现明显的听功能障碍。

在老年人群中,老年性耳聋的发病率很高,据统计,65 岁以上的居民中,听力减退者占 72%。尽管历次统计结果不尽相同,发病年龄和进展速度也因人而异,但老年性耳聋却有着以下共同规律:①城市高于农村;②工业从业人员高于农业;③心血管疾病患者高于一般居民;④有慢性病灶的人高于普通健康居民;⑤嗜烟酗酒者发病率比一般老人高。

【病因】

1. 组织、细胞的衰老 主要为听觉器官的系统性退化,这种退化过程快慢不一,但终生不停,是生物的恒定规律。一般来说,年龄越大退化速度越快,但也有明显的个体差异。

2. 遗传因素 据估计,40%～50%的老年性耳聋与遗传有关。有人认为,身体的衰老是由于存在衰老基因的缘故,它在生命的早期并未表达,直至生命后期方开始活化。

3. 外在环境因素的影响

(1)微弱噪声的损伤:微弱噪声的损伤是人体在其生命过程中,间断受到的交通噪声、打击音乐和摇滚音乐、火器发射等各种噪声所造成的损伤。这种损伤的长期积累可导致老年性耳聋。

(2)血管病变:动脉硬化等血管病变也是人体衰老的基本表现之一。供应听觉系统的血管发生病变,可导致其伴随的氧交换减少及代谢障碍等。这也是老年性耳聋的致病因素。

(3)感染:儿童或成年时期的中耳炎,亦可能是老年性耳聋的致病因素。

(4)耳毒性药物或化学试剂、酒精等引起的轻微损害。

(5)某些神经递质和神经活性物质的改变,如谷氨酸盐、γ-氨基丁酸等,也与听觉器官的老化有关。

总之,遗传因素、环境噪声、血液改变及血管反应、代谢紊乱、饮食营养、生活条件、劳动强度、气候变化、慢性疾病、精神紧张等都可加速和影响听觉系统的老化进程。

【护理评估】

(一)健康史

详细了解老年人发病经过、居住环境、饮食习惯、用药史和家族史。

(二)身心状况

1. 症状

(1)听力下降:双侧听力进行性下降,可以先为一侧,而后发展为两侧。听力损失大多以高频听力下降为主。患者常常对鸟鸣、电话铃声、门铃声等高频声响极不敏感。由于儿童的声音往往以高频为主并且说话速度快,因此,患有老年性耳聋的患者常听不懂孩子们的谈话。

(2)言语识别力降低:患者能听到声音,但分辨不清言语,重度及中重度老年性耳聋言语识别率与纯音听力改变不平衡。

(3)声音定向能力减弱:患者分辨不出声音来源的方向,这与老年人感觉器官敏感性降低、反应迟钝有关,双耳听力严重不对称者声音定向能力更差。

(4)耳鸣:多数病例均有一定程度的耳鸣,开始为间歇性,仅于夜深人静时出现,以后逐渐加重,可持续多日。耳鸣多为高调性,如蝉鸣、哨声、汽笛声等,有些为数种声音的混合,有些患者诉搏动性耳鸣,可能与合并的高血压、动脉硬化有关。对于不少老年患者来说,耳鸣的影响超过听力下降的影响,耳鸣严重困扰老年性耳聋患者的生活。

(5)重振现象:随着声音强度逐渐增加,老年性耳聋患者患耳感到响度增加快于正常耳,从而对增强的声响程度难以忍受,表现为小声说话听不到,但大声说话又觉得太吵。

(6)眩晕:不是老年性耳聋的症状,但老年性耳聋病例可有眩晕,可能与前庭系老化或椎-基底动脉的老年性病变有关。伴随老年性耳聋的出现,眩晕是常见的并发症。50%的老年性耳聋患者有头晕、眼花的症状,其中有1/3表现为真正的眩晕,即随着头和身体位置的改变而出现眩晕的症状。

(7)其他:疾病晚期,由于听力下降,社交能力差,精神状态受到不同程度的影响,甚至可出现孤独、压抑、反应迟钝等精神变化。

2. 体征 多先从高频开始发生,逐渐向低频音域扩展,当耳聋涉及主要言语频率时,便会引起听话困难,绝大多数老年性耳聋为感音神经性聋,混合性聋极少。

3. 社会-心理状况 评估老年人的生活习惯、家庭经济情况,评估患者对疾病的认知水平。

4. 辅助检查 纯音测听法、鼓室测压法、声反射测试以及言语识别率及行为检测是最普通的也是最常用的听力功能检测方法。

【常见护理诊断/问题】

1. 感知紊乱:听力下降 与听觉器官退行性病变有关。

2. 语言沟通障碍 与听力下降不能理解他人有关。

3. 知识缺乏 缺乏对耳聋治疗和用药、听能辅具的相关知识和技能。

4. 潜在并发症:有孤独的危险 与听力下降不能正常交谈有关。

【护理措施】

(一)一般护理

1. 环境 避免噪声,减少进一步听力损伤因素,目的是保护残余听力,延缓听觉系统的老化。尽量减少用耳机收听音乐、广播的时间,配戴助听器时音量应调控适当。

2. 休息 规律生活,劳逸结合,适当运动,避免情绪紧张和激动。

3. 饮食 建议老年人在饮食中增加豆制品、蛋类及蔬菜、水果等,适当补充维生素类(如维生素 E 和维生素 D_3)及微量元素(如锌、钙、磷)等。同时应戒烟限酒,避免高脂肪、高胆固醇的食品。

4. 病情监测

(1)控制慢性病:定期监测,将血糖、血压、血脂维持在正常水平。

(2)避免耳毒性药物:氨基糖苷类抗生素(如链霉素、庆大霉素)、大环内酯类抗生素(如红霉素)、抗癌药(如长春新碱)等,其中氨基糖苷类抗生素的耳毒性在临床上最为常见。

(二)用药护理

老年性耳聋的发病机制仍未完全阐明。老年性耳聋的致聋原因很多,发病机制和病理改变复杂,迄今尚无一个简单有效且适用于任何情况的药物或疗法。

(1)西药:目前多在排除或治疗原发疾病的同时,尽早选用可扩张内耳血管的药物、降低血液黏稠度和溶解小血栓的药物、B 族维生素药物、能量制剂,必要时还可以使用抗菌药、抗病毒药及类固醇激素类药物。

(2)中药:黄芪、葛根、黄柏、骨碎补、丹参、山萸肉、炙甘草、熟地黄等中药对改善听力有一定的临床价值。

(三)听力的重建

(1)在医生与麻醉师充分评估的基础上,老年性耳聋患者可选择使用人工耳蜗、震动声桥等进行听力重建。

(2)听力的重建辅助装置在国内外广泛使用。根据不同的听力障碍程度及要求可选择不同的助听器。有盒式、耳背式等,目前使用最多的是耳背式,外观美观小巧,声学效果好,便于携带,位置隐蔽,有中大、特大功率。助听器有数字的、全数字的,适用于各种听障患者,老少皆宜。

（3）助听器需要很好地保养才能获得最佳的使用效果:耳垢堵塞、受潮、跌落是造成助听器,特别是定制助听器损坏的三大主要原因。如何保持助听器清洁是使用效果的关键,可利用助听器保养套件中的钩圈或小刷子将耵聍剔除。

（四）心理护理

老年性耳聋的患者的心理问题主要有以下几种。

1. 孤独失落　主要表现为无所事事、情绪低沉、常常卧床等。

2. 多疑敏感　主要表现为不信任别人,用药时怀疑药量不足、过多或者被换药,怨恨他人尤其是亲人无意中对自己的淡漠从而使脾气变得暴躁、喜怒无常、易焦虑、猜疑等。

3. 自卑消极　主要表现为害怕与他人交流,不愿麻烦他人,甚至有一定的抑郁倾向,容易放弃治疗。

在治疗过程中,应选择工作经验丰富、有相关心理知识、善于交流的护士对老年听力障碍患者进行心理评估。通过交谈询问老年人及家属,查阅病历,全面了解患者的真实想法,掌握患者真正的心理需求,根据患者不同心理状态和病情发展制定心理干预方案,缓解患者不良情绪,促进恢复。并且取得家属的配合,为家属讲解包括心理疏导、与老人的相处技巧、如何早期发现病情变化的内容,在日常生活中注意多关心患者,重新建立患者与家属间的交流途径,提供情感支持使其保持乐观的心态。

（五）健康教育

1. 自我调节　老年人要保护好残余听力,首先应保持心情愉悦。老年人若长期处于焦虑、紧张、抑郁的状态,容易引起血压不稳,影响内耳的供血,久而久之听力必然下降。因此老年人应尽量使自己保持轻松愉快的心境,平时可根据自己体力情况参加一些体育锻炼或者文娱活动。

2. 家庭支持　重点强调家属或照顾者在老年性耳聋患者的心理康复过程中的重要性。

（1）注意沟通技巧:家属或照顾者在与老年人交谈时,尽量减慢语速,忌高声喊叫。老年人在高频范围内听力测试值偏低,也就是说相对于高频来说,在低频范围内的声音接受程度较高。所以,与老年人在家中进行交流时一定要注意自己的语速和语调,应该使用温柔的、低沉的语调和较慢的语速,对重要的信息尤其要放慢说话速度,降低语调,避免使用较高的声音与老年人交流,这样能够达到较好的效果,也利于保证老年听力障碍患者在家中能和家属正常交流。

（2）给予心理支持:满足老年人对家人依恋是最好的方法。主动接触,平日多去看望、照顾、关心老年人,交流时注意技巧。老年人由于认知能力下降,对传达的信息不能一次性领会,要有耐心,不拘泥于语言沟通,建立多种非语言沟通的渠道,并且注重非语言交流。沟通时,始终面带微笑,以温和、鼓励的态度面对老年人,为老年人创造轻松、愉快、舒适的氛围,通过抚背、握手等动作给老年人支持,消除老年人的顾虑,使老年人获得安全感。引导老年人开发自己的兴趣爱好,建立与宠物、邻里、老友、社区的交流通道,如养花、书法、艺术欣赏等,同时帮助老年人增加更多了解外部世界的通道,如报纸、杂志、电视、电话、手机、电脑等。劝导老年人积极配合治疗,树立信心,进行正规的听力学及医学、语言的评估和诊断,选择最佳的治疗方案,坚持适当的康复训练,进而改善老年人的听力,提高交流能力,最终提高老年人的生活质量。

小 结

随着我国人民生活水平的提高、人口老龄化的加剧以及老年医学、老年护理学的专科发展,老年人的健康问题已经成为社会关注的焦点。老年人疾病起病隐匿,临床症状复杂,大部分患者多病共存,且恢复慢、病程长、致残率高,严重影响老年患者的生活质量。本章主要讲述了老年人常见健康问题的病因、护理评估、护理诊断及护理措施,提示护理人员需加强对老年人常见健康问题的认识,做好老年人常见健康问题的护理评估,针对具体病因采取有效的预防和护理措施,最终达到降低相关疾病的发生率、致残率和死亡率,提高老年人生活质量的目的。

能力检测

一、选择题

1. Morse 跌倒评分(　　),为高危跌倒人群,需要采取防跌倒措施。

A. 达到 35 分　　B. 达到 40 分　　C. 达到 45 分　　D. 达到 50 分　　E. 达到 55 分

2. 住院老年人跌倒最易发生在哪个时段?(　　)

A. 上午　　　　B. 下午　　　　C. 夜间　　　　D. 中午　　　　E. 晨起

3. 老年人跌倒后髋部疼痛,不能站立行走,应考虑(　　)。

A. 股骨颈骨折　　B. 腓骨骨折　　C. 胫骨骨折　　D. 肱骨骨折　　E. 踝骨骨折

4. 发现老年人发生跌倒,下列处理措施错误的是(　　)。

A. 立即将老年人扶起,防止老年人着凉,加重跌倒后果

B. 按"跌倒、坠床应急预案"处理,立即通知医生

C. 如有呕吐,应将头偏向一侧,清理口鼻腔分泌物,防止误吸

D. 如需搬动,一定要保证平稳,尽量平卧

E. 如有口角歪斜、言语不利等提示脑卒中情况,避免扶起老年人加重脑出血或缺血,应立即拨打急救电话

5. 慢性疼痛是指(　　)。

A. 持续或复发在 1～2 个月的疼痛　　　　　　B. 持续或复发在 3～6 个月的疼痛

C. 持续或复发在 1～2 年的疼痛　　　　　　　D. 持续或复发在 6～12 个月的疼痛

E. 持续或复发超过 12 个月的疼痛

6. 疼痛药物治疗时应注意的五大原则不包括(　　)。

A. 按需给药原则　　　　　　B. 阶梯给药原则　　　　　　C. 首先口服原则

D. 个体化治疗原则　　　　　　E. 按时给药原则

7. 关于疼痛的一般护理内容,不正确的是(　　)。

A. 为老年疼痛患者创造舒适、安静的环境

B. 合理安排检查、治疗、护理的时间,集中操作

C. 给予营养丰富、易消化、富含维生素的饮食

D. 为避免在患者疼痛时打扰,减少评估次数

E. 注意纠正老年人长期不良姿势

8. 老年疼痛判断的金标准是( )。

A. 晚期老年痴呆症疼痛评估量表　　　　B. 数字疼痛强度量表

C. McGill 疼痛问卷　　　　　　　　　　D. 老年人的疼痛主诉

E. Wong-Backer 面部表情量表

9. 下列关于坠床的预防措施正确的是( )。

A. 对于意识不清并躁动不安的患者,拉起双侧床挡即可,不必专门陪护

B. 对于极度躁动的患者,可使用约束带实施保护性约束,不用定时查看患者,以免影响其休息

C. 床上活动者,嘱其活动要小心,做力所能及的事情,如有需要及时呼叫寻求帮助

D. 告知常规服用降压药的老年患者一旦出现不适症状,要及时下床,向护士寻求帮助,以便及时给予必要的处理措施

E. 围手术期患者转运过程确保转运床和病床的紧密性,不必拉起双侧床挡

10. 夜间巡视病房发现老人坠床在地,下列处理措施错误的是( )。

A. 立即将老人扶起,防止老人着凉,引起不良后果

B. 立即通知医生

C. 如有呕吐,应将头偏向一侧,清理口鼻腔分泌物,防止误吸

D. 初步测量生命体征,注意动作轻柔

E. 初步判断老人意识及四肢活动情况后,再决定是否将老人扶起

11. 使用气垫床的患者为了预防坠床,以下措施不正确的是( )。

A. 将气垫床充到最大,预防压疮

B. 尽量将床设置为最低位

C. 将床两侧床挡均拉起,以防患者翻身时坠床

D. 夜间睡觉时,可用大单适当约束,防止坠床

E. 气垫床置于适当挡位,防止老年人翻身时坠床

12. 下列哪项是预测晕厥患者死亡危险最重要的指标?( )

A. 年龄　　　　　　　　B. 体位性低血压　　　　　C. 器质性心脏病史

D. 颈动脉窦综合征　　　E. 神经介导的反射性晕厥综合征

13. 可能引起体位性低血压的药物不包括( )。

A. β 受体阻滞剂　　　　B. 利尿剂　　　　　　　　C. 抗抑郁药

D. 阿托品　　　　　　　E. 抗高血压药

14. 下列关于老年人饮食的注意事项,不正确的是( )。

A. 老年人宜食细软、刺激性小的食物

B. 避免干硬、黏滞、带刺带骨食物

C. 稀薄的液体可降低老年人误吸风险

D. 可使用凝固粉或藕粉增加食物黏稠度

E. 可将肉类、果蔬类、麦谷类食品用搅拌机搅碎

15. 王某,女,82岁,近日患者出现进餐后口中食物残渣多,进餐速度慢,吞咽困难,偶有呛咳。护士对其进行洼田饮水试验,评分4级,以下护理措施正确的是(   )。

A. 建议使用鼻饲饮食　　　　　　　　　　B. 暂时禁食,待吞咽功能恢复后进食

C. 改变食物形状,增加食物黏稠的　　　　D. 指导患者进行吞咽功能训练

E. 建议患者进食时使用较小茶匙控制每口进食量

16. 谵妄患者健康教育内容错误的是(   )。

A. 病房内放置时钟,加强患者的时间观念

B. 适时进行视听觉刺激,指导患者读报、看书、听音乐或广播

C. 指导患者积极治疗原发病,增强患者治疗疾病的信心

D. 急性期患者兴奋和意识模糊,不需要进行健康教育

E. 家属应观察并了解患者的病情变化,如出现幻觉、妄想、抑郁、焦虑等,应及时求医

17. 以下哪项不是谵妄的典型表现?(   )

A. 不同程度的运动症状　　　　B. 急性起病　　　　　　　　C. 波动性意识障碍

D. 注意力下降　　　　　　　　E. 意识清晰度水平下降

18. 前房深度恢复正常,虹膜投影消失,视力指数1米以内,光感、红绿色觉及光定位均正常。此表现为白内障的(   )。

A. 初发期　　　　B. 膨胀期　　　　C. 成熟期　　　　D. 过熟期　　　　E. 未成熟期

19. 白内障术后病情监测内容不正确的是(   )。

A. 血压保持在140/90 mmHg以下

B. 糖尿病患者餐后2小时血糖应该控制在11.1 mmol/L(200 mg/dl)以下

C. 告知患者出现眼部疼痛为正常现象

D. 伤口敷料有无松动、渗血、渗液,保持敷料清洁干燥

E. 患者出现眼部疼痛时,评估疼痛的性质及程度,及时通知医生

20. 家属或照顾者在与患有老年性耳聋的老年人进行交谈时,以下说法不正确的是(   )。

A. 因为老年人听不到,说话时尽量提高音量

B. 应该使用温柔、低沉的语调

C. 对重要的信息尤其要放慢说话速度

D. 尽量减慢语速

E. 忌高声喊叫

二、病例分析题

1. 一位85岁女性因疲劳和乏力来医院就诊,症状主要出现在晨起时。患者主诉平常走路过程中容易出现不走直线或容易被绊倒,双手不自主抖动,曾经有两次差点摔倒,必须坐下来才得以恢复平衡。既往有高血压、糖尿病、颈椎病、骨关节炎、尿失禁。服用降压降糖药、解热镇痛药,睡前服用助睡眠药。常规查体:下肢肌力减弱,平时需要拐杖等助行器;平衡功能异常,不能单腿站立,直线行走不能;视听力障碍,夜晚不敢外出。问题:

（1）患者发生跌倒的危险因素有哪些？

（2）应该如何指导患者预防跌倒的发生？

2. 赵某，女，78 岁，因 2 日前进餐时曾突发噎呛，产生巨大恐惧感，拒绝进食。问题：

（1）护士在为其进行心理护理时应注意什么？

（2）对该患者及家属的健康教育内容有哪些？

（王　霞）

扫码看答案

第八章
老年人常见的疾病与护理

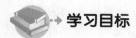 **学习目标**

1. 掌握:老年人常见疾病的护理评估、护理诊断和护理措施。
2. 熟悉:老年人常见疾病的病因。
3. 了解:老年人各系统的老化改变。

本章PPT

第一节　各系统的老化改变

情境导入

　　李奶奶,75岁,有慢性支气管炎病史20年,2日前上呼吸道感染使病情加重,昨夜间咳嗽加重,痰量增多,痰液黏稠,呼吸困难,胸闷乏力。查体:神志清,口唇轻度发绀,桶状胸,两肺叩诊过清音,呼吸音低。动脉血气分析:PaO_2 70 mmHg,$PaCO_2$ 42 mmHg。诊断为"慢性支气管炎合并阻塞性肺气肿"。

　　工作任务:
1. 给予患者持续低流量吸氧。
2. 指导患者进行有效排痰。

考点提示

老年人各系统的老化改变与疾病的关系

一、呼吸系统

(一) 鼻、咽、喉

老年人鼻黏膜变薄,嗅觉功能减退,腺体萎缩,分泌功能减退,鼻道变宽,导致鼻黏膜的加温、加湿和防御功能下降。因此,老年人容易患鼻窦炎及呼吸道感染,加之血管脆性增加,容易破裂而发生鼻出血。

老年人咽黏膜和淋巴组织萎缩,特别是腭扁桃体萎缩最明显,易患呼吸道感染。由于咽喉黏膜、肌肉发生退行性变或神经通路障碍,防御反射变得迟钝,容易出现吞咽功能失调,进食时易发生呛咳、误吸甚至窒息。

(二) 气管和支气管

老年人气管和支气管黏膜上皮和腺体退行性变,纤毛运动减弱,防御和清除能力下降,容易患老年性支气管炎。小气道杯状细胞数量增加,分泌亢进,黏液分泌增加、滞留,影响气道通畅。支气管内分泌免疫球蛋白数量减少,易发生感染。

(三) 肺

老年人肺泡萎缩、弹性回缩能力下降,容易导致肺不能有效扩张,肺通气不足;肺动脉壁随年龄增加出现肥厚、纤维化等,使肺动脉压力增高;肺毛细血管黏膜表面积减少,肺灌注流量减少。由于以上特点导致老年人的肺功能减退,肺通气和换气功能均下降。

(四) 胸廓和呼吸肌

老年人由于普遍发生骨质疏松,造成椎体下陷、胸椎后凸、胸骨前凸,引起胸腔前后径增大,从而出现桶状胸。肋软骨钙化使胸廓顺应性变小,从而导致呼吸费力。肋间肌和膈肌弹性降低,进一步影响胸廓运动,从而使肺通气和呼吸容量下降。因此,老年人易出现胸闷、气短、咳嗽、排痰能力下降,致使痰液不易咳出,造成呼吸道阻塞,发生肺部感染,进一步损害肺功能,严重时甚至引起呼吸衰竭。

二、循环系统

(一) 心脏

1. 心肌 随着年龄的增长,心肌细胞逐渐减少,由于冠脉血流量的减少以及毛细血管密度的降低,心肌出现缺血性损伤,余下的心肌细胞常呈代偿肥大。间质组织增多,心包膜下脂肪沉着增多,室壁肌肉老化呈结节性收缩,易导致心脏顺应性变差,且主动脉和周围血管老化也导致其顺应性下降,进而影响心功能。

2. 瓣膜 心脏瓣膜由于退行性变和钙化等原因出现增厚变硬,易产生狭窄及关闭不全,影响血流动力学变化,造成心功能不全。

3. 传导系统 心脏传导系统中神经细胞减少,自律性下降,房室结及各束支出现不同程度的纤维化或钙化,易发生病态窦房结综合征、传导阻滞、室性早搏、房颤等心律失常。

(二) 血管

1. 动脉 老年人血管因弹性蛋白减少、胶原蛋白增加而失去原有的弹性,加上钙沉积血管内膜导致管腔狭窄,造成收缩压增加。冠状动脉血管以及脑血管的老化使冠心病、脑血管意外等疾病发生率增高。另外,由于主动脉弓及颈动脉窦压力感受器敏感性降低,老年人易发生体位性低血压。

2. 静脉 静脉管壁内膜增厚、弹性降低、管腔增大,使血管床扩大而全身静脉压降低,同时静脉瓣萎缩而易引起静脉曲张。随着静脉压调节功能的减退,老年人易出现体位性低血压。

3. 毛细血管 随着衰老的进程,有功能的毛细血管在衰老过程中数目减少,基膜增厚,内皮细胞数量减少,外膜纤维胶原化,使管壁弹性减退、脆性增加、通透性降低,代谢率降低,因而导致血流缓慢、组织灌注不足。

三、消化系统

(一)唾液腺

老年人唾液腺分泌减少,口腔黏膜萎缩易于角化,特别是在病理或使用某些药物时唾液分泌更加减少,影响口腔的自洁和保护功能,易发生感染与损伤,且常导致口干、说话不畅及影响吞咽等困扰。另外,唾液中的淀粉酶减少,也直接影响对淀粉食物的消化。

(二)牙齿

老年人牙齿的釉质和牙本质逐渐磨损,牙龈萎缩,牙根暴露易患牙周病,牙本质神经末梢外露,因冷、热、酸、甜、咸、苦、辣等刺激而产生疼痛,并易发生感染。牙齿松动、脱落,咀嚼能力下降,影响营养的消化与吸收而发生营养不良。

(三)食管

老年人食管黏膜逐渐萎缩而易发生不同程度的吞咽困难。平滑肌变薄,食管蠕动减慢,食物运送时间延长,食道下段括约肌松弛,易致胃内容物反流,而使老年人反流性食管炎、食道癌的发病率增高。由于食管平滑肌的萎缩,食道裂孔增宽,使食管裂孔疝的发生率增高。

(四)胃

老年人平滑肌萎缩,胃腔扩大,易出现胃下垂。胃壁细胞数目减少,胃酸分泌减少,对细菌杀灭作用减弱,胃蛋白酶、脂肪酶及盐酸等分泌减少,影响蛋白质、维生素、铁质、钙质等营养物质的吸收,可导致老年人出现营养不良、缺铁性贫血等。胃蠕动减慢,胃排空时间延长,代谢产物、毒素不能及时排出,容易发生消化不良、便秘、慢性胃炎、胃溃疡、胃癌等。

(五)肠

随着年龄增加,小肠黏膜和肌层萎缩、肠上皮细胞数减少,小肠吸收功能减退,易造成老年人吸收不良。结肠黏膜萎缩,结肠壁的肌肉或结缔组织变薄而易形成结肠憩室;加之老年人活动减少,肠排空时间延迟,水分重吸收增多,易发生或加重便秘。骨盆底部肌肉萎缩、肛提肌肌力降低、腹内压增加时,易发生直肠脱垂。

(六)肝、胆

肝细胞减少、变形,肝细胞的再生功能减退,肝脏血流量减少,肝细胞酶的活性、解毒功能及蛋白合成能力均下降,药物代谢速度减慢,易发生药物性肝损伤。另外,老年人肝结缔组织增生,容易形成肝纤维化和硬化。老年人胆囊排空能力减退,胆汁量少而黏稠,并有大量胆固醇沉积,发生胆结石、胆囊炎的可能性增加。

(七)胰腺

胰腺分泌消化酶减少,影响淀粉、蛋白质、脂肪等的消化和吸收,胰腺分泌胰岛素的生物活性下降,导致葡萄糖耐量降低,容易发生老年性糖尿病。

四、内分泌系统

(一)下丘脑和垂体

老化使下丘脑的重量减轻、受体数量减少,对糖皮质激素和血糖的反应降低。

垂体分泌的生长激素减少,易发生肌肉萎缩、脂肪增多、蛋白质合成减少和骨质疏松等,垂体分泌的抗利尿激素减少,易导致肾小管的重吸收减少和细胞内外水分的重新分配,继而出现多尿,特别是夜间尿量增多等现象。

(二)性腺

睾丸分泌雄激素的功能减退,血液中睾酮和游离酮下降,对老年男性的骨密度、肌肉组织、造血功能等也造成不利影响。老年女性卵巢发生纤维化,雌激素和孕激素分泌减少,易出现性功能和生殖功能减退、更年期综合征、骨质疏松等;子宫和阴道萎缩、分泌物减少、乳酸菌减少等易导致老年性阴道炎等的发生。

(三)甲状腺

老年人甲状腺发生纤维化、细胞浸润和结节化,导致甲状腺素的生成减少,引起蛋白质合成减少,使老年人基础代谢率降低。因此,老年人容易出现体温调节功能障碍、毛发脱落、抑郁等现象。

(四)肾上腺

老年人肾上腺发生退行性改变,肾上腺皮质及髓质的激素分泌量减少,排泄率降低,醛固酮的分泌减少,导致机体的适应能力和应激反应能力降低,表现为对冷、热、缺氧、创伤等耐受力减退。

(五)胰岛

老年人胰岛萎缩,胰岛内发生淀粉样沉淀,B细胞释放胰岛素减少,糖代谢能力降低,而细胞膜上胰岛素受体减少,使机体对胰岛素的敏感性下降,导致老年人葡萄糖耐量降低,这是老年人糖尿病发病率增高的原因之一。另外,胰高血糖素分泌异常增加,使2型糖尿病的发病率增高。

五、运动系统

(一)骨骼

老年人骨骼中的有机物质如骨胶原、骨黏蛋白含量减少,使骨质萎缩、骨量减少,容易导致骨质疏松,进而发生变形,如脊柱弯曲、变短,身高降低,甚至骨折。另外,由于骨细胞与其他组织细胞的老化,骨的修复与再生能力减退,容易导致骨折后愈合时间延长或不愈合的比例增加。

(二) 关节

老年人的关节软骨、关节囊、椎间盘及韧带等发生退行性变化,使关节活动范围缩小、疼痛,甚至运动障碍,尤其是肩关节的后伸、外旋,肘关节的伸展,前臂的旋后,髋关节的旋转,膝关节伸展及脊柱的整体运动等明显受限。

(三) 肌肉

老年人的肌纤维萎缩、弹性下降,肌肉总量减少,肌肉力量减弱,容易出现疲劳、腰酸腿痛等。由于肌肉力量、敏捷度下降,加上老年人脑功能衰退,导致老年人动作迟缓、笨拙、步态不稳等。

六、神经系统

(一) 脑与神经元

老年人脑的体积逐渐缩小,重量逐渐减轻,脑部某些功能降低,如体温调节能力变差。神经元的变性或减少,使运动和感觉神经纤维传导速度减慢,老年人容易出现步态不稳,或"拖足"现象,同时手的摆动幅度也减小,转身时不稳,容易发生跌倒。脑动脉血管粥样硬化和血脑屏障退化,易导致脑血管破裂、脑梗死、神经系统感染性疾病等。老年人脑内的蛋白质、核酸、脂类物质、神经递质等逐渐减少,在脑内可见神经纤维缠结、类淀粉物沉积、马氏小体、脂褐质沉积等改变,容易导致脑萎缩、认知功能障碍、震颤麻痹等老年性疾病。

(二) 知觉功能的改变

随着脑血管的退行性改变、脑血流量的减少及耗氧量的降低,老年人常出现记忆力减退、思维判断能力降低、反应迟钝等。

(三) 反射功能的改变

老年人的反射易受抑制,如腹壁反射迟钝或消失,腱反射、膝反射、肱二头肌反射减弱或消失。

七、感觉器官

(一) 皮肤

皮肤的老化是最早且最容易观察到的征象。皮下脂肪减少、弹力纤维变性,使皮肤松弛、弹性差而出现皱纹。皮脂腺萎缩,皮脂分泌减少或成分改变,使皮肤表面干燥、粗糙、无光泽并伴有糠秕状脱屑,皮肤的排泄功能和体温调节功能也降低。皮肤变薄,抵抗力下降,易受机械、物理、化学等刺激而损伤,长期卧床的老年人易出现压疮等。皮肤色素沉着出现色素斑片,即老年性色素斑。皮肤中感受外界环境的细胞数减少,对冷、热、痛、触觉等反应迟钝。皮肤的毛细血管较稀疏,面部皮肤变得苍白;血管脆性增加,容易发生出血。

(二) 视觉

老年人由于眼部肌肉弹性减弱,眼眶周围脂肪减少,可出现眼睑皮肤松弛。

晶状体调节功能和聚焦功能在 40 岁以后开始逐渐减退，视近物能力下降，出现老视。晶体中非水溶性蛋白逐渐增多而出现晶体混浊，透光度减弱，可出现老年性白内障。晶状体悬韧带张力降低，使晶状体前移，有可能使前房角关闭，影响房水回流，导致眼压升高，容易诱发青光眼。

玻璃体液化和后脱离可引起视网膜剥离，同时易失水、色泽改变、包涵体增多，可引起"飞蚊症"。视网膜周边变薄，出现老年性黄斑变性。由于瞳孔括约肌的张力增强、睫状肌硬化，视野明显缩小。色素上皮层细胞及其细胞内的黑色素减少，脂褐质增多，使视力显著下降，对低色调颜色难以辨认，对光的反应和调适能力降低。

（三）听觉

老化对内耳与耳蜗功能的影响较严重。皮肤弹性减少、软骨生长，会使耳蜗变大，第Ⅷ对脑神经细胞数减少，声波从内耳传至脑部的功能发生退化，最先失去对高频率声音的辨认，之后低频的声音也会受到影响，出现老年性耳聋。听觉高级中枢对声音信号的分析减慢，反应迟钝，定位功能减退，造成在噪声环境中听力障碍明显。此外，耳廓表皮皱襞松弛，凹窝变浅，收集声波和辨别声音方向的能力降低。老年人耳垢干硬，堆积阻塞易形成中耳耳垢嵌塞，容易造成传导性听力障碍。

（四）味觉

老年人味蕾逐渐萎缩，数量比成人阶段减少 2/3，味觉功能减退，常常食而无味，烹饪时增加食盐等调味品的用量，对患心血管疾病的老年人不利。口腔黏膜细胞和唾液腺发生萎缩，唾液分泌减少，口腔干燥，会造成味觉功能的减退、食欲缺乏，影响机体对营养的摄取，还可增加老年性便秘的发生率。

（五）嗅觉

老年人嗅神经数量减少、萎缩、变性，鼻腔内感受气味的接收器嗅球萎缩，嗅觉敏感性降低。此外，嗅觉丧失会对一些危险环境，如有毒气体、烟味等的分辨能力下降，继而威胁老年人的安全。

（六）触觉

老年人的触觉，特别是对温度、压力、疼痛等的感知能力降低，加上对需要手眼协调的精细动作不能很好地执行，使得一些日常生活活动，如系鞋带、剪指甲等精细动作完成困难，对冷、热、痛等伤害性刺激的反应不敏感，容易发生意外伤害，如烫伤、冻伤、扎伤等。

第二节　老年高血压患者的护理

老年高血压（elderly hypertension）是指老年人在未使用抗高血压药物的情况下，血压持续或非同日 3 次以上收缩压≥140 mmHg（18.7kPa）和（或）舒张压≥90 mmHg（12.0 kPa）。老年高血压是指除了血压升高外，还伴有心、脑、肾的损害，且排除假性或继发性高血压的全身性疾病。2014 年流行病学调查结果显示，我国 60 岁以上老年人的患病率高达 58.2%，尤其在 65 岁以上的老年人群中，高血压的患病率和升高幅度均增加。高血压显著增加老年人发生缺血性心脏病、脑卒中、肾功能衰竭、主动脉与外周动脉疾病等靶器官损害的危险,是老年人群致死和致残的主要原因之一。

【病因】

1. 遗传因素 高血压具有明显的家族聚集性。约 60% 高血压患者有高血压家族史,父母均有高血压,子女发病概率高达 46%。高血压的遗传可能存在主要基因显性遗传和多基因关联遗传两种方式。

2. 饮食习惯 食盐摄入量与高血压的发生和血压水平呈明显正相关。长期钙、镁、钾摄入不足也会导致血压升高,饮酒量与血压水平呈线性相关。摄入较多饱和脂肪酸及高蛋白质饮食均属于升压因素。另外,叶酸缺乏与高血压发病呈正相关,并会增加高血压引起脑卒中的风险。

3. 职业和环境因素 城市脑力劳动者的高血压患病率超过体力劳动者,从事精神紧张度高的职业、生活压力过大、长期受环境噪声和不良视觉刺激者发生高血压的可能性较大。

4. 吸烟 吸烟可使交感神经末梢释放去甲肾上腺素增加而使血压增高。

5. 体重 体重增加是血压升高的重要危险因素。

6. 药物 服避孕药妇女血压升高发生率及程度与服药时间长短有关。

7. 阻塞性睡眠呼吸暂停综合征 该病患者 50% 有高血压,血压升高程度与其病程和严重程度有关。

【护理评估】

(一)健康史

1. 内在因素 包括与血压有关的各种因素,如遗传状况、血管粥样与纤维性硬化的程度、激素反应性减低的情况以及压力感受器敏感性的变化等。

2. 外在因素 各种不适宜的工作、生活环境和不良的生活方式,如环境噪声过大、缺乏体育锻炼、超重、中度以上饮酒以及摄入高盐、高脂、高蛋白质饮食等。

(二)身心状况

1. 症状 大多数患者病情发展慢,病程长,无明显自觉症状。

一般常见症状有头痛、头晕、耳鸣、心悸等。约 1% 可发展为急进型高血压(舒张压持续超过 130 mmHg),出现严重的心、脑、肾损害,发生脑血管意外、视物模糊、眼底出血、渗出和视乳头水肿,常死于肾功能衰竭、脑卒中或心力衰竭。

考点提示

老年高血压的特点

2. 老年高血压的特点 老年高血压的表现与中青年有所不同,具体有以下几方面。

(1)以单纯性收缩期高血压(isolated systolic hypertension,ISH)多见:ISH 是指收缩压 ≥140 mmHg,舒张压 <90 mmHg,是大动脉粥样硬化的结果。由此导致脉压增大是老年 ISH 的一个重要特征,是反映动脉损害程度的重要标志,它比收缩压或舒张压更能预测心血管事件的发生。

（2）老年人血压的波动性大：血压急剧波动时，可明显增加心血管事件的发生。老年人的收缩压、舒张压和脉压的波动均明显增大，尤其是收缩压，1 天内波动幅度达 40 mmHg。多表现为清晨血压增高、高血压合并体位性低血压以及餐后低血压。另外，一年四季血压也有波动，有冬季血压增高、夏季降低的趋势。

知识链接

血压的昼夜节律

人的血压有昼夜节律性变化。健康人的 24 小时血压变化呈"两峰一谷"状，即长柄勺型。白天血压维持在较高水平，20 时起血压逐渐下降，早晨 2～3 时降至最低，清晨觉醒前后血压再次上升，至 6～8 时达到最高峰，即血压晨峰。随后血压维持在较高水平，直至 16～18 时出现第二个高峰，以后逐渐下降。通常第二高峰要低于第一高峰。根据夜间血压下降的情况可将血压的昼夜节律分为四个类型。（1）勺型：夜间血压下降超过日间血压的 10%～20%。（2）非勺型：夜间血压下降幅度小于 10%。（3）深勺型：夜间血压下降幅度大于 20%。（4）反勺型：夜间血压水平高于日间血压。随年龄增长，血压的正常节律逐渐弱化，老年人，尤其是 70 岁以上的老年人夜间血压下降幅度变小，夜昼血压比值增大。

（3）症状少而并发症多：老年人脏器老化、长期高血压加重了对靶器官的损害，老年高血压患者的并发症发生率高达 40%，其中冠心病、脑卒中为常见且严重的并发症，其发生与血压密切相关。

（4）多种疾病并存：老年高血压常与糖尿病、高脂血症、动脉粥样硬化、前列腺增生、肾功能不全等疾病共存，这些疾病相互影响，使老年高血压的治疗变得更为复杂，致残、致死率增高。

3. 社会-心理状况 评估老人有无对疾病发展、治疗方面的焦虑、紧张或其他心理问题；有无对终生用药的担心和忧虑；器官受损的程度是否影响到老人的日常生活和社交活动；老人的家庭和社区的支持度如何。

4. 辅助检查 老年高血压患者在心电图、胸部 X 线、眼底检查等方面的表现与一般成人高血压没有区别。①24 小时动态血压检测：老年患者血压波动性较大，有些高龄老人血压昼夜节律消失。②实验室检查：血常规、尿常规、肾功能、血糖、血脂、血尿酸等，老年高血压患者常合并高血脂、高血糖及肾功能损害。③内分泌检测：老年高血压多为低肾素型，表现为血浆肾素活性、醛固酮水平、β 受体数目及反应性均低。

【常见护理诊断/问题】

1. 慢性疼痛 与血压升高所致的脑供血不足有关。

2. 活动无耐力 与血压升高所致的心、脑、肾循环障碍有关。

3. 有外伤的危险 与视物模糊、体位性低血压、意识障碍有关。

4. 潜在并发症 心力衰竭、脑血管意外、肾功能衰竭。

【护理措施】

治疗护理的主要目标是将血压调整至适宜水平,最大限度地降低致残、致死的危险,延长老年高血压患者的生命,提高生活质量。一般认为,老年人高血压的降压目标与青年人相同,但对于老年单纯性收缩期高血压患者,建议收缩压目标为 150 mmHg,同时应保持其舒张压在 60～65 mmHg。具体措施如下。

1. 一般护理

(1)环境:环境安静、舒适,以利于老人充分休息。

(2)休息与活动:根据老年高血压患者危险性分层(同内科护理学)确定活动量。极高危组需绝对卧床休息;高危组以休息为主,可根据身体耐受情况,指导其做适量的运动;中危及低危组患者应选择适合自己的运动方式。

(3)饮食护理:限制钠盐的摄入,以每人每日食盐摄入量不超过 6 g 为宜,减少膳食脂肪,补充适量蛋白质,多食蔬菜、水果等,戒烟限酒。

(4)病情监测:老年人血压波动较大,应每日定点、多次测量血压。尤其是在有自觉症状或情绪波动时,应及时测量,发现血压高于正常或出现严重的药物副作用时应及时到医院就诊。另外,还需定期检查尿常规、血液生化、心电图及眼底,以便及时发现靶器官的损害。

考点提示

老年高血压的药物治疗

2. 用药护理

(1)老年高血压的治疗原则:①治疗前检查有无体位性低血压;②用药从小剂量开始,降压速度不宜过快;③最好选用长效降压药;④联合用药;⑤选择对合并症有益的药物,具体选择的原则是,无并发症者选用噻嗪类利尿剂与保钾利尿剂,如需第二种药,则用钙拮抗剂,除非有强适应证,否则不宜应用 β 受体阻滞剂;⑥观察不明显的药物副作用;⑦监测血压。

(2)药物使用及副作用观察:向老人讲解高血压的相关知识,讲解用药的目的、剂量、副作用、注意事项等,说明擅自加大药量和停药的危害性,以促进其长期遵医嘱按时按量服药。因老年高血压患者并发症多,且常多种疾病并存,护理人员应在治疗中密切观察有无药物副作用及并发症的出现。老年高血压患者常选用的降压药和副反应见表 8-1。

表 8-1　老年高血压患者常用的降压药物及其副反应

降压药类别	适应性	副反应
利尿剂	老年降压治疗的一线药物及作为联合用药的首选药物	低钾血症,影响血脂、血糖、血尿酸代谢
钙通道阻滞剂	适用于血管弹性差、左心室舒张功能降低、合并其他心血管异常的老年患者	心率增快、面部潮红、头痛、下肢水肿等交感神经增强反应

续表

降压药类别	适应性	副反应
血管紧张素转换酶抑制剂	适用于伴有冠状动脉疾病、心肌梗死、心绞痛、左心功能不全、糖尿病、慢性肾病或蛋白尿的老年高血压患者	刺激性干咳，血管性水肿
血管紧张素Ⅱ受体拮抗剂	适用于不能耐受 ACEI 出现咳嗽等副作用的患者	副反应较少，极少发生咳嗽
β受体阻滞剂	高血压合并冠心病、慢性心力衰竭老年患者的首选药物	心动过缓、乏力、四肢发冷。急性心力衰竭、病态窦房结综合征、房室传导阻滞、呼吸道阻塞性疾病慎用或禁用

3. 心理护理

与患者建立和谐的护患关系，给予其关心、理解和接纳，使老人获得更多的情感支持和正性的情绪体验。根据患者出现的情绪问题，采用合适的心理护理措施进行缓解，如放松技术、音乐疗法、暗示技术等。对于老人的合作和进步及时给予鼓励和肯定。

4. 健康指导

（1）饮食指导：鼓励老人摄入低盐、低脂肪、低胆固醇、高纤维素和维生素的食物，多食含钙丰富的食品，如芋类、蘑菇、木耳、绿色蔬菜、新鲜水果、海鱼、牛肉、猪瘦肉、蛋、豆制品、低脂奶制品等。高血压患者每日蛋白质的量为每千克体重 1 g 为宜，合并肾功能不全时，应限制蛋白质的摄入。忌含糖的饮料、咖啡、浓茶及刺激性食物。少食多餐，忌暴饮暴食。

（2）适当运动：适当运动可使血压下降，提高心肺功能。老年人进行运动时要注意以下几点。①适当的运动形式：如步行、慢节奏的交谊舞、太极拳等有氧运动。②适当的运动强度：以不感觉疲劳或疲劳感第二天可消失为宜。③适当的运动时间：每天 30~60 分钟。

（3）病情监测：指导老人进行血压测量，鼓励其在家中随时监测血压变化，同时注意观察有无靶器官损害的表现。

（4）心情舒畅：引导老人正确对待生活中的不良事件，保持乐观心态，提高应对突发事件的能力，避免情绪过分激动。

（5）中医中药：中国传统中药、针灸、推拿、气功等对老年高血压患者的康复有一定疗效。

第三节 老年冠心病患者的护理

冠状动脉粥样硬化性心脏病，简称冠心病（coronary heart disease，CHD），是指冠状动脉发生粥样硬化引起管腔狭窄或闭塞，导致心肌缺血缺氧或坏死而引起的心脏病，简称冠心病，也称缺血性心脏病。冠心病是动脉粥样硬化导致器官病变的最常见类型，也是严重危害人类健康的常见病。年龄是冠心病的独立危险因素，所以是老年人心血管病中常见的致残及死亡原因，70 岁以上的老年人几乎都患有程度不同的冠心病。

考点提示

老年冠心病的发病因素

老年冠心病患者的临床特点为:①病史长,病变累及多支血管,常有陈旧性心肌梗死,且可伴有不同程度的心功能不全;②可表现为慢性稳定型心绞痛,也可以是急性冠脉综合征(ACS),包括不稳定型心绞痛、急性心肌梗死;③常伴有高血压、脑血管疾病、糖尿病、阻塞性肺气肿等慢性疾病;④多存在器官功能退行性病变,如心脏瓣膜退行性变、心功能减退等。故老年冠心病患者较其他冠心病患者发生急性冠脉综合征的危险性相对较大。

【病因】

本病病因尚未完全明确,目前认为可能与以下因素有关。

1. 年龄、性别 本病多见于 40 岁以上人群,49 岁以后进展较快,女性发病率较低,但在更年期后发病率明显增加。

2. 血脂异常 脂代谢异常是动脉粥样硬化最重要的危险因素。总胆固醇、甘油三酯、低密度脂蛋白、极低密度脂蛋白增高都是其危险因素。

3. 高血压 血压增高与本病密切相关,高血压患者患本病的概率较正常血压者高 3~4 倍。

4. 吸烟 吸烟可造成动脉壁氧含量不足,促进动脉粥样硬化的形成。

5. 糖尿病和糖耐量异常 糖尿病患者心血管疾病风险较无糖尿病者增加 2~5 倍,且动脉粥样硬化进展迅速。

此外,肥胖、缺少体力活动、遗传、A 型性格,以及进食了过多的动物脂肪、胆固醇、糖和钠盐等也是冠心病的危险因素。

一、老年心绞痛患者的护理

老年冠心病心绞痛是冠状动脉机械性或动力性狭窄致冠状动脉供血不足,心肌急剧、暂时的缺血、缺氧所引起的以发作性胸痛或以胸部不适为主要表现的临床综合征。90% 的老年心绞痛是因冠状动脉粥样硬化引起,也可由冠状动脉狭窄或两者并存引起。

【护理评估】

(一)健康史

评估老年人是否是冠心病患者,有无高血压、糖尿病、肺部感染、动脉痉挛、主动脉瓣狭窄、严重贫血等疾病,是否出现了劳累、激动或精神过度紧张、寒冷的刺激、进食过饱、用力排便、急性循环衰竭等诱因。

(二)身心状况

1. 症状 老年心绞痛症状常不典型,老年患者疼痛部位不典型发生率为 35.4%,明显高于中青年的 11%,疼痛部位可以在上颌与上腹部之间的任何部位。由于老年人痛觉减退,其疼痛程度往往较轻,常出现气促、食欲不振、疲倦、胃部灼热感、出汗等症状。

知识链接

加拿大心血管学会(CCS)心绞痛严重度分级

Ⅰ级　一般体力活动不引起心绞痛,例如行走和上楼,但紧张、快速或持续用力可引起心绞痛的发作

Ⅱ级　日常体力活动稍受限制,快步行走或上楼、登高、饭后行走或上楼、寒冷或风中行走、情绪激动可发作心绞痛或仅在睡醒后数小时内发作。在正常情况下以一般速度平地步行 200 m 以上或登一层以上的楼梯受限

Ⅲ级　日常体力活动明显受限,在正常情况下以一般速度平地步行 100~200 m 或登一层楼梯时可发生心绞痛

Ⅳ级　轻微活动或休息时即可以出现心绞痛症状

2. 体征　体征少,大多数老年心绞痛患者可无阳性体征。

3. 社会-心理状况　评估老人是否出现因心肌缺血所引起的焦虑、恐惧,有无因对病情及预后不了解而产生的其他不良情绪反应。了解老人的家庭成员能否支持配合医护方案的实施。

4. 辅助检查

(1) 心电图:心绞痛发作时的心电图对诊断很有帮助,ST-T 段的变化有助于心肌缺血的诊断。

(2) 超声心动图:超声心动图存在室壁节段运动和老年性瓣膜改变,如重度主动脉瓣狭窄,也有助于老年患者心绞痛的诊断。

(3) 核素心肌灌注扫描:为协助诊断 CHD 的检查之一,可以评估心肌缺血的部位、范围和心脏功能。

(4) 冠状动脉造影:为目前冠心病临床诊断的金标准,此检查不但可以确诊或排除冠心病,而且也是确定患者是否需要进行冠状动脉血运重建必不可少的检查手段。

【常见护理诊断/问题】

1. 疼痛　与心肌缺血、缺氧有关。

2. 活动无耐力　与心肌供血、供氧不足有关。

3. 知识缺乏　缺乏控制诱发因素及药物应用的知识。

4. 潜在并发症　心肌梗死。

【护理措施】

老年人心绞痛的治疗护理目标是避免诱发因素,改善冠状动脉的血供,防止或减轻心肌缺血,延缓冠状动脉粥样硬化的进展,改善生活质量。

1. 一般护理

(1) 休息与活动:心绞痛发作时,立即停止原有活动,协助老人取舒适体位休息。有条件者及时给予间歇氧气吸入,调节流量为 4~6 L/min,保证血氧饱和度在 95% 以上。

(2) 饮食指导:摄入低热量、低脂肪、低胆固醇、低盐饮食,多食蔬菜、水果和粗纤维食

物如芹菜、糙米等,避免暴饮暴食,注意少食多餐。

（3）病情监测：严密观察胸痛的特点、伴随症状,监测生命体征及心电图的变化,观察疼痛的变化,尤其要注意有无急性心肌梗死的可能。

2. 用药护理

（1）硝酸酯类：老年心绞痛患者的常备药,对缓解心绞痛最为有效。针对老年人口干的特点,口服硝酸甘油前应先用水湿润口腔,再将药物嚼碎置于舌下,这样有利于药物快速溶化生效,有条件的老年人最好使用硝酸甘油喷雾剂。首次使用硝酸甘油时宜平卧,因老年人易出现减压反射导致血容量降低。对由老年严重主动脉瓣狭窄或肥厚型梗阻性心肌病引起的心绞痛,不宜用硝酸酯制剂。部分患者用药后出现面部潮红、头部肿胀、头晕、心动过速、心悸等不适,应及时告知患者是由于药物的扩张血管作用所致,以解除顾虑。

（2）β受体阻滞剂：从小剂量开始用药,使心率维持在 55 次/分以上。老年人用药剂量酌减。伴有慢性阻塞性肺疾病、心力衰竭或心脏传导病变的老年人,用药后要密切观察,出现副作用时,及时通知医生。

（3）钙拮抗剂：对变异型心绞痛或以冠状动脉痉挛为主的心绞痛,钙拮抗剂是一线药物。但该药可引起老年人低血压,应从小剂量开始使用。老年稳定型心绞痛常合并心力衰竭可选择氨氯地平或非洛地平。

（4）血小板抑制剂：临床常用的药物除了阿司匹林、噻氯匹定、氯吡格雷外,糖蛋白Ⅱb/Ⅲa(GPⅡb/Ⅲa)被认为是抗血小板治疗最有希望的一类药,老年人使用不会增加颅内出血的危险性。此类药物用药期间应密切观察有无出血倾向,定期监测出凝血时间及血小板计数。

（5）他汀类降脂药：具有降脂、抗炎、稳定动脉粥样硬化斑块和保护心肌的作用。对于伴有高脂血症的老年人,应坚持使用此类药物治疗,但应注意监测谷丙转氨酶及肌酸激酶等生化指标,及时发现药物可能引起的肝脏损害和肌病。

3. 心理护理　心绞痛发作时,安慰患者,解除其紧张情绪,以减少心肌缺氧量。缓解期,观察患者的情绪状态,与患者讨论可能与心绞痛发作有关的情绪因素。针对患者个性特点,了解发作原因,制定预防的方法,如逐渐改变急躁易怒的性格,保持平和的心态,或采用放松技术、与他人交流等方式缓解精神压力。

4. 健康指导

（1）饮食指导：合理膳食,清淡饮食,戒烟限酒,少食多餐。

（2）运动指导：缓解期鼓励患者参加适当的体力劳动和体育锻炼,运动方式以有氧运动为主;若活动时出现呼吸困难、胸痛、脉搏过快,应立即停止活动,安静休息,并给予积极的处理。

（3）防止各种诱因：要避免各种诱发心绞痛的因素,如过度劳累、情绪激动、饱餐、用力排便、寒冷刺激等。

（4）病情监测：教会患者及家属识别心绞痛的发作,并学会缓解方法,胸痛发作时立即停止活动或舌下含服硝酸甘油,前往医院就诊。应定期复查心电图、血压、血糖、血脂、肝功能等。

（5）用药指导：指导患者遵医嘱用药,不可随意减药停药,注意观察药物的不良反应。

外出时随身携带硝酸甘油以备急需。

二、老年心肌梗死患者的护理

急性心肌梗死(acute myocardial infarction,AMI)是在冠状动脉病变的基础上,发生冠状动脉血流供给急剧减少或中断,使相应心肌严重而持久地急性缺血导致的心肌坏死的疾病。老年急性心肌梗死的发生率明显高于中青年。年龄是影响急性心肌梗死预后的重要因素,美国致死性心肌梗死患者中85%年龄大于65岁,60%年龄大于75岁。老年急性心肌梗死的常见诱因有情绪激动、过度疲劳、饱餐、睡眠差、用力排便、气温过冷或过热、休克、脱水、出血或严重心律失常等。

【护理评估】

（一）健康史

评估老年人是否患有冠心病,有无胸痛的经历及诊治过程,有无心肌梗死的诱因,如情绪激动尤其是激怒、呼吸道感染、失眠、饱餐、饮酒等。

考点提示

老年急性心肌梗死的临床表现

（二）身心状况

1. 临床表现

老年急性心肌梗死的临床表现及体征往往不典型或不明显,有些以上腹部不适、恶心、呕吐、食欲差等消化道症状为突出表现,严重患者甚至以意识丧失、休克或急性左心衰竭为首发症状。

（1）疼痛:部位仍以心前区为主,但疼痛程度、性质、持续时间有的可能较短,而有的可持续1～2小时甚至迁延数日,其间往往有间歇性发作。

（2）消化道症状:有约30%的患者以消化道症状为主,表现为上腹痛、恶心、呕吐,少数出现肠麻痹、消化道出血,甚至出现上腹部饥饿样疼痛,容易误诊为急腹症,可能是由于心肌膈面心肌梗死后刺激膈神经而出现牵涉痛。

（3）充血性心力衰竭:以心力衰竭为首发症状的患者约占20%,而70岁以上的老年人以心力衰竭为主要表现的可达74%。老年人常表现为突然发作的严重呼吸困难,似哮喘样发作;也有的患者以反复出现端坐呼吸或夜间阵发性呼吸困难为唯一表现。以上述症状为首发症状的患者,其死亡率明显增加。

（4）休克:休克型急性心肌梗死常伴有心律失常发生,易引起各种急性脑缺血症状,出现晕厥或一过性意识丧失、短暂昏迷、抽搐等,亦可发展为脑卒中。

（5）脑循环障碍:也有患者以脑循环障碍为首发症状,表现为头晕、四肢抽搐、意识丧失等。脑部症状与心脏症状可同时或先后出现,两者并存的其预后更差,病死率可达23.8%。

（6）心脏性猝死:老年急性心肌梗死患者中约有8%出现猝死,应引起护理人员的重视。

2. 社会-心理状况 评估患者及家属有无因老人发病急、病情重而引起恐惧和慌乱;是否了解患者的病情及预后;尤其应评估他们是否了解影响疾病进展的相关诱因。

3. 辅助检查

(1) 心电图:老年急性心肌梗死患者的心电图表现不典型,有的患者可仅有 ST-T 段改变,且无病理性 Q 波的检出率较高。

(2) 心肌酶:老年急性心肌梗死患者的心肌酶变化与中青年患者表现不同:肌酸激酶(CK)、天门冬氨酸氨基转移酶(AST)及乳酸脱氢酶(LDH)峰值延迟出现,CK 和 AST 峰值持续时间长,CK 峰值低。

(3) 其他:血常规、血沉检查可反映组织坏死和炎症情况。冠状动脉造影对判断病变部位、病变程度、侧支循环建立情况及选择治疗方案具有重要价值。

【常见护理诊断/问题】

1. 疼痛 与心肌缺血、坏死有关。

2. 活动无耐力 与心肌氧的供应失调有关。

3. 恐惧 与起病急、病情危重有关。

4. 有便秘的危险 与进食少、活动少、不习惯床上排便有关。

5. 潜在并发症 心源性休克、心力衰竭、心律失常。

考点提示

老年心肌梗死的护理要点

【护理措施】

1. 一般护理

(1) 吸氧:及时吸氧,使氧饱和度超过 90%,加速氧气向缺氧心肌的弥散。

(2) 休息与活动:发病 24 小时内绝对卧床休息,但对有严重并发症以及高龄、体弱者应适当延长卧床时间,下床活动需有人照顾。定时翻身,注意按摩肢体,预防静脉血栓形成。

(3) 饮食:起病后 4~12 小时内给予流质饮食,随后过渡到低脂、低胆固醇清淡饮食,提倡少食多餐。

(4) 病情监测:严密监测心电图变化,及时发现心率及心律变化。监测患者的电解质和酸碱平衡状况、血压变化情况,有无心力衰竭尤其是急性左心衰竭的相应症状出现。随时做好抢救准备,准备好急救药物和抢救设备,如除颤仪、起搏器等。

2. 用药护理 密切观察药物的疗效和副作用。

(1) 溶栓剂:老年急性心肌梗死患者应用溶栓药物会使其颅内出血的危险增加,因此,应从小剂量开始,几天内逐渐加至耐受剂量,严密观察有无出血倾向,监测凝血指标和血小板,必要时给予逆转溶栓、抗凝和抗血小板药物。

(2) 急性介入治疗:老年急性心肌梗死患者介入治疗的并发症相对较多,应密切观察有无再发心前区疼痛,心电图有无变化,及时判断有无新的缺血性事件发生。

(3) 常规药物治疗:①镇痛剂:老年患者对吗啡的耐受性降低,应密切观察有无呼吸抑制发生。伴有阻塞性肺气肿等肺部疾病患者忌用。②抗凝制剂：能降低急性心肌梗死的死亡率，大于 65 岁的老年人受益更大，已成为老年急性心肌梗死的标准治疗。但老年人在使用过程中要注意观察胃肠道反应及有无出血。③抗血小板治疗：由于老年患者消化道出血等风险可能性增大，建议阿司匹林剂量不大于 100 mg/d，急性冠脉综合征急性期抗血小板药物的首次负荷量可酌情减少或不用。④抗心肌缺血药物：硝酸酯类、β 受体阻滞剂、ACE-I、ARB 等药物是老年急性心肌梗死患者治疗的基石，应谨慎合理选择、酌情减少剂量实施个体化治疗。

3. 心理调适　及时安慰患者及家属，尤其对于病情较重、入住监护室者应及时告知患者的病情及相关诊治措施，以缓解患者及家属焦虑、恐惧的情绪。也可以教给患者一些放松的技巧，如深呼吸、渐进性放松等。

4. 健康指导

（1）疾病相关知识指导：清淡饮食、少食多餐，适度运动，保持乐观、平和的心态。患者若出现胸痛频繁发作、程度较重、时间较长，应及时就医。

（2）用药指导：老年人记忆力减退，加之急性心肌梗死后用药多，往往依从性差。应充分强调遵医嘱用药的重要性，告知药物的用法、作用及不良反应，并通过电话随访等方式，促进患者的依从性。

（3）康复指导：美国学者 Wenger 提出急性心肌梗死后的康复模式可适用于老年急性心肌梗死患者，将心脏康复分为四个阶段：第一阶段为急性期，即患者从入院至出院；第二阶段为恢复期，即患者在家延续第一阶段的训练直至心肌梗死瘢痕成熟；第三阶段为训练期，即心肌梗死愈合后的安全有氧训练阶段；第四阶段为维持期，即终生有规律的运动。从第二阶段正规康复训练开始，运动处方要求基本同心绞痛。关键是第一阶段要按照表 8-2 的七步康复程序安排运动。

表 8-2　急性心肌梗死住院阶段七步康复程序

步骤	康复运动	自理活动	健康教育
第一步	卧于床上做四肢关节的主动、被动运动，非睡眠时间每小时 1 次	部分活动自理。自己进食，垂腿于床边，使用床边便盆。每日坐椅子 1～2 次，每次 15 分钟	介绍病房环境、个人急救和社会支援
第二步	坐于床边做四肢关节的主动运动	床上活动完全自理。每日坐椅子 2～3 次，每次 15～30 分钟	指导戒烟；介绍康复程序
第三步	做 2 MET 的伸展运动；慢速行走 5 m 并返回	在病房内走动；随时坐椅子；坐轮椅在病房邻近区域活动	介绍心脏的解剖及功能；动脉硬化、心肌梗死的发病机制
第四步	做 2.5 MET 的体操；中速行走 23 m 并返回	监护下在病房邻近区域走动	介绍心肌梗死的危险因素及预防，教会患者测量脉搏

续表

步骤	康复运动	自理活动	健康教育
第五步	做 3 MET 的体操；走 92 m，每天 2 次；试着下台阶	随时在病房、走廊走动；走到距病房较远的区域	介绍健康饮食和节省体力的方法
第六步	继续以上活动；走 153 m，每天 2 次；下楼（乘电梯返回）；介绍家庭运动	监护下温水淋浴	介绍医护方法：药物、手术、运动、家庭及社区调节
第七步	继续以上活动；上楼；继续介绍家庭运动	继续以前所有活动	出院计划：提供教育资料和药物卡；指导院外药物使用、活动、饮食、娱乐、随诊等

注：MET，代谢当量（metabolic equivalent），常用于评价有氧训练的强度和热量消耗，1 MET 被定义为每千克体重每分钟消耗 3.5 ml 氧气，相当于一个人在安静状态下坐着，没有任何活动时，每分钟氧气消耗量。

（4）二级预防：急性心肌梗死后，应积极做到全面综合的二级预防，以减少再次梗死和其他心血管事件的发生，即冠心病二级 ABCDE 预防原则（表 8-3）。

表 8-3　冠心病二级 ABCDE 预防原则

代　号	释　义
A	aspirin（阿司匹林或联合使用氯吡格雷、噻氯匹定）抗血小板聚集 antianginal therapy 抗心绞痛治疗，如硝酸酯类制剂
B	β 受体阻滞剂 blood pressure control 控制血压
C	cholesterol lowing 控制血脂水平 cigarette quitting 戒烟
D	diet control 控制饮食 diabetes treatment 治疗糖尿病
E	exercise 鼓励有计划、适当的运动锻炼 education 患者及其家属教育，普及有关冠心病的知识

第四节　老年慢性阻塞性肺疾病患者的护理

慢性阻塞性肺疾病（chronic obstructive pulmonary disease，COPD）简称慢阻肺，是指由于慢性气道阻塞引起通气功能障碍的一组疾病。慢阻肺与慢性支气管炎和肺气肿密切相关，慢性支气管炎和肺气肿患者出现气道受限时，可诊断为慢阻肺。

【病因】

慢阻肺可能是多种环境因素与机体自身因素长期相互作用的结果。

1. **炎症机制**　肺实质、肺血管及气道的慢性炎症是慢阻肺的特征性改变,中性粒细胞、巨噬细胞、T淋巴细胞等炎症细胞均参与了慢阻肺的发病过程。

2. **蛋白酶-抗蛋白酶失衡机制**　蛋白水解酶对组织有损伤和破坏作用;抗蛋白酶对弹性蛋白酶等多种蛋白酶有抑制功能。蛋白酶增多或抗蛋白酶不足均可导致组织结构破坏,导致肺气肿。吸入有害物质和气体可使蛋白酶增多或活性增强,使抗蛋白酶产生减少或灭活加快;吸烟、氧化应激等因素可降低抗蛋白酶的活性。

3. **氧化应激机制**　慢阻肺患者的氧化应激增多,氧化物可直接破坏许多大分子物质,导致细胞功能障碍或凋亡,破坏细胞外基质;还会引起蛋白酶-抗蛋白酶失衡;促进炎症反应。

4. **其他机制**　自主神经功能失调、营养不良、气温变化等都有可能参与慢阻肺的发生和发展。

【护理评估】

（一）健康史

询问患者有无主动吸烟或被动吸烟史,是否吸入有害气体或物质,有无慢性支气管炎和肺气肿病史,有无个人或家族过敏史。

考点提示

老年慢性阻塞性肺疾病的症状和体征

（二）身心状况

1. **症状**　气短或呼吸困难是COPD最常见的症状,也是体力活动减少的最重要的原因。最初仅仅是劳累性呼吸困难,但随着肺功能下降,患者在休息状态下也出现气短或呼吸困难。此外,患者还有慢性咳嗽、咳痰、喘息、胸闷等表现,由于衰老和免疫功能减退,老年慢阻肺患者容易出现全身性症状,如体重下降、食欲减退、骨骼肌萎缩等。

2. **体征**　呈桶状胸,触诊双侧语颤减弱,肺部叩诊呈过清音、心浊音界缩小、肺下界和肝浊音界下降,听诊呼吸音减弱、呼气相延长,部分患者可闻及干湿啰音。

3. **社会-心理状况**　老年人因明显的呼吸困难导致自理能力下降、社会活动减少,易产生焦虑、孤独等消极情绪,病情反复可造成抑郁、失眠,对治疗缺乏信心。评估患者是否出现上述心理反应,以及患者家属对此病的认知和照顾能力。

4. **辅助检查**

（1）肺功能检查:是判断气流受损的主要客观指标。使用支气管扩张剂后,$EFV_1/FVC<70\%$可确定为持续气道受损。

（2）影像学检查:胸部X线检查早期可无明显变化,以后可出现肺纹理增粗、紊乱等改变,对慢阻肺诊断特异性不高。胸部CT检查可见小气道病变、肺气肿及并发症表现,一般不作为常规检查,但是对于鉴别诊断有一定价值。

（3）血气分析:用于判断呼吸衰竭的类型及有无低氧血症、高碳酸血症、酸碱平衡失调发生。

（4）其他检查:合并细菌感染时,外周血白细胞数增高,核左移。痰培养可检出各种病原菌。

【常见护理诊断/问题】

1. 气体交换受损 与气道阻塞、通气不足、呼吸肌疲劳有关。

2. 清理呼吸道无效 与分泌物多而黏稠、气道湿度降低和无效咳嗽有关。

3. 焦虑 与病情反复、自理能力下降有关。

4. 活动无耐力 与疲劳、呼吸困难、氧供与氧耗失衡有关。

5. 潜在并发症 肺源性心脏病、休克、呼吸性酸中毒、肺性脑病、弥散性血管内凝血。

- - - - - - - - - - - - - - 考点提示

老年慢性阻塞性肺疾病的护理要点

【护理措施】

1. 一般护理 环境安静舒适,饮食清淡,保证水分的摄入。给予患者睡眠卫生指导,养成良好的睡眠习惯。运动应量力而行、循序渐进。

2. 对症护理

(1)保持呼吸道通畅:指导患者进行有效咳嗽,如2~4小时进行数次深呼吸及爆发性咳嗽。也可通过雾化、拍背、负压吸引等方式促进排痰,病重或体弱的老人应禁用体位引流的方法。

(2)氧疗:稳定期患者采用长期家庭氧疗,一般用鼻导管吸氧,氧流量为 1.0~2.0 L/min,每天吸氧时间 10~15 小时。急性加重期且发生低氧血症者,给予控制性氧疗,一般采用鼻导管或面罩持续低流量吸氧,一般吸入氧浓度为 28%~30%。

3. 用药护理

(1)支气管舒张剂:支气管扩张剂有 β_2 受体激动剂、抗胆碱药物和茶碱类药物。β_2 受体激动剂以吸入性作为首选,大剂量使用可引起心动过速、心律失常,长期使用可发生肌肉震颤;抗胆碱药物同 β_2 受体激动剂联合吸入可加强支气管舒张作用,如合并前房角狭窄的青光眼,或因前列腺增生而尿道梗阻者应慎用,常见副反应有口干、口苦等;茶碱类使用过程中要监测血药浓度,当大于 15 mg/L 时,恶心、呕吐等副作用明显增加。

(2)糖皮质激素:可引起老年人血糖、血压升高,白内障、骨质疏松及继发感染等,故对慢阻肺患者不推荐长期口服糖皮质激素,吸入制剂仅适用于有症状且治疗后肺功能有改善者,吸入后用清水反复漱口。

(3)止咳药:可待因有麻醉性中枢镇咳作用,可因抑制咳嗽而加重呼吸道阻塞,痰多时禁用,不良反应有恶心、呕吐、便秘等。喷托维林是非麻醉性中枢镇咳药,不良反应有口干、恶心、腹胀、头痛等。

(4)祛痰药:盐酸氨溴索为润滑性祛痰药,不良反应轻;溴己新偶见恶心、转氨酶增高,消化性溃疡者慎用。

知识链接

定量气雾吸入器（MDI）的使用方法

（1）打开气雾吸入器保护盖，用力摇匀药液，指导患者头后仰。

（2）深呼气至不能再呼时张口，将气雾吸入器喷嘴置于口中，双唇包住咬口，以深而慢的方式经口吸气。

（3）开始吸气时用手指按压喷药，吸气末屏气约 10s，然后缓慢呼气。

（4）休息 1～3 分钟后再重复做另一次吸入，直至达到医嘱要求剂量。

（5）重新盖上气雾吸入器保护盖，协助患者用清水漱口。

4. 心理护理　改变患者和家属对疾病的认知态度，与他们共同制定和实施康复计划，积极进行呼吸肌功能锻炼，坚持合理用药，减轻症状，增强战胜疾病的信心。教给患者一些放松的技巧，如渐进式放松、音乐疗法等，以缓解其焦虑情绪。

5. 健康教育

（1）疾病预防指导：戒烟是预防慢阻肺的重要措施，应劝导患者戒烟。尽量避免或防止粉尘、烟雾及有害气体吸入。根据气候变化及时增减衣物，避免受凉感冒。

（2）疾病知识指导：讲解老年慢阻肺的诱发因素、病理生理、临床表现、防治措施等知识。与患者共同制定足够热量和蛋白质的饮食计划，少食多餐，避免摄入产气或引起便秘的食物。教会患者和家属家庭氧疗的方法及注意事项，指导患者正确使用吸入装置，并及时补充药物。

（3）康复训练：让患者理解康复训练的意义，发挥患者的主观能动性，制定个性化训练计划，主要包括骨骼肌运动训练和呼吸肌运动训练两个方面。骨骼肌运动训练项目包括步行、踏车、太极拳、体操等；呼吸肌运动训练包括腹式呼吸、缩唇呼吸、对抗阻力呼吸、全身性呼吸体操等。训练强度应以无明显呼吸困难情况下接近患者的最大耐受水平为标准。

第五节　老年胃食管反流病患者的护理

胃食管反流病（gastroesophageal reflux disease，GERD）是指胃十二指肠内容物反流入食管引起的"烧心"等症状，以及引起咽喉、气道等食管邻近的组织损害。根据是否导致食管黏膜糜烂、溃疡，分为反流性食管炎（reflux esophagitis，RE）及非糜烂性反流病（nonerosive reflux disease，NERD）。

老年人由于食管结构和功能的改变，使胃食管反流病的发病率增加，并随着年龄的增长而上升。胃食管反流病的临床表现轻重不一，主要的临床症状是反酸、胃灼热、胸骨后疼痛，在老年人胃食管反流病尤其伴反流性食管炎者，因其伴随增龄而致的食管黏膜知觉不敏感，即使重症亦多表现为无症状。而有的患者主要表现为食管以外的症状，而忽视了对本病的诊断。

胃食管反流病发病率随年龄增长而增加,老年人是胃食管反流病的高发人群。胃食管反流病是一种常见的慢性、复发性疾病,发病高峰为 60~70 岁。胃食管反流病流行病学调查显示,我国老年人糜烂性胃食管反流病内镜检出率为 8.9%,中青年人为 4.3%。

● - - - - - - - - - - - **考点提示** - - - - - - - - - - - - -

老年胃食管反流病的病因与发病机制

【病因和发病机制】

胃食管反流病是食管抗反流的防御机制下降和反流物对食管黏膜的攻击作用增强,保护因子与攻击因子建立的动态平衡被打破所致的结果。主要表现为食管下括约肌压力(lower esophageal sphincter,LES)降低、一过性食管下括约肌松弛(TLESR)过度等。胃食管反流病的主要损伤因素为过多的胃内容物(主要是胃酸)反流入食管,引起食管黏膜损伤。胆汁和消化酶也可造成食管黏膜损伤。

1. 抗反流屏障结构与功能下降 贲门失弛缓症手术后、食管裂孔疝、腹内压增高及胃内压增高均可使 LES 结构受损,加之某些激素(如缩胆囊素、胰高血糖素、血管活性肠肽等)、食物(高脂肪、巧克力等)、药物(钙拮抗剂、地西泮等)等可引起食管下括约肌功能障碍或一过性食管下括约肌松弛延长。

老年人食管下括约肌张力较中青年人低,且老年胃食管反流病患者常伴有食管裂孔疝;老年人因伴有多种慢性疾病,常用茶碱类、抗胆碱能药物、钙拮抗剂、止痛剂、非甾体抗炎药等,可刺激消化道黏膜、使食管下括约肌压力降低,影响食管蠕动;老年人肌肉松弛,胃排空能力下降,胃内压增高,超过食管下括约肌压力导致反流发生。以上诸多因素导致了老年人胃食管反流发病率增高。

2. 食管对反流物清除能力降低 老年人的食管蠕动功能下降,无推动性的自发收缩增加。老年人唾液中重碳酸盐分泌减少,使食管清除能力下降,这些因素增加了食管黏膜在反流物中的暴露时间,故老年人更易发生胃食管反流病。

3. 食管黏膜的屏障功能减弱 老年人上皮的增生和修复能力下降,食管黏膜组织防御功能受影响。同时老年人内脏黏膜血管壁增厚、变细,导致血流量减少,黏膜的功能作用下降。以上因素均增加了老年人患重度食管炎的发生率。

4. 胃食管感觉异常 老年人因胃肠神经末梢感觉迟钝,疼痛敏感性降低,食管对反流刺激的敏感性下降,增加了老年人胃食管反流病的严重程度。

5. 其他因素 老年人由于常患有多种疾病,如肥胖、硬皮病、糖尿病、腹水等也常有胃食管反流病。

国内外资料显示胃食管反流病发病的危险因素包括年龄、性别、吸烟、体质指数(BMI)增加、过度饮酒、阿司匹林、非甾体抗炎药、抗胆碱能药物、体力劳动、社会因素、心身疾病、家族史等。

【护理评估】

(一)健康史

1. 消化性疾病病史 评估患者有无食管裂孔疝等可导致压力性反流增多的疾病,有无胃泌素瘤、十二指肠溃疡等导致胃酸分泌过多的疾病,有无幽门梗阻等引起一过性食管下括约肌松弛增多的疾病,有无其他引起食管异常运动的疾病,如非溃疡性消化不良、肠易激综合征等。

2. 全身性疾病病史 有无糖尿病、进行性系统硬化症等全身性疾病,前者并发神经病变致胃肠自主神经受累,后者使食管平滑肌受累,均可引起食管、胃肠道蠕动减弱,导致胃食管反流病的发生。

3. 其他 吸烟、饮浓茶及肥胖可使食管下括约肌的结构和功能受损,高脂肪可延缓胃的排空,有些药物可松弛食管下括约肌,以上因素均与胃食管反流病的发生有关。

考点提示

老年胃食管反流病的典型症状

(二) 身心状况

1. 症状

(1) 典型症状:烧心和反流是本病最常见、最典型的症状。常在餐后 1 小时出现,平卧弯腰或腹压增高时加重,部分患者烧心和反流症状可在夜间入睡时发生。反流物刺激食管引起胸痛,常为胸骨后或剑突下疼痛,严重时可放射至胸部、后背、肩部、颈部、耳后。还有部分患者出现间歇性吞咽困难或胸骨后异物感。

(2) 非典型症状:老年人临床症状多不典型,多表现为嗳气、厌食、纳差、吞咽困难及消化道出血,而反酸、胃灼热、胸骨后疼痛等典型症状表现较少,其原因可能为老年人食管、胃肠神经末梢感觉迟钝,对食管扩张产生的疼痛敏感度下降,对食管酸碱灌注缺乏敏感性有关。

(3) 食管外症状:反流物刺激或损伤食管以外的组织或器官可引起咽喉炎、慢性咳嗽和哮喘。

2. 社会-心理状况 评估患者是否因为进食及餐后的不适,对进餐产生紧张、恐惧情绪。是否因此而减少与家人、朋友共同进餐的机会,影响正常的社交活动。

3. 辅助检查

(1) 胃镜:诊断反流性食管炎最准确的方法,并能判断是流行食管炎的严重程度及有无并发症,同时可进行活检与其他食管病变进行鉴别。

(2) 24 小时食管 pH 监测:是诊断胃食管反流病的重要方法,应用便携式 pH 记录仪检测患者 24 小时食管 pH 值,可了解食管是否存在过度酸反流。

(3) 食管 X 线钡餐:对诊断反流性食管炎敏感性不高。对不愿接受或不能耐受胃镜检查者,有助于排除食管癌等其他食管疾病。

(4) 食管测压:能帮助评估食管功能,尤其是对治疗效果不好者,可作为辅助性诊断方法。

【常见护理诊断/问题】

1. 疼痛:胸痛 与反酸引起的烧灼及反流物刺激食管痉挛有关。

2. 营养失调:低于机体需要量 与厌食、吞咽困难导致进食减少有关。

3. 焦虑 与病程长、症状持续、担心疾病预后有关。

4. 潜在并发症 食管狭窄、食管癌、上消化道出血等。

【护理措施】

本病的治疗目的在于控制症状、治愈食管炎、减少复发和防治并发症。对一般老年人通过内科保守治疗就能达到治疗目的,对重症患者经内科治疗无效者,可采用抗反流手术治疗。

1. 一般护理

(1)休息与活动:每餐后散步或采取直立位,平卧位时抬高床头 20～30 cm 或将枕头垫在背部以抬高胸部,避免右侧卧位,避免反复弯腰、抬举动作及裤带过紧等会增高腹压的动作。

(2)饮食护理:进餐时协助老人采取高坐卧位,少食多餐,不宜过饱,睡前 3 小时不再进食、避免进食降低食管下括约肌张力和增加胃酸分泌的食物,如酸性饮料、高脂肪食品、巧克力、咖啡、刺激性食品等。

(3)病情监测:注意观察患者疼痛的部位、性质、程度、持续时间及伴随症状,及时发现和处理异常情况。

2. 用药护理 治疗胃食管反流病最常用的药物如下。①抑制胃酸分泌药:包括 H_2 受体拮抗剂(如雷尼替丁、法莫替丁)和质子泵抑制剂(PPI)(如奥美拉唑和兰索拉唑)。②促胃肠动力药(如莫沙必利、依托必利、西沙必利)。③黏膜保护剂(如硫糖铝)。在用药过程中要注意观察药物的疗效,同时注意药物的副作用,如使用西沙必利时注意观察有无腹泻及严重心律失常的发生,使用硫糖铝时应警惕老年人便秘的危险。

避免使用降低食管下括约肌压力的药物,如抗胆碱能药、肾上腺能抑制剂、地西泮、前列腺素 E 等。对合并心血管疾病的老人应适当避免服用硝酸甘油制剂及钙拮抗剂,合并支气管哮喘则应尽量避免使用茶碱及多巴胺受体激动剂,以免加重反流。慎用损伤黏膜的药物,如阿司匹林、非激素类抗炎药等。提醒老人服药时须保持直立位,至少饮水 150 ml,以防止因服药所致的食管炎及其并发症。

3. 围术期护理 由反流引起的严重呼吸道疾病的患者,PPI 疗效欠佳且身体状况较好能耐受手术者,可考虑进行抗反流手术。

对手术老人应于术前做好心理疏导,减轻老人的心理负担;保证老人的营养摄入,维持水、电解质平衡;保持口腔卫生,积极防治口腔疾病;练习有效咳痰和腹式深呼吸;术前 1 周口服抗生素;术前 1 日经鼻胃管冲洗食管和胃。

手术后严密监测生命体征;术后 6 小时取半卧位,以防止反流;持续胃肠减压 1 周,保持胃肠减压管的通畅;避免给予吗啡,以防老人术后早期呕吐;胃肠减压停止 24 小时后,如无不适,可进食清流质,1 周后,逐步过渡到软食;避免进食生、冷、硬及易产气的食物。

4. 心理调适 向老人解释引起胃部不适的原因,教会减轻胃部不适的方法和技巧,必要时可以进行放松训练,以减轻其紧张、恐惧心理。与家人协商,为老人创造参加各种集体活动的机会,如家庭娱乐、朋友聚会等,增加老人的归属感。

5. 健康指导

(1)健康教育:告知老人疾病相关知识,如胃食管反流病的原因和诱因、临床表现及并发症、实验室检查结果及意义,使老人明确自己的疾病类型及严重程度。

（2）生活指导：改变生活方式及饮食习惯是保证治疗效果的关键。告知患者进食后不宜立即卧床,睡前 3 小时不宜进食,并抬高床头。减少引起腹压增高的因素,如肥胖、便秘、紧束腰带等;避免进食引起食管下括约肌张力降低的饮食,如高脂肪、巧克力、咖啡、浓茶等;避免使用降低食管下括约肌张力的药物及引起胃排空延迟的药物,如硝酸甘油、钙通道阻滞剂及抗胆碱能药物等。

（3）用药指导：指导患者合理用药,并注意观察药物疗效和副作用。

第六节　老年糖尿病患者的护理

糖尿病(diabetes mellitus,DM)是由于多种病因引起的体内胰岛素分泌不足和（或）作用障碍,以慢性高血糖为特征的一组代谢性疾病。其基本疾病特征是慢性高血糖伴蛋白质、脂肪代谢障碍。严重高血糖引起的急性并发症为酮症酸中毒(DKA)及非酮症性高渗综合征(HHS);长期血糖升高引起以广泛性大、小血管病变为特征的慢性并发症,可导致器官、组织功能障碍、衰竭甚至死亡,增加患者的致残率、死亡率。老年糖尿病是指年龄达到 60 岁的糖尿病患者。随着年龄的增长和经济水平的提高,糖尿病的患病率呈现快速增长势头,其中老年人群糖尿病的患病率也明显增加(表 8-4)。2007—2008 年全国糖尿病调查报告数据显示,60 岁以上老年人中糖尿病患病率为 20.4%,估算约为 3538 万,占糖尿病总患病人数的 38.1%。

表 8-4　近 30 年来我国糖尿病患病调查结果

普查年度	糖尿病患病率/(%)		普查人群	普查方法	诊断标准
	总体人群	达到 60 岁人群			
1980	0.67	4.30	30 万,全人群	尿糖＋馒头餐 2 hPG 筛选	兰州标准
1994	2.28	7.11	21 万,26～64 岁	馒头餐 2 hPG 筛选	WHO 标准 1985
2002	2.60	6.80	10 万,≥18 岁	空腹血糖筛选	WHO 标准 1999
2007—2008	9.70	20.40	4.6 万,≥20 岁	OGTT 一步法	WHO 标准 1999
2010	11.60	22.86	9.9 万,≥18 岁	OGTT 一步法	WHO 标准 1999 ＋ HbA1c

【注】2 hPG:餐后 2 小时血糖。OGTT:口服葡萄糖耐量试验。WHO:世界卫生组织。HbA1c:糖化血红蛋白。

【病因】

糖尿病的病因复杂,不同类型的糖尿病其病因不同,同一种类型的糖尿病也存在差异。总体来说,引起糖尿病的病因可归纳为遗传因素和环境因素两大类。

1. 1 型糖尿病　绝大多数 1 型糖尿病是自身免疫性疾病,遗传和环境因素共同参与其发病过程。某些外界因素(如病毒感染、化学毒物和饮食等)作用于有遗传易感性的个体,激活 T 淋巴细胞介导的一系列自身免疫反应,可引起胰岛 β 细胞破坏和衰竭,体内胰岛素分泌不足,导致糖尿病。

2. 2 型糖尿病 2 型糖尿病也是由遗传因素及环境因素共同作用而形成的,常见的环境因素包括年龄、不良生活方式、营养过剩、体力活动不足、化学毒物、子宫内环境等。

【护理评估】

（一）健康史

1. 患病经过 询问患者有无糖尿病家族史、起病时间、主要症状及其特点、患病后的诊疗经过及胰岛素的治疗情况,评估有无并发症的相关症状。

2. 生活方式 评估老年人的饮食情况是否合理,是否坚持适量的运动。

3. 诱发因素 近期有无感染应激等诱发因素。

考点提示

老年糖尿病的临床特点及主要的实验室检查

（二）身心状况

1. 症状
老年糖尿病的临床表现有如下特点。

（1）起病隐匿且症状不典型 老年糖尿病中 2 型糖尿病占绝大多数,起病隐匿,早期多无"三多一少"症状(多饮、多尿、多食及体重减轻),且以餐后血糖升高多见,多数患者是在查体或治疗其他疾病时发现有糖尿病。

（2）并发症多 常并发皮肤及呼吸、消化、泌尿生殖等各系统的感染,且感染可作为疾病的首发症状出现。此外,老年糖尿病患者更易发生高渗性非酮症糖尿病昏迷和乳酸性酸中毒,其中乳酸性酸中毒的常见诱因是急性感染,苯乙双胍的过量使用可导致乳酸堆积,引起酸中毒。老年糖尿病患者还易并发各种大血管或微血管症状,如高血压、冠心病、脑卒中、糖尿病肾脏病变、糖尿病视网膜病变、皮肤瘙痒等。

（3）多种老年病并存 易并存各种慢性非感染性疾病,如心脑血管病、缺血性肾病、白内障等。

（4）易发生低血糖 自身保健能力及依从性差,可使血糖控制不良或用药不当,引起低血糖的发生。加之机体对低血糖的感知能力下降,防御能力也下降,一旦出现低血糖,易于进展到严重低血糖,出现严重后果。

2. 社会-心理状况 糖尿病为终生性疾病,病程长,药物、饮食治疗严格,易发生并发症,患者容易出现焦虑、紧张、抑郁等负性情绪。护士应详细评估患者对疾病知识的了解程度,患病后有无负性情绪的产生,家庭成员对本病的认识程度和态度等。

3. 辅助检查

（1）尿糖测定:间接反映血糖变化。当血糖值超过肾糖阈(大约 10 mmol/L)时,尿糖呈阳性。老年人常常因各种原因出现肾糖阈的改变,尿糖阴性并不能排除糖尿病,仅仅尿糖阳性也不能诊断为糖尿病。

（2）血糖测定:老年人血糖诊断标准与一般成人相同,但对老年人必须重视餐后 2 小时血糖测定,因为其餐后 2 小时血糖增高明显多于空腹血糖。

（3）葡萄糖耐量试验：血糖值高于正常范围又未达到糖尿病诊断标准或疑有糖尿病倾向者，需进行口服葡萄糖耐量试验（oral glucose tolerance test，OGTT）。

（4）糖化血红蛋白测定：是红细胞内的血红蛋白与血中葡萄糖结合的产物，其主要形式为 HbA1c，可反映取血前 8～12 周血糖的平均水平，以补充一般血糖测定只反映瞬时血糖值的不足，成为糖尿病病情监测的指标之一，但它不能反映血糖波动情况，也不能确定是否发生过低血糖。HbA1c 与糖尿病的并发症具有密切关系，是评价糖尿病血糖控制状态的金标准。

（5）胰岛 β 细胞功能检查：主要包括胰岛素释放试验和 C 肽释放试验，用于评价基础和葡萄糖介导的胰岛素释放功能。

（6）并发症检查：急性严重代谢紊乱时的酮体、电解质、酸碱平衡检查，以及心、肝、肾、脑、眼、口腔以及神经系统的各项辅助检查。

【常见护理诊断/问题】

1. 营养失调：低于机体需要量　与胰岛素抵抗或活性下降所致的三大物质代谢紊乱有关。

2. 活动无耐力　与严重代谢紊乱、蛋白质分解增加有关。

3. 潜在并发症　低血糖、酮症酸中毒、高渗性昏迷、糖尿病足、糖尿病眼病。

考点提示

老年糖尿病的护理要点

【护理措施】

1. 一般护理

（1）饮食护理：饮食治疗的方法、原则与其他年龄组无异，但低血糖对老年人来说可能是一种致命的并发症，为预防低血糖的发生，老年人的饮食最好按一日五餐或六餐分配。

（2）运动护理：以有氧运动为主，应量力而行，持之以恒很关键，餐后散步 20～30 分钟是改善餐后血糖的有效方法。不宜在空腹时进行运动，注意补充水分，随身携带糖果，不宜单独运动，随身携带糖尿病卡、急救电话以备急需。

（3）病情监测：监测血糖的变化，尤其是餐后血糖的情况。观察有无低血糖、酮症酸中毒等并发症的出现。

2. 用药护理

（1）磺脲类：格列本脲易于出现严重低血糖，老年患者不宜使用；格列美脲、格列齐特缓释片、格列吡嗪控释片等在相同降糖效果的前提下，低血糖风险相对较低，可根据情况在部分老年糖尿病患者中使用。有轻中度肾功能不全的患者，可考虑选择格列喹酮。

（2）双胍类：适用于肥胖的老年 2 型糖尿病患者，对非肥胖患者伴有肌酐清除率异常、肝脏病变时易导致肝肾功能不全。用药过程中注意观察有无胃肠道反应，尤其是腹泻。

（3）二肽基肽酶-4 抑制剂：降低餐后血糖为主，低血糖风险很小，耐受性和安全性比较好，不增加体重，对于老年患者有较多获益。

（4）噻唑烷二酮类：因为有增加体重、水肿、心衰、骨折等风险，使得其在老年人中的应用还存在争议。除有特殊需求外,一般不推荐在老年糖尿病患者中使用。

（5）α-糖苷酶抑制剂:适用于老年糖尿病患者,单独使用不会产生低血糖,且通过降低餐后高血糖使胰岛素的需要量降低。主要副反应为肠胀气,伴有肠道感染者不宜使用。

（6）胰岛素:在胰岛 β 细胞功能明显减退、口服降糖药物失效或禁忌、血糖难以控制的老年 2 型糖尿病患者及老年 1 型糖尿病患者应当考虑胰岛素治疗。由于老年人自己配制混合胰岛素容易出错,适合选择单一剂型。为避免发生低血糖,加用胰岛素时,应从小剂量开始逐步增加。血糖控制不可过分严格,空腹血糖宜控制在 9 mmol/L 以下,餐后 2 小时血糖在 12.29 mmol/L 以下即可。

3. 心理护理 对于过度紧张的患者,鼓励其多参加户外运动,以转移其对疾病的高度关注。同时向患者及其家属介绍糖尿病的相关知识,使其充分了解糖尿病的饮食、运动、药物治疗及血糖监测对于血糖控制和预防并发症有重要作用,以缓解其紧张、焦虑、抑郁情绪。此外,也要加强对其亲属的教育,促进对患者的支持和监督。

4. 健康教育

（1）强调血糖监测的重要性:向患者及亲属讲解糖尿病血糖监测的重要性,指导他们学习和掌握监测血糖、血压、体质指数的方法,了解血糖的控制目标。

（2）用药指导:向患者及家属详细讲解口服降糖药的种类、剂量、给药时间和方法,教会观察药物的不良反应。使用胰岛素者,应配合各种教学辅助工具,教会老人及家属正确的注射方法。

（3）并发症的观察、预防与处理:告知患者及其家属高血糖和低血糖发生的原因、诱因、预防措施、症状、监测、治疗方法以及去医院就诊的时机。教会患者足部护理的方法和技巧,预防糖尿病足的发生。加强对眼部、肾脏功能的监测。

（4）康复指导:糖尿病周围神经病变可引起感觉和运动功能障碍。感觉功能的康复可通过经皮神经刺激疗法、电刺激疗法、磁疗、红外线治疗等物理方法缓解疼痛和促进保护性感觉的恢复。运动功能康复包括平衡训练和耐力训练,平衡训练通过刺激足底触觉感和本体感觉达到改善平衡障碍的目的,中等强度的耐力训练可改善周围神经病变（表 8-5）。

表 8-5　糖尿病的三级预防

预防等级	针对人群	预防目的和措施
一级预防	糖尿病前期及高危人群	早筛查、早评估、早生活方式干预,减少糖尿病发生
二级预防	确诊糖尿病患者	加强教育、管理,积极治疗,严格控制各项代谢指标,减少合并症发生
三级预防	已有糖尿病并发症者	积极治疗相关并发症及脏器功能保护,减少残废率和死亡率

知识链接

糖尿病慢性并发症的防治原则

1. 血压一般应控制在 130/80 mmHg 以下。

2. 控制血脂:LDL-C<2.6 mmol/L,首选他汀类药物。

3. 预防脑血管疾病:阿司匹林 75~150 mg/d。

4. 监测肾脏功能,及时发现有无蛋白尿的发生和进展。

5. 糖尿病眼病的监测:散瞳后进行眼底检查、彩色眼底照片,必要时进行荧光造影检查。

6. 监测有无糖尿病神经病变。

7. 所有患者都应定期进行足部检查,并进行足部自我护理的教育。

第七节　老年骨质疏松症患者的护理

骨质疏松症(osteoporosis,OP)是一种以骨量降低和骨组织微结构破坏为特征,导致骨质脆性增加和易于骨折的代谢性疾病。OP 是一种多因素所致的慢性疾病,分为原发性和继发性两类。老年骨质疏松症属于原发性骨质疏松症Ⅱ型,骨质疏松症是老年人的常见病之一,危害巨大,其严重后果是脆性骨折。

骨质疏松症患病率随年龄增长明显增高,60~69 岁男女患病率分别为 33.0% 和 73.8%,70~79 岁分别为 55.6% 和 89.7%,80 岁以上分别为 65.4% 和 100.0%。患骨质疏松症的老人极易发生股骨颈骨折、脊椎骨折,尤其老年女性患者,发生髋部骨折 1 年内可有 15.0% 死亡,50.0% 致残,生活不能自理,生活质量明显下降,并造成沉重的家庭、社会和经济负担。因此骨质疏松症是引起老年人卧床率和伤残率增高的主要因素。

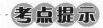

考点提示

老年骨质疏松症的病因

【病因】

骨质疏松和其相关的脆性骨折的风险均随着老年人增龄而增加。就原发性骨质疏松症而言,只要长寿就有可能患病。然而事实上,并非每个人患病的风险都一样,也不是所有的老人都发生骨质疏松性骨折。遗传因素和后天因素都有可能影响该病的发生。

1. 性激素缺乏　女性患者由于雌激素减少,使破骨细胞功能增强,加速骨的丢失;雄激素缺乏在男性患者的发病中起了重要作用。

2. 遗传因素　有骨质疏松症家族史的老年人更容易患此病。

3. 营养因素　由于高龄和肾功能减退等原因导致肠钙吸收和 $1,25(OH)_2D_3$ 生成减少,甲状旁腺素代偿性分泌增多,导致骨转移率加速和骨丢失。长期蛋白质和维生素 C 摄入不足和患慢性吸收不良性疾病,也容易发生骨质疏松症。

4. 运动量减少　老年人缺乏运动,逐渐使肌肉强度减弱、骨量减少,甚至长期卧床老年人,可加剧骨量丢失,导致骨质疏松症。

5. 生活方式和环境　吸烟、酗酒、喝浓茶或浓咖啡、高盐饮食、高蛋白质饮食、维生素 D

摄入不足、光照少、长期服用糖皮质激素等都是骨质疏松症的危险因素。

【护理评估】

（一）健康史

1. 评估患者有无相关的病因和危险因素　除了年龄、遗传等固有因素外，更重要的是评估一些非固有因素，如体重、吸烟、过度饮酒、饮过多咖啡、体力活动缺乏、制动、饮食中营养失衡、蛋白质摄入过多或不足、高钠饮食、钙和（或）维生素 D 缺乏（光照少或摄入少）等。

2. 评估患病过程及诊疗经过　评估患者就医原因、治疗用药及效果，相关的检查结果等。

- - - - - - - - - - 考点提示 - - - - - - - - - -

老年骨质疏松症的主要临床表现

（二）身心状况

1. 症状

（1）骨痛和肌无力：早期无症状，较重者常表现为腰背疼痛、乏力或全身骨痛，疼痛为弥漫性，无固定部位，于劳累或活动后加重，负重能力下降或不能负重。日间疼痛轻，夜间或清晨醒来时疼痛加重。

（2）脊柱变形：骨质疏松非常严重时，可因椎体骨密度减少导致脊柱椎体压缩变形，身长平均缩短 3～6 cm，严重者伴驼背。脊柱压缩性骨折可导致胸廓畸形，使肺活量、肺最大换气量下降，心血管功能障碍，引起胸闷、气短、呼吸困难，甚至发绀。

（3）骨折：为老年骨质疏松症患者最常见、最严重的并发症。常因轻微活动或创伤诱发，如打喷嚏、弯腰、负重、挤压或摔倒等，称为脆性骨折。发生脆性骨折的常见部位：胸椎、腰椎、髋部；桡骨、尺骨远端和肱骨近端。其他部位亦可发生骨折。发生过一次脆性骨折后，再次发生骨折的风险明显增加。

2. 社会-心理状况　评估患者疼痛的程度，身体外形的变化，以及是否因此而出现一些心理负担，损伤老人的自尊心，进而影响其社会活动。骨折患者的心理变化更为复杂，护士应认真倾听，了解其心理需要，观察患者有无消极、厌世的倾向，避免自杀行为的发生。

3. 辅助检查

（1）生化检查：包括骨形成指标、骨吸收指标及血、尿骨矿成分。这些指标的测定有助于判断骨转换类型、骨丢失速率、骨折风险评估、了解病情进展、干预措施的选择以及疗效监测等。老年人主要的检查项目如下。①骨钙素（BGP）：骨更新的敏感指标，可有轻度升高。②尿羟赖氨酸糖苷（HOLG）：骨吸收的敏感指标，可升高。③血清镁、尿镁：均有所下降。

（2）X 线检查：可观察骨组织的形态结构，是对骨质疏松所致各种骨折进行定性和定位诊断的一种较好的方法，也是一种将骨质疏松与其他疾病进行鉴别的方法。常用摄片部位包括椎体、髋部、腕部、掌骨、跟骨和管状骨等。只有当骨量下降 30% 时才可以在 X 线摄片中显现出来，表现为皮质变薄、骨小梁减少变细、骨密度减低、透明度加大，晚期可出现骨变形及骨折，故对早期诊断的意义不大。当腰痛加重、身高明显缩短时，应该进行椎体 X 线摄片。

（3）骨密度检查：它是目前诊断骨质疏松、预测骨质疏松性骨折以及监测自然病程或药物干预疗效的最佳定量指标。骨密度低于同性别峰值骨量的 2.5 个标准差以上可诊断为骨质疏松。

【常见护理诊断/问题】

1. 慢性疼痛 与骨质疏松、骨折及肌肉疲劳、痉挛有关。

2. 躯体活动障碍 与骨痛、骨折引起的活动受限有关。

3. 营养失调：低于机体需要量 与知识缺乏有关。

4. 潜在并发症 骨折。

5. 情境性自我贬低 与椎体骨折引起的身长缩短或驼背有关。

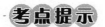

考点提示

老年人骨质疏松症的护理要点

【护理措施】

1. 一般护理

（1）环境：为老年人提供安全的生活环境和设施，如浴室安装安全扶手、防滑垫或坐便器，防止跌倒和损伤。指导老人选择舒适防滑的平底鞋。睡前限制饮水量，减少夜间如厕次数，日常用品放在老年人容易取放之处。

（2）休息与活动：根据每个人的身体状况，制定不同的活动计划。建议老年人行走时使用手杖或助步器，保持活动的稳定性。对能运动的老人，每天进行适当的体育活动或户外日光照射，如慢跑、快步走、打太极拳等，以增加和保持骨量；对因为疼痛活动受限的老人，指导老人维持关节的功能位，每天进行关节的活动训练，进行肌肉的等长、等张收缩训练，以保持肌肉的张力；对因为骨折而固定或牵引的老人，要求每小时尽可能活动身体数分钟，如上下甩动臂膀、扭动足趾，做足背屈和跖屈等。

（3）饮食护理：与骨营养有关的每日营养素的供应量为：蛋白质 60～70 g，胆固醇 300 mg 以下，蔬菜 350～500 g，维生素 A 800 μg，维生素 D 10 μg（400 IU），维生素 E 15 mg，维生素 C 60 mg，钙 800 mg（钙与磷的比例为 1∶1.5），盐小于 5 g，铁 12 mg，锌 15 mg。特别要鼓励老人多摄入含钙和维生素 D 丰富的食物，如虾皮、鸡蛋、鱼类、肉类、芝麻酱、奶制品及豆制品等，每日补充钙 800～1200 mg。避免饮酒及喝浓茶、浓咖啡、碳酸饮料等。

（4）对症护理：对已发生骨折的老人，应每 2 小时翻身一次，保护和按摩受压部位，指导老人进行呼吸和咳嗽训练，做被动和主动的关节活动训练，定期检查防止并发症的出现。

2. 疼痛的护理

骨质疏松引起疼痛的原因主要与腰背部肌肉紧张及椎体压缩性骨折有关，故通过卧床休息，使腰部软组织和脊柱肌群得到松弛可显著减轻疼痛。

（1）卧床休息时，使用加薄垫的木板或硬板床，取仰卧位或侧卧位，仰卧时头不可过高，在腰下垫一薄枕，从而缓解疼痛。

（2）必要时可使用背架、紧身衣等限制脊柱的活动度，减轻疼痛。

（3）通过热水浴、按摩、擦背，以促进肌肉放松。

（4）采用光疗、电疗、中药熏蒸、磁疗等，以促进血液循环，减少水肿，减轻疼痛。

（5）通过音乐疗法、暗示疏导转移患者的注意力，缓解疼痛感。

（6）对疼痛严重者可遵医嘱使用止痛剂、肌肉松弛剂等药物。

（7）对骨折者应通过牵引或手术方法最终缓解疼痛。

3．用药护理

（1）钙制剂：如碳酸钙、葡萄糖酸钙等，注意不可与绿叶蔬菜一起服用，防止形成钙的螯合物，影响钙的吸收，使用过程中要增加饮水量，以减少泌尿系统结石的形成，并防止便秘。

（2）钙调节剂：包括降钙素、维生素 D、α 骨化醇、骨化三醇和雌激素等。使用降钙素时要观察有无食欲减退、恶心、呕吐、颜面潮红等表现，偶有过敏现象，近期提示长期使用降钙素有增加肿瘤的风险，一般使用不宜超过 3 个月。在服用维生素 D、α 骨化醇、骨化三醇的过程中要监测血清钙、血尿素氮和肌酐的变化。对使用雌激素的老年女性患者，应详细了解家族中有关肿瘤和心血管疾病方面的病史，严密监测子宫内膜的变化，注意阴道出血情况，定期做乳房检查，防止肿瘤和心血管疾病的发生。

（3）二膦酸盐：如阿仑膦酸钠、依替膦酸二钠、帕米膦酸二钠、唑来膦酸等，此类药物的消化道反应较多见，故应晨起空腹服用，同时饮清水 200～300 ml，至少 30 分钟内不能进食或喝饮料；禁止平卧，最后取立位或坐位，以减轻对消化道的刺激。不能咀嚼或吸吮，避免发生口腔溃疡；静脉注射要注意血栓性疾病的发生，同时应监测血钙、磷和骨吸收生化标志物。

4．心理护理　理解、接纳老人的感受，同时让老人了解到身长的缩短、身形的变化虽然会影响其外在形象，但是老年人的经验、阅历和学识，才是更重要的个人魅力，促进老年人增强自信心，逐渐适应形象改变。对于活动不便或者骨折的老人，护士和家属应给予更多的关心和帮助，通过不同的方式让老人意识到自己对家庭的作用。

5．健康教育

（1）健康指导：告知老人每日适当运动和进行户外日光照射的重要性。活动不便的老人，可通过辅助工具协助完成各种活动。学会各种营养素的合理搭配，指导老人多摄入含钙及维生素 D 丰富的食物。

（2）预防摔倒和骨折的发生：为老年人提供安全的生活环境和设施，衣服、鞋袜要安全舒适，大小合适，且有利于活动，防止跌倒和损伤，具体预防措施见第七章跌倒的护理。尽量避免弯腰、负重等行为。

（3）用药指导：指导老人按医嘱用药，学会观察药物的疗效和不良反应。

知识链接

防止骨质疏松的新观念

年轻时就需要注意骨骼的健康，补充足够的钙量，平衡膳食，才能延缓骨质疏松的发生。大多数的骨质疏松症早期无任何症状，因此应定期体检，做到早期发现、早期诊断、早期治疗。对于已经诊断为骨质疏松的老年人,只静养不运动的观念也是不科学的,因为适当的运动可以促进血液循环,增加骨密度,有利于骨骼健康。当然,在运动过程中要注意安全,避免损伤。

第八节　老年退行性骨关节病患者的护理

退行性骨关节病(degenerative osteoarthritis)又称骨性关节炎、老年性骨关节炎、增生性关节炎等,其病变主要是由于关节软骨发生退行性改变,引起关节软骨完整性破坏以及关节边缘软骨下骨板病变,继而导致关节症状和体征的一组慢性退行性关节疾病。病因不明确,其发生与年龄、肥胖、炎症、创伤及遗传因素等有关。在临床上,对于关节疼痛并伴有典型的关节间隙变窄,软骨下骨硬化或囊性变,关节边缘增生或骨赘形成等影像学表现的患者,应考虑退行性骨关节病的诊断。此病好发于负重大、活动多的关节,如膝、脊椎(颈椎和腰椎)、髋、踝和手等关节。

我国《骨关节炎诊疗指南(2018年版)》指出中国退行性骨关节病患病人群以中老年患者多见,其中女性多于男性。60岁以上的人群中患病率可达50%,75岁以上的人群则达80%。该病的致残率可高达53%。

【病因】

退行性骨关节病的发生是多种因素联合作用的结果,主要因素包括:①软骨基质中的黏多糖含量减少,纤维成分增加,软骨的弹性降低;②软骨下骨板损害使软骨失去缓冲作用;③关节内局灶性炎症。

临床上骨关节炎常分为原发性和继发性,退行性骨关节病多指原发性骨关节炎,多发生于中老年,无明确的诱因,可能与遗传、年龄、肥胖、性激素、吸烟等有关。也与长期不良姿势导致的关节形态异常、长期从事反复使用关节的职业或剧烈的文体活动对关节的磨损等有关。

【护理评估】

(一)健康史

评估患者有无退行性骨关节病的相关诱因,如肥胖、吸烟、性激素,或者从事对关节磨损较多的工作,以及患者的饮食和运动状况。

评估患者关节疼痛的部位、性质、持续时间等。了解患者之前的诊疗过程、检查结果和用药状况。

(二)身心状况

1. 症状

(1)关节疼痛:早期表现为关节酸痛,程度较轻,多出现于活动或劳累后,休息后可减轻或缓解。随着病情进展,疼痛程度加重,表现为钝痛或刺痛,关节活动可因疼痛而受限,病情严重时静息状态也出现疼痛。其中膝关节病变在上下楼梯时疼痛明显,久坐或下蹲后突然起身可导致关节剧痛;髋关节病变疼痛常自腹股沟传导至膝关节前内侧、臀部及股骨大转子处,也可向大腿后外侧放射。

(2)关节僵硬:关节活动不灵活,特别是在久坐或清晨起床后关节有僵硬感,不能立即活动,这种僵硬一般为一过性症状,持续时间不超过 30 分钟。但到疾病晚期,关节不能活动将是永久性的。

(3)关节内卡压现象:当关节内有小的游离骨片时,可引起关节内卡压现象,表现为关节疼痛、活动时有响声和不能屈伸。膝关节卡压易使老人摔倒。

(4)关节肿胀、畸形,功能障碍:膝关节肿胀多见,因局部骨性肥大或渗出性滑膜炎引起,严重者可见关节畸形、半脱位等,进而出现功能障碍。各关节畸形及功能障碍见表 8-6。

2. 体征

退行性骨关节病的特殊体征比较少,其中关节摩擦感及活动关节时受累关节疼痛是较为典型的体征。早期体格检查一般不会有异常表现,指间关节突起及膝关节肿胀往往为最早出现的症状,可同时伴有关节痛觉过敏、感觉异常等,活动关节可引发关节疼痛。其中,手部关节、膝关节、髋关节、颈椎、腰椎五个关节典型的体征见表 8-6。

表 8-6　退行性骨关节病各关节典型体征

关节	视、触	关节活动度	关节功能
手部	指间关节突起,如发生在远侧指间关节的 Heberden's 结节及发生在近侧指间关节的 Bouchard's 结节	屈指活动度减少,严重时手指关节可出现强直	活动时指间关节疼痛,书写、抓握、系扣子等手部活动受限
膝关节	髌股关节摩擦感、膝关节内翻或外翻畸形、异常步态	膝关节活动度减少	活动或负重时关节疼痛,行走、爬楼、蹲起等活动受限
髋关节	异常步态、压痛	髋关节活动度减少,髋关节外展和内旋一般最早出现	活动或负重时关节疼痛,上车、爬楼、穿袜子等活动受限
颈椎	颈部生理弯曲减少或消失、颈椎压痛,颈 5、6、7 受累较常见,颈旁肌肉压痛	屈颈、伸颈活动受限	可有神经根压迫症状,转头、抬头等活动受限
腰椎	腰 3、4、5 受累较常见,腰部肌肉压痛	腰椎各活动度受限	可有神经根压迫症状,弯腰、翻身等活动受限

3. 社会-心理状况　反复、持续的关节疼痛、关节变形和功能障碍,给老年人的日常生活带来很大的危害,进而引起很多负性情绪。护士应与老人耐心沟通,以确定其是否出现愤怒、孤独、抑郁、自卑、悲观厌世等负性情绪,是否出现社会交往减少的情况。

4. 辅助检查

（1）关节 X 线检查：目前诊断退行性骨关节病的主要方法，骨赘生成、关节间隙变窄、软骨下骨硬化是诊断退行性骨关节病的重要指征。但传统影像学 X 光片检查分辨率较低，不能进行早期诊断。

（2）CT 检查：主要用于椎间盘疾病的检查，效果明显优于 X 线。

（3）MRI 检查：对骨赘、软骨缺损的诊断更为敏感，还能观察到半月板、韧带等关节结构的异常，有利于退行性骨关节病的早期诊断，以及其他类型炎症的鉴别诊断。

【常见护理诊断/问题】

1. 慢性疼痛 与关节退行性变引起的关节软骨破坏及骨板病变有关。

2. 活动无耐力 与全身疼痛、关节僵硬有关。

3. 躯体活动障碍 与关节疼痛、畸形或脊髓压迫所引起的关节或肢体活动困难有关。

4. 有跌倒的危险 与关节破坏所致的功能受限有关。

5. 无能为力感 与躯体活动受限及自我贬低的心理压力有关。

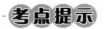 考点提示

老年人退行性骨关节病的护理要点

【护理措施】

1. 一般护理

（1）环境：消除环境中不利于患者安全的因素，帮助患者尽快适应周围的环境，防止患者跌倒、坠床，造成身体损伤及心理负担。

（2）休息与活动：老人宜动静结合，急性发作期限制关节的活动，一般情况下应以不负重活动为主，因为规律而适宜的运动可有效预防和减轻病变关节的功能障碍。对肥胖老人更应坚持运动锻炼，尽量选择运动量适宜、能增加关节活动的运动项目，如游泳、做操、打太极拳等。

（3）饮食护理：根据患者情况，按照医嘱给予优质蛋白质、低脂肪、易消化饮食，应注意补钙，多吃奶类、豆制品、虾皮、黑木耳等含钙丰富的食物。对于过于肥胖者，要适当控制饮食，加强运动，减轻体重，以减轻关节的压力。

（4）病情监测：询问患者主观感受，密切观察并记录患者出现的体征，卧床或营养不良，注意观察患者的皮肤状况，并加强护理。

2. 疼痛护理 对患髋关节骨关节炎的老人来说，减轻关节的负重和适当休息是缓解疼痛的重要措施，可手扶手杖、拐、助行器站立或行走；疼痛严重者，可采用卧床牵引限制关节活动。膝关节骨关节炎的老人除适当休息外，可通过上下楼梯时扶扶手、坐位站起时手支撑扶手的方法减轻关节软骨承受的压力，膝关节积液严重时，应卧床休息。另外，局部理疗与按摩综合使用，对任何部位的骨关节炎都有一定的镇痛作用。

3. 用药护理

（1）口服止痛药：对乙酰氨基酚是治疗骨关节炎疼痛和退行性骨关节病的首选药物。肝功能损害者应慎用。对于口服对乙酰氨基酚治疗效果差的患者，也可选用阿片类药物，

其副作用较多,如恶心、头晕及疲劳等,严重时可引起癫痫发作和变态反应。并且在选择阿片类药物时,应注意药物的成瘾性,尽量避免药物的滥用。

(2)非甾体抗炎药:对乙酰氨基酚治疗无效者,使用非甾体抗炎药。建议使用吡罗昔康、双氯芬酸、舒林酸硫化物等镇痛药,因为这几种药不但副作用小,而且双氯芬酸、舒林酸硫化物对软骨代谢和蛋白聚合糖合成具有促进作用。尽量避免使用阿司匹林、水杨酸、吲哚美辛等副作用大,且对关节软骨有损害作用的药物,且应在炎症发作期使用,症状缓解后停止服用,防止过度用药。

(3)氨基葡萄糖:不但能修复损伤的软骨,还可以减轻疼痛,常用药物有硫酸氨基葡萄糖(维骨力)、氨糖美辛片、氨基葡萄糖硫酸盐单体(傲骨力)等。硫酸氨基葡萄糖最好吃饭时服用,氨糖美辛片饭后即服或临睡前服用效果较好。

(4)抗风湿药:关节内注射透明质酸衍生物可以利用其润滑和减震功能,对保护残存软骨有一定作用。目前认为长期使用该类制剂是安全的。但关节内注射药物存在引起出血及感染性关节炎的风险,因此在选择治疗时,应评估操作风险,慎重选择。

4. 手术护理 对症状严重、关节畸形明显的晚期骨关节炎老人,多行人工关节置换术。术后护理因不同部位的关节而有所区别。髋关节置换术后患肢需皮牵引,应保持有效牵引,同时要保证老人在牵引状态下的舒适和功能;膝关节置换术后患肢用石膏托固定,应做好石膏固定及患肢的护理。

5. 心理护理 使患者了解本病的发生、治疗及预后,通过多种形式宣教,缓解患者的紧张、悲观失望的情绪,使患者能坦然接受新的身体状况,适应生活,积极面对人生。同时也要促进家庭成员更加关爱老人。

6. 健康教育

(1)保护关节:避免穿高跟鞋,穿软底、有弹性的鞋,注意关节保暖,可戴护膝等保护关节的弹性套,避免潮湿环境,不要在寒冷潮湿的地方坐卧。尽量使用大关节而少用小关节,如用屈膝屈髋下蹲代替弯腰和弓背;用双脚移动带动身体转动代替突然扭转腰部;选用有靠背和扶手的高脚椅就座,且膝髋关节成直角;枕头高度不超过 15 cm,保证肩、颈和头同时枕于枕头上。多做关节部位的热敷,热水泡洗、桑拿。避免从事可诱发疼痛的工作或活动,如长期站立等,减少爬山、骑车等剧烈活动,少做下蹲动作。

(2)促进自理:对于活动受限的老人,应根据其自身条件及受限程度,运用辅助器具或特殊的设计以保证或提高老年人的自理能力,如使用手杖、助步器以及无障碍通道。

(3)运动指导:根据患者病情建立运动计划,鼓励患者进行力所能及的关节功能训练,对于卧床者,指导其在床上训练,能下床者,协助日常生活,指导老年人正确地活动,减轻病变关节的压力。膝关节、骨关节炎患者,避免高负荷的跑、跳、蹲,减少或避免登山、爬楼梯。颈椎、腰椎骨性关节炎患者,养成良好的生活习惯,头部固定姿势时间不要超过 1 小时,平时姿势要端正,持续 45 分钟后,及时更换姿势,防止局部过劳。

(4)康复训练:进行各关节的康复训练,通过主动和被动的功能锻炼,保持病变关节的活动,防止关节粘连和功能活动障碍。不同关节的锻炼根据其功能有所不同。①髋关节:早期进行踝部和足部的活动,鼓励老人尽可能做股四头肌的收缩,去除牵引或外固定后,床上进行髋关节的活动,进而扶拐下地活动。②膝关节:早期锻炼股四头肌的伸缩活动,解除外固定后,再进行伸屈及旋转活动。③肩关节:练习外展、前屈、内旋活动。④手关节:主要锻炼腕关节的背伸、掌屈、桡偏屈、尺偏屈。⑤颈椎:指导患者于症状缓解后做颈部的运动体操,具体做法是,先仰头,侧偏头颈使耳靠近肩,再使头后缩转动。每个动作后头应回到中立位,再做下一个动作,且动作宜慢。

第九节　老年脑卒中患者的护理

脑卒中(stroke)又称脑血管意外,是指各种原因引起的脑血管疾病急性发作,造成脑供血动脉狭窄或闭塞,或非外伤性的脑实质出血,并引起相应的临床症状及体征。分为缺血性脑卒中和出血性脑卒中,缺血性脑卒中又称脑梗死,包括脑血栓形成和脑栓塞,占脑卒中的85%。出血性脑卒中包括脑出血和蛛网膜下腔出血,多发生于高血压动脉硬化患者,常因剧烈活动或情绪激动引发脑血管出血,出现神经功能障碍,严重者可引起颅内压增高甚至脑疝,出血性脑卒中占脑卒中的15%。由于老年人脑卒中以脑梗死和脑出血为主,本节重点介绍以上两种疾病的护理。

一、老年脑梗死

脑梗死(cerebral infarction)又称缺血性脑卒中,是各种原因引起的脑部血液供应障碍,使局部脑组织发生不可逆性损害,导致脑组织缺血、缺氧性坏死。其发生率占脑血管病的60%～70%,且发生率随着年龄的增大而增加,是导致老年人致死致残的主要疾病之一。缺血性脑卒中主要包括脑血栓形成和脑栓塞两大类,其中脑血栓形成占脑卒中的60%,脑栓塞占脑卒中的5%～20%。

【病因】

动脉粥样硬化是脑血栓形成与脑栓塞的共同病因,此外,高血压、糖尿病、高血脂、心脏病、吸烟、酗酒、体力活动少、高盐饮食、超重、感染及高同型半胱氨酸血症等危险因素与脑梗死有密切关系。由于脑血栓形成与脑栓塞的机制不同,其病因也有所区别。

1. 脑血栓形成　脑动脉粥样硬化是脑血栓形成最常见和基本的病因,常伴高血压,且二者互为因果。脑动脉炎、血管痉挛、血液成分和血流动力学改变可促进血栓形成。

2. 脑栓塞　造成老年脑栓塞的栓子首先多见于心源性,即心脏附壁血栓脱落,其中心房颤动是心源性脑栓塞中最常见的病因。其次为非心源性,即心脏以外的栓子随血流进入颅内引起栓塞,如主动脉弓或颈动脉粥样硬化斑块脱落的栓子、脂肪栓子、空气栓子等。

【护理评估】

(一)健康史

1. 起病情况　评估患者的起病时间、方式,有无肢体活动障碍或语言障碍,有无眩晕、恶心、呕吐等伴随症状。

2. 病因及危险因素　了解患者的家族遗传史、年龄、性别,有无颈动脉狭窄、高血压、糖尿病、高血脂及吸烟、酗酒等不良生活习惯。

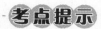

考点提示

老年脑梗死的临床特点

（二）身心状况

1. 临床特点

（1）脑血栓形成：多在睡眠或安静状态下起病,动态起病者以心源性脑梗死多见。约25%的老人发病前有短暂性脑缺血发作（TIA）史,发病时一般神志清楚,局灶性神经系统损伤的表现多在数小时或几天内达到高峰,部分患者的症状可进行性加重或波动。且因不同动脉阻塞表现各异,其中大脑中动脉闭塞最为常见,可出现典型的"三偏"症状,即对侧偏瘫、偏身感觉障碍、同向偏盲;若主干急性闭塞,则可发生脑水肿和意识障碍;若病变在优势半球,常伴失语。

（2）脑栓塞：老年脑栓塞发作急骤,多在活动中发病,无前驱症状,意识障碍和癫痫的发生率高,且神经系统的体征不典型。部分患者有脑外多处栓塞,如肺栓塞、肾栓塞或下肢动脉栓塞等。

（3）无症状性脑梗死：多见于65岁以上的人群,常无明显症状。

（4）并发症多：老年人由于多病并存,心、肺、肾功能较差,常易出现各种并发症,如肺部感染、心力衰竭、肾衰竭等,使病情进一步加重。

2. 社会-心理状况 老年脑梗死常出现功能障碍,加之病情危重,会造成患者及家属产生恐惧、担忧、悲观的情绪体验。护士应与他们及时沟通,以期能做出准确的评估,以便能提供有效的指导和帮助。

3. 辅助检查

（1）CT扫描：脑血栓形成后的24小时内,脑CT扫描大多无明显梗死灶,部分大脑中动脉血栓可示动脉高密度影。在24小时以后,可逐渐显示出梗死区为低密度影,边界不清。脑栓塞CT扫描可发现低密度影。

（2）MRI：比CT更早发现梗死灶,尤其对较小病灶、小脑和脑干的病灶以及较早期病灶的诊断率高。

（3）脑血管影像检查：MRA、CTA和DSA可发现血栓动脉的部位、动脉狭窄及脑动脉硬化情况;有时还可发现动脉瘤、血管畸形等。

（4）多普勒超声：彩超检查可协助发现颈动脉粥样硬化斑块的大小和内膜厚度,有无腔狭窄及其程度。经颅多普勒超声可了解颅内脑动脉血流动力学情况。

（5）单光子发射CT（SPECT）：放射性核素与CT相结合的一种新技术,可更早发现脑梗死、定量检测脑血流量和反映脑组织的病理生理变化。

【常见护理诊断/问题】

1. 躯体活动障碍 与运动中枢损害致肢体瘫痪有关。

2. 语言沟通障碍 与语言中枢损害有关。

3. 吞咽障碍 与意识障碍或延髓麻痹有关。

4. 有受伤的危险 与癫痫发作、偏瘫、平衡能力降低有关。

5.潜在并发症 肺炎、泌尿系统感染、消化道出血、压疮、失用综合征。

【护理措施】

考点提示

老年脑梗死的护理要点

1.一般护理

(1)环境:为老人提供安静舒适的环境,这样既有利于老人的身心健康,又便于护理人员与老人之间的有效沟通。

(2)体位:患者取平卧位,如昏迷者尽量减少搬动,应将头偏向一侧,以免呕吐物误吸,引起窒息。

(3)氧疗:间歇给氧,呼吸不畅者及早采用气管插管或气管切开术。

(4)病情监测:急性脑梗死的老人应密切观察意识、瞳孔、生命体征、肌力、肌张力的变化,加强血气分析、心电图、血压的监测,防止低氧血症、心律失常及高血压的发生。

(5)休息与活动:为预防坠积性肺炎、泌尿系统感染、失用综合征等并发症的发生,应指导老人在急性期生命体征平稳时就进行被动运动,鼓励早期下床活动,日常生活活动尽量自己动手,必要时予以协助,尤其要做好个人卫生。尽量避免导尿以免尿路感染。

2.用药护理

(1)溶栓剂:溶栓治疗是急性期最有效的治疗,在起病3~6小时内进行溶栓治疗,可使血管再通,挽救缺血区神经细胞,改善侧支循环。常用药物为尿激酶、重组型纤溶酶原激活剂,该类药物最严重的副作用是颅内出血,在使用期间应严密观察生命体征、瞳孔、意识状态的变化,同时注意有无其他部位出血倾向。因此,需要在同一肢体上建立两条静脉通道,一条专门输入溶栓药物,一条做多渠道补液,另一侧上肢用于监测血压。

(2)抗凝剂:可减少短暂性脑缺血发作和防止血栓形成,常用药物为肝素和华法林。用药期间严密监测凝血时间和凝血酶原时间。肝素皮下注射拔针时应延长按压时间,以免出血。对于高龄老年患者,应用华法林时要严密监测INR,维持在1.6~2.5较安全。对于颅内出血风险较高的患者,应该选用达比加群、利伐沙班或阿哌沙班,与华法林相比较,其脑出血的风险较低。

知识链接

INR 及其意义

INR 为国际标准化比率"international normalized ratio"的缩写,是用凝血酶原时间(PT)和测定试剂的国际敏感指数(ISI)推算出来的。采用 INR 使不同实验室和不同试剂测定的 PT 具有可比性,便于统一用药标准。

INR 的值越高,血液凝固所需的时间越长。INR 可有效监测抗凝药物的疗效,例如华法林,一旦使用就应规律性地监测 INR。

健康成年人,INR 大约为 1.0。有静脉血栓的患者的 INR 一般应保持在 2.0~

2.5之间；有心房纤维性颤动的患者 INR 一般应保持在 2.0～3.0 之间。理想的 INR 一定是根据患者的病情和自身状况制定的个性化指标。

(3) 抗血小板聚集药：溶栓后 24 小时使用可降低死亡率和复发率，注意不能在溶栓或抗凝治疗期间使用，常用药物为阿司匹林、噻氯匹定和氯吡格雷。除了观察有无出血倾向外，长期使用阿司匹林可引起胃肠道溃疡，因此消化性溃疡患者应慎用。

(4) 降颅压药：大面积梗死可出现脑水肿和颅内压增高，需要应用脱水剂降颅压，常用药物有甘露醇、呋塞米、甘油果糖，使用过程中应记录 24 小时液体出入量，严密监测心、肾功能；使用甘露醇降颅压时，应选择较粗血管，以保证药物的快速输入。老年患者应用甘露醇时应减量，肾功能不好者慎用。速尿对合并有高血压、心功能不全者更佳。如患者有肾功能障碍或用较大剂量甘露醇后效果仍不佳时，可应用本药。甘油果糖使用时速度不宜过快，以防溶血。本药不影响肾功能，糖尿病患者也可使用。

3. 心理护理 理解老人的感受，鼓励老人表达内心的情感。向老人讲解疾病的基本情况，解释已出现的症状，降低因疾病而带来的恐慌、焦虑。指导并帮助老人采用合适的方式处理面临的困难，如自理缺陷、语言表达不清、步态不稳等，对老人的进步及时给予肯定，以提高老人的自我价值感，增强战胜疾病的信心。教会家属照顾老人的方法和技巧，引导家属为老人提供宽松和适于交流的氛围。

4. 健康教育

(1) 疾病相关知识指导：向患者及其家属讲解脑梗死的病因、表现，及时就诊能最大限度地减少功能障碍及并发症的发生，促进预后。解释遵医嘱用药的重要性，教会患者药物的使用方法及副作用的观察。

(2) 饮食指导：选择低盐、低脂肪、易消化饮食，少喝咖啡，每餐进食七八分饱。吞咽困难者可进半流食，且速度应缓慢，进食后保持坐位 30～60 分钟，防止食物反流。为防止食物误入气管引起窒息，进食前要注意休息，避免疲劳增加误吸的危险；进餐时告知老人不要讲话；用杯子饮水时杯中水不能过少，防止杯底抬高，增加误吸危险。

(3) 生活指导：对于有功能障碍的老人教会其生活自理的技巧，如穿宽松、容易穿脱的衣服，穿衣时先穿患侧后穿健侧，脱衣时顺序相反，不穿系带的鞋子等。

(4) 康复训练：发病后 1～2 周，如无严重的并发症，病情比较稳定者，应开始早期康复治疗，如肢体功能锻炼和语言训练。可明显地降低脑血栓形成患者的致残率，也可减少并发症和后遗症等。

①肢体功能锻炼：要循序渐进，对肢体瘫痪患者在康复早期进行被动运动，幅度由小到大，由大关节到小关节，由大动作到精细动作。上肢功能锻炼：扶稳患者坐好，逐渐抬高床头的角度，当患者坐位能持续 30 分钟后，进行躯干仰俯、扭转和侧曲运动。下肢功能锻炼：先练习扶床站立及下蹲，之后进行扶床原地踏步，两侧下肢的重心转移，以患侧肢体负重练习为主，随后进行平衡与协调的练习，逐渐站稳、站久，慢慢移动身体，进行行走。

②语言训练：可根据患者喜好选择合适的图片或读物，从发音开始，先学习单音，然后学习常用单字，逐步使用双音词、短语、短句、长句。方式可以灵活多样，如听话语指物指图、听指令做动作、回答问题、阅读等。同时要对家属做必要指导，为患者创造良好的语言

环境。

二、老年脑出血

脑出血(intracerebral hemorrhage,ICH)又称自发性脑出血,是指原发性非外伤性脑实质内出血,是影响老年人健康的最严重疾病,急性期病死率为 30％～40％,是急性脑血管病中最高的。近年报道老年人患病率为 250/10 万,且患病率和病死率随年龄增长而增加,存活者中 80％～95％遗留神经功能损害。

考点提示

老年脑出血的病因及诱因

【病因】

1. 病因 最常见的病因为高血压合并细、小动脉硬化,其他病因包括脑动脉粥样硬化,颅内动脉瘤和动静脉畸形、脑动脉炎、血液病(如再生障碍性贫血,白血病,特发性血小板减少性紫癜,血友病等)、梗死后出血,脑淀粉样血管病,脑底异常血管网病。

2. 诱因 寒冷、大便用力、饮酒过度、情绪激动等因素均可诱发脑出血。

【护理评估】

(一)健康史

评估患者的既往病史及诊疗经过,有无高血压、动脉硬化、颅内动静脉瘤等病因,有无服用溶栓药、抗凝剂或抗血小板药物,有无诱因出现,如寒冷、大便用力、饮酒过度、情绪激动等。

考点提示

老年脑出血的临床特点

(二)身心状况

1. 临床特点

由于脑细胞的代偿能力差,在出血范围相同的条件下,老年人临床表现较中青年严重,恢复差,死亡率高。

(1)发病者多有高血压病史,男性较女性多见,冬季发病率较高。

(2)多在体力活动或情绪激动时发病,无前驱症状。

(3)起病较急,症状在数分钟至数小时内达到高峰。

(4)有肢体瘫痪、失语等局灶定位症状,颅内高压症不典型,是由于老年人脑组织萎缩,对额外颅内容物提供了场所,导致小到中量脑出血不会出现颅内高压的症状。但老年人可发生更严重的神经功能缺损,以意识障碍多见,癫痫发作率高。

(5)发病时,血压明显升高。

(6)并发症多:老年人脑出血可引起下丘脑、边缘系统、血管调节中枢受累。导致心血管功能紊乱,出现心肌梗死、心律失常等。还可影响到内分泌和凝血功能,出现非酮症高渗性昏迷、血栓性静脉炎、应激性溃疡等并发症。

2. 社会-心理状况 同老年脑梗死。

3. 辅助检查

（1）头颅 CT：确诊脑出血的首选检查方法，能清楚、准确地显示血肿的部位、大小、形态及周围组织情况。有助于指导治疗、护理和判断预后。

（2）头颅 MRI：比 CT 更容易检出脑干、小脑的出血灶，并有利于监测脑出血的进程，同时也更易于发现脑血管畸形、肿瘤及血管瘤等病变。

（3）数字减影血管造影（DSA）：适用于怀疑有脑血管畸形、动脉瘤及血管炎的患者。

（4）经颅血管多普勒（TCD）：可测定颅底动脉闭塞或狭窄的部位和程度，对血管狭窄引起的短暂性脑缺血发作的诊断有帮助。

（5）脑脊液检查：仅适用于不能进行 CT 检查且临床无颅内压增高的患者。重症依据临床表现可确诊者不宜进行此项检查，以免诱发脑疝。

【常见护理诊断/问题】

1. 意识障碍 与脑出血、脑水肿所致大脑功能受损有关。

2. 清理呼吸道无效 与意识障碍有关。

3. 潜在并发症 脑疝、上消化道出血、心肌梗死、肺部感染、压疮。

考点提示

老年脑出血的护理要点

【护理措施】

1. 一般护理

（1）休息与活动：保持环境安静、安全，严格限制探视，避免各种刺激，各项治疗护理操作应集中进行。绝对卧床休息，患者抬高床头 15°～30°，有烦躁、谵妄时加保护性床挡，必要时使用约束带适当约束。

（2）氧疗与降温：保持呼吸道通杨，必要时行气管插管或气管切开术。用鼻导管或面罩吸氧，维持动脉血氧饱和度在 90％以上。发热者可通过戴冰帽、大血管处放置冰袋等方法物理降温，低温可降低脑代谢率，延迟 ATP 的消耗，并减少酸性代谢产物的堆积。

（3）饮食与排便：意识障碍、消化道出血者应禁食 24～48 小时，鼻饲饮食以保证营养。卧床期间保持大小便通畅，意识障碍者留置导尿，注意保持导尿管的通畅和清洁。

（4）病情观察：持续心电监护，密切观察意识、瞳孔、生命体征、尿量等变化，警惕感染、脑疝、上消化道出血的发生。

2. 用药护理

（1）降颅压药：最好在发病 6 小时以后使用，以防血肿扩大。常用药物为甘露醇、速尿、甘油果糖及白蛋白等。对出血量较大、颅内压增高明显、意识障碍较重或有脑疝的患者还可选用地塞米松，但注意对合并糖尿病、消化道出血或严重感染的患者禁用糖皮质激素。降颅压药使用的注意事项同老年脑梗死。

（2）降压药：根据高血压的情况决定是否使用降压药，如收缩压＞200 mmHg 或平均动脉压＞150 mmHg,建议持续静脉使用降压药物快速降压。收缩压＞180 mmHg 或平均动脉压＞130 mmHg,且可能存在颅内高压,可考虑监测颅内压,并间断或持续静脉使用降压药物以降压,保持脑灌注压不低于 60 mmHg。收缩压＞180 mmHg 或平均动脉压＞130 mmHg,没有颅内高压的证据,可考虑间断或持续应用降压药物温和降压。

（3）其他治疗:合并严重凝血因子缺乏或严重血小板减少的患者应该分别给予适当补充凝血因子或血小板。INR 升高的华法林相关脑出血患者,应停用华法林,补充维生素 K 依赖的凝血因子,并静脉应用维生素 K,可用新鲜冰冻血浆补充血小板。

3. 心理护理 患者意识障碍时,也要及时给予安慰和鼓励,减轻其应激反应。同时做好家属的心理疏导,通过相关知识和技能的讲解增强其与患者合作战胜疾病的勇气和信心。

4. 健康教育

（1）避免诱因:脑出血大多因用力和情绪改变等使血压骤然升高,应指导患者尽量避免使血压骤然升高的各种因素,保持情绪稳定,保证充足的睡眠,适当运动,避免体力和脑力的过度劳累和突然用力过猛,避免用力排便,戒烟酒。

（2）控制高血压:遵医嘱正确服用降压药,维持血压稳定,减少血压波动对血管的损害。

（3）其余:同老年脑梗死的健康教育。

小 结

在充分掌握老年人各系统的老化改变及其与疾病的关系后,重点掌握老年高血压的特点及药物治疗;老年冠心病的发病因素;老年心绞痛的护理要点;老年心肌梗死的临床表现及护理要点;老年阻塞性肺疾病的症状、体征及护理要点;老年胃食管反流病的病因与发病机制、典型症状及护理要点;老年糖尿病的临床特点、主要实验室检查及护理要点;老年骨质疏松症的病因、临床表现和护理要点;老年退行性骨关节病的护理要点;老年脑梗死的临床特点和护理要点;老年脑出血的病因与诱因、临床特点及护理要点。

能力检测

一、选择题

1. 怀疑老年人发生脑出血,护士建议首选的辅助检查是（　　）。

A. 脑脊液检查　　　　　　　　　　　B. 核磁共振

C. 数字减影血管造影　　　　　　　　D. 经颅血管多普勒

E. 头颅 CT

2. 最常引起老人脑出血的基础疾病是（　　）。

A. 动-静脉畸形　　　　　B. 高血压　　　　　C. 血液病

D. 动脉炎　　　　　E. 淀粉样血管病

3. 赵大爷有慢性支气管炎、阻塞性肺气肿 20 年,胸闷、气短加重,且伴有大咯血一周,

要增强此患者的呼吸功能,下列哪项措施是错误的?(　　　)

  A. 鼓励摄入足够水分   B. 雾化吸入   C. 胸部叩击

  D. 体位引流   E. 控制性氧疗

  4. 老年人空腹血糖应控制在(　　　)。

  A. 7 mmol/L 以下   B. 8 mmol/L 以下   C. 9 mmol/L 以下

  D. 10 mmol/L 以下   E. 11 mmol/L 以下

  5. 在 CCU 病房监护的急性心肌梗死患者中,最常引起患者突发意外情况的是(　　　)。

  A. 吸氧不当   B. 便秘   C. 饮食不当   D. 亲友探望   E. 呼吸道感染

  6. 患者,男性,63 岁,患冠心病心绞痛 5 年,近 1 个月来胸骨后疼痛发作频繁,疼痛持续时间延长,硝酸甘油疗效差,可能发生了(　　　)。

  A. 顽固性心绞痛   B. 并发气管炎   C. 并发胸膜炎

  D. 心肌梗死   E. 硝酸甘油耐药

  7. 胃食管反流病的特征性表现是(　　　)。

  A. 上腹痛   B. 腹胀   C. 烧心、反酸 D. 恶心、呕吐 E. 胸痛

  8. 对老年高血压患者,能更好地预测老年心血管事件发生的是(　　　)。

  A. 收缩压增大   B. 舒张压增大   C. 脉压增大

  D. 收缩压和舒张压均增大   E. 收缩压和舒张压波动性大

  9. 老年人脑梗死的根本原因是(　　　)。

  A. 短暂性脑缺血发作   B. 高黏血症   C. 高血压

  D. 高血脂   E. 动脉粥样硬化

  10. 与老年胃食管反流病的发生无关的疾病是(　　　)。

  A. 食管裂孔疝   B. 萎缩性胃炎   C. 幽门梗阻

  D. 胃泌素瘤   E. 糖尿病

  11. 老年人骨质疏松症出现较早的症状是(　　　)。

  A. 身长缩短   B. 驼背   C. 胸廓畸形   D. 呼吸困难   E. 骨痛

  12. 患者,女,63 岁,既往有骨性关节炎病史。近两天由于参加老年秧歌比赛活动强度过大,疼痛再次加重,呈持续性。有助于老人缓解疼痛的护理措施是(　　　)。

  A. 热敷或者适度按摩患处   B. 慢跑   C. 打太极拳

  D. 做广播操   E. 补充维生素和动物软骨

  13. 患者,女,62 岁,因全身不明原因疼痛 1 年入院,诊断为骨质疏松症。对该患者的饮食指导,不正确的是(　　　)。

  A. 低盐饮食   B. 高钙饮食   C. 高蛋白质饮食

  D. 忌喝咖啡   E. 戒酒

  14. 患者,女,70 岁,糖尿病病史 20 余年,诉视物不清,胸闷憋气,两腿及足底刺痛,夜间难以入睡多年。近来,足趾渐变黑。该患者并发的疾病不包括以下哪项?(　　　)

  A. 白内障或视网膜病变   B. 冠心病   C. 神经病变

  D. 肢端坏疽   E. 足部感染

15. 患者,女,67 岁,患 2 型糖尿病 5 年,体态肥胖,"三多一少"症状不明显,长期采用饮食控制和口服降血糖药物治疗,但血糖仍偏高,你认为应该增加哪项措施控制血糖?(　　)

A. 注射胰岛素　　　　　　B. 增加运动疗法　　　　　　C. 应用抗生素
D. 加大降糖药物剂量　　　E. 补充碳酸氢钠

16. 患者,男,71 岁,患阻塞性肺疾病,3 天来咳嗽、气促加重,皮肤潮红,多汗。该患者的吸氧方式为(　　)。

A. 高流量持续给氧　　　　B. 高流量间歇给氧　　　　　C. 低流量持续给氧
D. 低流量间歇给氧　　　　E. 面罩加压给氧

17. 高血压患者,为防止服药后出现体位性低血压,以下做法不正确的是(　　)。

A. 不宜做剧烈运动　　　　　　　　　B. 体位变换时应缓慢
C. 感觉头晕时卧床休息　　　　　　　D. 感觉头晕时加量服药
E. 2 小时内不宜盆浴

18. 老年人发生脑萎缩引起的变化不包括(　　)。

A. 蛛网膜下腔增大　　　　B. 脑室缩小　　　　　　　　C. 脑沟增宽
D. 脑回变窄　　　　　　　E. 额颞叶最明显

19. 对脑血栓患者错误的护理措施是(　　)。

A. 平卧位　　B. 避免激动　　C. 头部冷敷　　D. 鼻饲饮食　　E. 注意保暖

20. 老年人胰腺功能减退使脂肪酶减少,易引起(　　)。

A. 糖尿病　　B. 便秘　　C. 高脂血症　　D. 腹泻　　E. 胰腺炎

二、病例分析题

1. 患者,女,67 岁,因一天前出现晨起右侧肢体无力,不能活动,言语不清而来院就诊。查体:血压 165/100 mmHg,神志清楚,口角歪斜,右侧肢体肌力 2～3 级。头颅 CT 检查可见低密度梗死灶。患者既往有高血压病史 16 年,并有多次"短暂脑缺血发作"。问题:

（1）患者主要的护理诊断/问题有哪些?

（2）病情稳定后,应如何进行康复训练?

2. 患者,男,72 岁,餐后烧心、反酸,偶有胸痛,且有间歇性吞咽困难,尤其在进食固体食物时吞咽困难明显,近日上述症状加重,伴有咳嗽、气喘而来院就诊。X 线钡餐检查有食管裂孔疝的表现。患者因餐后不适而恐惧进食,形体消瘦,神情焦虑。问题:

（1）对该患者的护理评估包括哪些内容?

（2）请列出该患者主要的护理诊断/问题。

（3）如何做好患者的心理护理?

（许　燕）

扫码看答案

第九章
老年人的临终关怀与护理

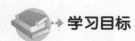**学习目标**

1. 掌握：临终关怀、临终护理的概念、老年人临终护理。
2. 熟悉：老年人临终关怀的意义和影响因素。
3. 了解：临终关怀的现状和影响意义。

本章PPT

　　人生都要经历生、老、病、死，这是生命的自然规律。死亡是人生命过程的最后阶段，是每个人都必须接受的最终结果。随着人口老龄化的发展，社会对临终关怀的需求越来越强烈。因此，在老年人生命的最后阶段，护士系统科学地了解、掌握其生理、心理反应，帮助老年人减轻痛苦，树立正确的死亡观，维护其生命尊严，从而改善其临终生命质量。同时为患者家属提供必要的支持和帮助，维持心身健康。

第一节　临终关怀的概述

情境导入

　　王女士，67岁，诊断：宫颈癌晚期，全身多处转移伴剧烈疼痛。入院后老人焦虑、烦躁，抱怨命运不公平，埋怨儿女照顾不周，指责医务人员态度不好。

　　工作任务：

　　1. 该老人的心理属于哪一阶段？

　　2. 针对该老人的心理特点，应采取哪些护理措施？

　　临终是指人即将离开人世的最后阶段，临床上一般是指患者或老人去世前数周至6个月之内的这段时间。

　　临终关怀（hospice care）是一种特殊的卫生保健服务，指由多学科、多方面的专业人员组成的临终关怀团队，为临终患者及其家属提供全面的舒缓疗护，使临终老年患者生命得到尊重,症状得到控制,维持较高的生存质量,使患者在临终时能无痛苦、舒适、安宁地度过人生的最后时期,并使其家属的身心健康得到维护。临终关怀的目的既不是治疗疾病或延长生命,也不是加速死亡,而是改善患者余寿的质量。简言之,临终关怀"不以延长生命为目的,而以减轻身心痛苦为宗旨",使老年人有质量地活着,有尊严地离去。

一、临终关怀的现状

(一)国外

现代临终关怀的建立,始于1967年英国桑德斯博士在伦敦创办的世界上第一所临终关怀院——圣·克里斯多弗临终关怀病院,标志着现代临终护理的开始。在其影响和带动下,临终关怀在世界范围内有了长足发展,自20世纪70年代起,英国、美国、日本、阿根廷、巴西、法国、德国、加拿大、澳大利亚等近60多个国家相继开展临终关怀服务,并进行了相关理论和实践研究。

在全球首先提出临终关怀理念并将它作为一种事业去兴办和实践的英国,是对老年人的临终关怀伦理学提出最早和实践最多的国家,它于2004年首次提出把2005年10月8日作为第一个世界临终关怀及舒缓治疗日,其临终关怀是以慈善为主。在美国,临终关怀已经走上制度化道路,它包含在多数私营卫生保险计划、联邦政府的老年医疗保险计划以及多数国家贫困者卫生援助计划之中。多数临终关怀照料由医疗保险提供。在医疗保险计划中,临终关怀团队为医疗保险患者提供完全的个案处理,包括所有的服务、药物和设备。许多临终关怀也接受慈善和志愿者形式的捐助和社区支持。在挪威,临终关怀旨在满足临终者每个层面的需求,包括生理、心理、社会和精神上的。他们拥有成功的工作模式,临终关怀照料是由一支多学科专业队伍提供,是一个由注册护士、内科医生、营养师、手工师、音乐家、社会工作者、牧师和法律顾问组成的跨学科合作小组,并且提供不同时间段的服务和人性化的服务。

(二)国内

临终关怀在我国内地起步较晚,1988年7月,被誉为"中国临终关怀之父"的崔以泰教授在天津医学院成立第一个临终关怀研究中心,成为我国临终关怀的起点。同年10月,在上海成立了中国第一所临终关怀医院——南汇护理院,标志着我国已经跻身于世界临终关怀践行者的行列。1993年5月,"中国心理卫生协会临终关怀专业委员会"在山东烟台成立,并于1996年创办《临终关怀杂志》,不仅为从事临终关怀研究的学者提供了交流学习的平台,也促进了临终关怀科学、专业的发展。90年代以来,据不完全统计,我国各地建立了不同类型的临终关怀机构200余家,大约有近万名医护人员从事临终关怀工作,为临终关怀的学术研究和临床实践等工作的全面、持续发展奠定了坚实基础。2006年4月,由李家熙教授倡导的中国生命关怀协会正式成立,临终关怀有了一个全国性行业管理的社会团体,为我国临终关怀事业的发展提供了新的平台。

随着我国老龄化进程的加快,恶性肿瘤、心血管疾病发病率的逐年增高,临终关怀服务需求急剧增加,我国的临终关怀服务虽然取得了一定的进步,但在发展过程中还存在比较大的困难和障碍。主要体现在以下四个方面。①临终关怀教育尚未普及:由于长期受传统死亡观、伦理观的影响,人们对于死亡采取否定、回避的态度,甚至有的人误将临终关怀理解为"安乐死"。迄今为止,全社会对临终关怀、死亡教育还未普遍开展,人们忌讳谈论死亡话题,由于不了解死亡的有关知识,许多人缺乏对死亡的精神准备。另外,家属受传统"孝道"影响,认为如若放弃对濒死患者的治疗及抢救,会背上不孝之名。②缺少政策支持和资金资助:国外的临终关怀机构,其经费很多都来源于慈善机构的捐赠和临终护理保险。我国是发展中国家,经济水平制约着临终关怀事业的发展。国家投入、医疗和护理保险的双重不足使许多临终关怀机构难以维持。目前,绝大多数私营临终关怀机构没有纳入国家医疗范畴;综合医院临终关怀病房也受诸多因素困扰不能普及,由于缺少当地政府的政策支持和社会资助,使不少开设临终关怀服务的医疗机构在当今自负盈亏的市场经济中陷入了尴尬的境地。③传统尽责观念制约:大部分临终患者不愿放弃治疗,希望奇迹发生;家属也因为孝道,要求医生尽力抢救;传统医学人道主义观点认为救死扶伤是医护人员的天职,医护人员应竭尽全力积极救治临终患者,但往往忽略了患者的生存质量,既给临终患者自身造成了极大的痛苦,也造成了极大的医疗资源浪费。④社会支持力薄弱:国外临终关怀机构属于福利性质,有社会赞助和志愿者无偿服务。这主要取决于一种社会氛围。我国临终关怀机构无国家固定投入,从事临终关怀服务的工作人员仍主要以医护人员为主,急需其他学科人员如营养师、心理医师、理疗师及社会工作者、宗教工作者等,临终关怀服务的志愿者很少,社会支持力量无法广泛凝聚。如果社会各方面都积极帮助、乐于奉献,临终关怀必然得到蓬勃发展。

目前,我国已将临终关怀作为一个独立学科,正式列入医疗护理教育中,同时,当前的医疗体系改革也为临终关怀提供了前提条件,通过在社区中设立全科医生,经过专业培训的社区医护人员能够在社区中开展临终关怀,进一步促进了临终关怀工作在众多有迫切需求的老年患者中积极地开展。

尽管我国的临终关怀服务有一定的发展,但是机构和人员的充实还大多停留在表面的工作上,服务理念和方法与国际水平相比,差距还是较大的。为了进一步推进安宁疗护发展,满足人民群众健康需求,2017 年 1 月国家卫生计生委(现更名为国家卫生健康委员会)办公厅组织制定了《安宁疗护实践指南(试行)》,主要内容包括疼痛及其他症状控制,舒适照护,心理、精神及社会支持等,为临终关怀机构开展安宁疗护提供了科学规范、切实可行的实践依据。

二、老年人临终关怀的意义

临终关怀体现了医学的人道主义精神,特别是随着我国步入老龄化社会,家庭规模缩小、功能弱化,临终关怀问题日益凸显。老年人对临终关怀的需求更为普遍、更为迫切。因此,发展老年人临终关怀事业,对临终老年人、临终老年人家属和社会的进步都有着重要的意义。

(一)维护尊严,提高老年临终者生存质量

目前,较多的临终老年人在生命的最后一段日子里,不是在舒适、平静中度过,而是处于现代医疗技术、麻醉以及药物的控制下,在接受各种侵入性治疗的同时,内心充满恐惧、痛苦和无奈。临终关怀则是通过对老年人实施整体护理,用科学的心理关怀方法、高超精湛的临床护理手段,以及姑息、支持疗法,最大限度地帮助临终老年人减轻和解除躯体上的

痛苦,缓解心理上的恐惧,提升临终老年人的生命最后阶段的生存质量,维护其尊严,使其从容、平静、安详、有尊严、无痛苦地走完人生的最后旅程。

（二）安抚亲属,减轻临终老年人家属照料负担

社会化的老年人照顾,尤其是对临终老年人的照顾,不仅是老年人自身的需要,同时也是其家属和子女的需要。临终关怀将家庭成员的照护转移到社会,既可以使老人得到专业化的照护,使其走得安详,还可以使临终老人家属的重心从繁忙的照料中解脱出来,摆脱沉重的医疗负担,也可得到心理上的安慰。

（三）节约费用,有效利用和合理分配医疗资源

医学技术的发展使延长生命变为可能,不过这有时会增加临终患者的痛苦,加重患者家属的经济和生活负担,还会浪费一定的卫生资源。临终关怀不追求可能给患者增添痛苦的或无意义的治疗,而是要求医务人员以熟练的业务和良好的服务来控制患者的症状。对于那些身患不治之症且救治无效的患者,接受临终关怀服务,对家庭而言可以减少家庭财力支出;对于社会,则可以减少大量的甚至是巨额的医疗费用。如果将这些费用转移到其他有希望救助的患者身上,价值更大。

（四）转变观念,真正彰显人道主义精神

临终关怀更好地体现了人类文明,使人类在关注"优生"的同时,更关注高质量的死亡,体现了"优死"观念。给予临终患者全面的关怀与照顾,使之欣慰地走向生命的终点,这是医学人道主义精神的真正体现,也是伦理道德的高度体现。临终关怀改变了无法救治的患者被拒之门外或在医院痛苦地延长生命、得不到真正的关心照顾、被动地等待冰冷的死亡、不去顾及患者家属的痛苦等医疗状态,而使临终患者得到关爱,在舒适、和谐的环境中有尊严、安详地离开人间。不仅如此,还有专业的团体指导和帮助家属完成应尽的义务,使患者家属的心灵得到慰藉,这些不仅彰显了医学的人道主义精神,更体现了以人为本的精神。

知识链接

临终关怀原则

临终关怀应遵循以下原则。①以舒缓疗护为主的原则:不以延长患者的生命时间为主,而以对患者的全面照护为主,以提高患者临终阶段的生命质量,维护患者临终时作为人的尊严与价值。②全方位照护的原则:主要包括对临终患者生理、心理、社会等方面的全面照护与关心;既照顾患者,又关心患者的家属。③人道主义原则:为临终患者提供更多的爱心、同情与理解,尊重他们做人的权利与尊严,尽可能地满足患者的各种需要,特别是控制患者的疼痛及其临终症状,尽可能地使患者处于舒适的状态。④适度治疗原则:在对患者进行症状控制时,所使用的一般情况下的"治疗"手段,其宗旨不以延长患者的生存时间为主,而主要是为了解除或减少患者的痛苦、提高临终患者生命质量。

三、临终关怀的组织形式

我国老年临终关怀组织形式主要有三种：①临终关怀专门机构，如北京松堂关怀医院；②医院附设的临终关怀机构，如综合医院内的专科病房或病区；③家庭临终关怀病床，以社区为基础、以家庭为单位开展临终关怀服务，如香港新港临终关怀居家服务部。

四、临终关怀中的护士角色

（一）疼痛的治疗者

临终关怀的患者一般都是肿瘤晚期的患者，对于这部分患者，癌症疼痛是非常普遍的，约70%以上的患者会遭受中至重度疼痛。而临终患者最痛苦的疼痛可以改变患者的情绪及心理状态，从而出现对死亡的恐惧和绝望，甚至加重病情，因此，解决疼痛问题对于晚期癌症患者的生活质量及临终前的关怀治疗影响很大。作为护士，在目前全世界对恶性肿瘤未完全攻克的情况下，减轻患者疼痛，避免患者在疼痛中死亡，显得至关重要。可根据疼痛程度，合理采取三阶梯止痛法，也可以给予音乐疗法或教会患者深呼吸放松法等。

（二）心理的支持者

癌症晚期的患者，往往表现为情绪消沉、抑郁、不思茶饭，有时还会乱发脾气，作为护士这时应成为患者和家属的心理支持者，主动深入病房，与患者交谈，鼓励、安慰患者，尽可能满足患者和家属的需求，态度和蔼、热心，注意讲话的方式、方法，不要在病房内嬉笑，用真诚换取患者信任。平时可以举一些乐观勇敢的患者实例，使患者的情绪变得平稳。在工作中，护士还应做有心人，细心观察他们的行为、表情、神态等非语言行为，鼓励患者与疾病作斗争，增强生活的信心。允许临终患者表达悲伤，尽力安抚和帮助他们，允许家属陪伴，多一些心理的支持者，并使患者了解死亡是人生中的客观规律，逐渐接受临终这一事实。

（三）生命的守护者

对于临终患者，应提供舒适、安静、整洁的病室环境，光线要适当，温、湿度适宜。护士在工作中，要密切观察患者的生命体征及病情变化，采取积极的态度对待患者，不能表现出放弃患者的态度，不能有"反正肿瘤晚期，再怎么治疗也没有用"的想法。对患者的点滴病情变化应给予高度的重视，采取积极的治疗措施，以解除患者的焦虑和不安全感。同时采取积极的措施，防止并发症的发生，如维持舒适的体位，按时翻身、拍背，注意便后清洁局部皮肤，保持床褥干净、平整等。

五、临终关怀的伦理道德要求

我国老年临终关怀的伦理道德要求有如下几点。①认识和理解临终患者：同情和理解临终患者的心理和行为变化，在理解的基础上以最真诚、亲切、慈爱的态度对待患者。②保护临终患者的权益：尊重患者的利益和权利，保守隐私、保留生活习惯、尊重其遗愿等。③尊重并尽量满足患者的生活需求。④同情并关心临终患者的家属。

第二节　老年人的死亡教育

死亡是人类不可抗拒的自然规律。死亡教育,可以让人们正确面对自我之死和他人之死,理解生与死是人类自然生命历程的必然组成部分,从而树立健康的死亡观。

考点提示

老年人面对死亡的心理类型

一、老年人面对死亡的心理

老年人对待死亡的态度受到许多因素的影响,如文化程度、社会地位、宗教信仰、心理成熟程度、年龄、性格、身体状态、经济情况和身边重要人物的态度等。

1. 理智型　当老年人意识到死亡即将来临时,能从容地面对死亡,并在临终前安排好工作、家庭事务和后事。这类老年人一般文化程度和心理成熟程度比较高,能够比较镇定地对待死亡,能意识到死亡对配偶、子女和朋友是最大的生活事件,总是避免自己的死亡给亲朋好友带来太多的痛苦和影响。

2. 积极应对型　老年人有强烈的生存意识,用顽强的意志与病魔作斗争,能忍受疼痛的折磨和诊疗带来的痛苦,寻找各种治疗方法以赢得生机。这大多是低龄老年人,有很强的斗志和毅力。

3. 接受型　这类老年人分为两种表现,一种是无可奈何地接受死亡事实,如在农村,有些老年人到了60岁,子女就开始为其准备后事,做寿衣、棺木、修坟墓等。另一种老年人把此事看得很正常,多数是属于信仰某种宗教,认为死亡是到天国去,是去另一个世界看看。因此自己要亲自过问后事,担心别人办不好。

4. 恐惧型　这类老年人极度害怕死亡,十分留恋人生。一般有较高社会地位,经济条件较好,儿女成家立业、兴旺发达。表现为喜欢服用滋补品和保健品,千方百计延长生命。

5. 解脱型　此类老年人有极大的生理和心理问题。可能与家庭贫苦、饥寒交迫、衣食无着、缺乏子女关爱,或者身患绝症、病魔缠身、极度痛苦有关。他们对生活毫无兴趣,觉得活着是一种痛苦,希望早些了结人生。

6. 无所谓型　有的老年人不理会死亡,对死亡持无所谓态度。

在护理实践操作中,既要关怀老年人的病理、生理改变,维护与促进身体健康,也要了解老年人面对死亡的常见心理,尊重老年人的人格与权利,维护生命尊严,同时也在护理事业中创造自己生命的价值。

二、老年人的死亡教育

死亡教育是引导人们科学、人道地认识死亡,对待死亡。如何面对死亡,虽然宗教有系统阐述,意味深长,而科学和人道地对待死亡众说纷纭,内容单薄,特别是对于绝症和临终者的照顾,精神上的关怀仍在探索之中。著名的健康学教育专家黄敬亨教授认为,对老年人进行死亡教育的主要内容如下。

1. 克服怯懦思想 目前,在老年人中,因疾病迁延无法治愈或者生活质量低下而导致自杀是一个值得重视的问题。护士应该引导教育老年人,自杀本身就是怯懦的表现,从一定意义上讲,生比死更有意义。

2. 正确地对待疾病 疾病是人类的敌人,它危及人类的健康和生命。和疾病作斗争,从某种意义上讲就是和死亡作斗争。医护人员对于临终患者应以支持患者、控制症状、姑息治疗与全面照护为主。

3. 帮助老年人发现生命中有价值的闪光点 医护人员要善于发现老年人生活中的事业、亲情、友情、爱情、人情的闪光点,寻找生命回顾中各种经历的意义,称赞老年人的善心善为,点明老年人已品尝了种种人生百味,告诉老年人能在死亡来临之际,没有遗憾,向亲朋好友告别,向人世间的烦恼告别,毫无恐惧,心安理得。

4. 做好跨文化死亡教育 宗教信仰者在面临死亡时,内心能够拥有较多的安全感、毅力和稳定性。他们可以平静地接受死亡的来临。有宗教信仰的临终患者可允许接受法师、牧师的指导,作为护士重要的是用一颗温暖的心来面对临终患者,使之感到温暖和安全。

第三节　老年人的临终护理

一、临终护理的概念

临终护理是对已失去治愈希望的患者在生命即将结束时所实施的一种积极的综合护理。临终护理的核心是"关心",对于临终老人来说,生理疾病如癌症或其他不治之症被治愈的可能性已经微乎其微,因此,老年人的临终护理是护理人员运用各种知识与技能对处于临终状态的老年人给予生理、心理及社会等方面的精心照护,要尽最大努力减轻老人的疼痛和不适,稳定情绪,缓解面对死亡的恐惧与不安,维护其尊严,提高生命质量。

二、临终老年人的心理特征和护理

老年人临终前的心理反应取决于他的人格特点、信仰、教育与有关的传统观念,也同他在疾病中所体验到的痛苦与不适程度、医护人员和家人对其关心程度以及以前的生活状况、生活满意程度等有密切关系。

(一)临终老年人的心理特征

临终老年人大多要经历否认、愤怒、协议、忧郁、接受等复杂的心理变化过程。除有以上各种心理体验外,还具有个性的心理特征。

1. 心理障碍加重 临终老年人会出现各种心理障碍,如暴躁、孤僻抑郁、意志薄弱、依赖性增强、自我调节和控制能力差等。心情好时愿意和人交谈,心情不好时则沉默不语。遇到一些不顺心的小事就大发脾气,事后又后悔莫及再三道歉,甚至有的老年人固执己见,不能很好地配合治疗和护理,擅自拔掉输液管和监护仪。当进入临终期时,身心日益衰竭,精神和肉体上忍受着双重折磨,感到求生不得、求死不能,这时的心理特点以忧郁、绝望为主要特征。

2. 思虑后事 大多数老年人倾向于个人思考死亡问题,比较关心死后的遗体处理方式(土葬还是火葬,是否被用于尸解和器官捐献移植);还会考虑财产的分配问题;留恋亲人,有的会担心配偶的生活,以及子女、儿孙的工作、学业等。

(二)临终老年人的心理护理

心理护理是临终老年人护理的重点。要使临终老年人处于舒适、安宁的状态,必须采取良好的措施,充分理解老年人和表达对老年人的关爱,给予老年人心理支持和精神慰藉。

1. 轻轻触摸,减轻恐惧 触摸护理是大部分临终患者愿意接受的一种方法。护士在护理过程中,针对不同情况,可以轻轻抚摸临终老年人的手、胳膊、额头及胸、腹、背部,抚摸时动作要轻柔,手部的温度要适宜。通过对老年人的触摸能获得他们的信赖,减轻其孤独和恐惧感,使他们有安全感和亲切温暖感。

2. 耐心倾听,满足需求 认真、仔细地听老年人诉说,使其感到支持和理解。对虚弱而无力进行语言交流的老年人通过表情、眼神、手势,表达理解和爱,并以熟练的护理技术操作取得老年人的信赖和配合。通过交谈,及时了解老年人真实的想法和临终前的心愿,尽量照顾老年人的自尊心,尊重他们的权利,尊重老人的信仰,尽可能满足他们的各种需求和愿望,减轻他们的焦虑、抑郁和恐惧,使其没有遗憾地离开人世。关爱的倾听和交谈,这是临终老人陪护工作中最重要的内容。

3. 允许家属陪护,减轻孤独 家属是老年人的亲人,也是老年人的精神支柱。临终老年人最难割舍与家人的亲情,最难忍受离开亲人的孤独,因此允许家属陪护、参与临终护理是必要的。这是一种有效的心理支持和感情交流,可使老年人获得安慰,减轻孤独感,增强安全感,有利于稳定情绪。老年人也容易接受、依赖自己亲人的照顾。

4. 亲朋好友多探视,保持社会联系 鼓励老年人的亲朋好友、单位同事等社会成员多探视老年人,不要将他们隔离开来,以体现老年人的生存价值,减少孤独和悲哀。

5. 适当宣传优死意义,正确面对死亡 根据老年人不同的职业、性格、社会文化背景、民族习惯和宗教信仰,在适当时机,谨言慎语地与老年人、家属共同探讨生与死的意义,有针对性地进行精神安慰和心理疏导,帮助老年人正确认识、对待生命和疾病,从对死亡的恐惧与不安中解脱出来,以平静的心情面对即将到来的死亡。

6. 重视与弥留之际老年人的心灵沟通 美国学者卡顿堡顿对临终老年人精神生活的研究结果表明,接近死亡的人,其精神和智力状态并不都是混乱的,49%的老年人直到死亡前一直是很清醒的,22%有一定意识,20%处于清醒与混乱之间,仅3%的人一直处于混乱状态。因此不断地对临终或昏迷老年人讲话是很重要而有意义的,护理人员应始终表达积极、温馨的尊重和关怀之情,协助老人完成未尽事宜,使其在安详中离去。

总之,临终老年人的心理变化各个过程无明显界限,但每个过程都包含了"求生"的希望。他们真正需要的是脱离痛苦和恐惧,以及精神上的舒适和放松。因此,及时了解临终老年患者的心理状态,满足其身心需求,使他们在安静舒适的环境中以平静的心情告别人生,这是临终老年人心理护理的关键。

三、临终老年人的生理变化和护理

（一）疼痛

疼痛是临终患者备受折磨的最严重的症状之一，是最痛苦的感受，尤其是晚期癌症患者。在生命的最后几天，超过一半的人会有新的疼痛产生。

1. 原因及表现 绝大多数晚期癌症临终患者常因肿瘤浸润压迫、破坏神经或抗癌治疗等原因遭受难以忍受的疼痛，是临终老人备受折磨最严重的症状，不仅影响活动、食欲、睡眠，而且在精神上打垮老人而丧失希望。

2. 护理要点

（1）根据疼痛的部位协助患者采取舒适的体位。

（2）给予患者安静、舒适的环境。

（3）遵医嘱给予止痛药，以阿片类药物最常用，镇痛药物使用后，要注意预防药物的不良反应，及时调整药物剂量。结合病情给予必要的其他药物和（或）非药物治疗，确保临床安全及镇痛效果，同时要避免突然中断阿片类药物引发戒断综合征。

（4）有针对性地开展多种形式的疼痛教育，鼓励患者主动讲述疼痛，教会患者疼痛自评方法，告知患者及家属疼痛的原因或诱因及减轻和避免疼痛的其他方法，包括音乐疗法、注意力分散法、自我暗示法等放松技巧。

3. 注意事项 止痛治疗是临终关怀治疗的重要部分，患者应在医务人员指导下进行止痛治疗，规律用药，不宜自行调整剂量和方案。

（二）呼吸系统

1. 原因及表现 临终老人因呼吸功能减退、感染、痰液堵塞等引起呼吸困难、咳嗽咳痰等症状，出现呼吸深度与频率的改变、叹气样呼吸、张口呼吸、鼾声呼吸、潮式呼吸等。

2. 护理要点

（1）环境：保证空气清新，保持适宜的温度与湿度，定时开窗通风。张口呼吸的老人可用湿纱布盖于口唇，减少水分丧失。

（2）纠正缺氧：根据缺氧程度给予氧气吸入，观察氧疗效果。

（3）体位：清醒老人若病情允许，可采取半坐卧位或抬高头肩部的方法，以利于呼吸。

（4）保持呼吸道通畅：昏迷老人采取侧卧或仰卧位头偏向一侧，以利于呼吸道分泌物引流，必要时吸痰；当痰液黏稠不易吸出时，可配合拍背、雾化吸入、使用排痰仪等措施协助排痰。

（三）循环系统

1. 原因及表现 临终老人常有血压降低、脉搏快弱、皮肤苍白湿冷等循环功能减退的表现。

2. 护理要点

（1）严密监测生命体征，观察皮肤的颜色与温度，发现异常及时汇报处理。

（2）若四肢冰冷，可采取提高室温、使用热水袋等保暖措施，此时老人感觉功能减退，注意防止烫伤。

（四）消化系统

1. 原因及表现 临终老人由于肌张力减退、胃肠蠕动减慢等原因,常伴有吞咽困难、食欲不振、腹胀、恶心、呕吐等表现,营养摄入不能满足身体代谢的需求。

2. 护理要点

（1）注意观察老人的进食情况、营养状况和有无腹胀、恶心、呕吐等消化道症状。

（2）保证充足的水分和营养的摄入:食物应营养丰富,改善烹调方法,注意色、香、味,刺激食欲;以流质或半流质饮食为主,便于吞咽;饮食宜清淡无刺激,减少恶心、呕吐症状,必要时遵医嘱给予药物止吐。

（3）少量多餐,减少产气食物的摄入,加强翻身,进行腹部环形按摩等方法减轻腹胀,必要时做胃肠减压和肛管排气处理。

（4）不能口服进食的老人,采用鼻饲或完全胃肠外营养途径,保证营养的供给。

（五）排泄方面

1. 原因及表现 临终老人可因饮食结构不当、活动减少引起便秘,或因肌张力减退、中枢神经系统受疾病影响等产生尿潴留、大小便失禁现象。

2. 护理要点

（1）食物中应有适量的蔬菜水果,预防便秘。如老人出现便秘,除给予适量的高纤维素食物外,还应注意加强翻身,协助按摩腹部,促进胃肠蠕动,必要时遵医嘱给予缓泻剂、简易通便剂等方法协助排便,保持大便通畅。

（2）尿潴留:可采取轻柔按摩膀胱、诱导排尿方法（如热敷会阴部、听流水声）,在上述措施无效时给予留置导尿,解除老人痛苦。

（3）大小便失禁:重点是保持会阴部、肛门皮肤清洁干燥;保持衣服、被褥清洁平整;及时去除异味,维护老人的自尊。

（六）感知觉的影响

1. 原因及表现 临终老人的视觉功能逐渐减退,由逐渐模糊至视力完全消失而产生心理上的恐惧;眼睛分泌物增多,眼睑干燥,部分老人可出现双眼半睁半闭的状态;听觉是最后消失的感觉。

2. 护理要点

（1）最好提供单间病房,环境安静并有适宜的光照,减轻视觉模糊产生的恐惧心理。

（2）及时为老人用湿纱布擦拭眼睛分泌物。如眼睑不能闭合,可定时涂眼药膏,并用凡士林纱布覆盖,以保护角膜,防止发生溃疡或结膜炎。

（3）当老人视力完全丧失时,恐惧心理尤其强烈,可用语言和触觉与其保持联系。

（4）听力最后消失,医务人员和家属不要在老人床旁窃窃私语、讨论病情、讨论后事、失声痛哭,避免对老人的不良刺激。

（七）神经系统

1. 原因及表现 部分老人临终前伴有意识模糊、昏睡、躁动、谵妄等神经系统的症状,可能会出现坠床甚至自杀等意外事件。

2. 护理要点 注意观察老人的意识状态,找出可治疗的原因进行对症处理,必要时采用合适的约束措施和药物镇静,以保证安全。

(八) 大出血

1. 原因及表现 应激性溃疡、肿瘤组织侵蚀血管等原因引起,表现为急性呕血、便血、阴道出血等,可直接危及老人生命。

2. 护理要点

(1) 加强观察,一旦出现大出血立即配合医生进行抢救。

(2) 安慰老人,避免恐惧加重出血;做好家属安抚工作,以免情绪激动影响抢救。

(3) 迅速建立静脉通道,遵医嘱使用药物止血,同时配合止痛、镇静等药物,减少出血,必要时做交叉配血试验,做好输血准备。

(4) 呕血患者易引起窒息,立即取平卧位头偏向一侧,以利于血液排出。

(5) 胃肠道出血患者,应暂禁食24～48小时并采取局部冷敷的方法,减少出血。

(6) 及时清除血液,采用深色毛巾擦拭血迹,减少对老人和家属的视觉恶性刺激。

(7) 抢救同时严密观察生命体征,做好抢救记录。

四、对临终老年人家属及丧亲者的关怀

丧偶是生活中最震撼心灵的事件,尤其对老年人来说更是沉重的打击。一旦遭遇配偶亡故,常会悲痛欲绝、不知所措,持续下去就会引发包括抑郁症在内的各种精神疾病,加重原有的躯体疾病,甚至导致死亡。有资料报道,在近期内失去配偶的老年人因心理失衡而导致死亡的人数是一般老年人死亡的7倍。

(一) 丧偶老年人的心理状态

老年人丧偶后,心理反应一般要经过四个阶段。

1. 麻木 很多老年人在得知配偶亡故的消息后,都会表现得麻木不仁,呆若木鸡。这种麻木不仁并不意味着情感淡漠,而是情感休克的表现。麻木不仁可以看作是对噩耗的排斥,也是对自己无力驾驭的强烈情感的制服。这个阶段可能持续几个小时至一周。

2. 内疚 在接受了配偶亡故的消息后,很多老年人会出现内疚、自责的现象。总觉得对不起逝者,甚至认为对方的死自己要负主要责任。内疚在所有丧偶的老年人中或多或少都存在,只要不太强烈,这一阶段最终会度过的。

3. 怀念 丧偶的老年人在强烈的悲哀之情稍稍平息后,又会产生对死者的深深怀念。这时他们的头脑中会反复出现配偶的身影,时而感到失去他(她)之后,自己是多么的孤独。这种状态可能持续数周甚至几年。

4. 恢复 当丧偶的老年人逐渐认识到人的生、老、病、死是无法抗拒的自然规律,对配偶最好的寄托和思念是保重身体、更好地生活下去时,理智就战胜了情感,身心也就能逐渐恢复常态。

(二) 对丧偶老年人的关怀

1. 安慰与支持 在刚刚得知配偶去世的消息后,老年人可能会出现情感休克。护士在安慰与关心老人的同时,应陪伴在老人身旁,如轻轻握住他(她)的手,或搂搂他(她)。由于承受了巨大的打击,丧偶的老年人往往难以对关心和安慰做出适当的反应或表示感激,

甚至拒绝他人的好意。这是因为丧偶者往往把悲哀的时间和强度等同于对死者的感情。这时,千万不要放弃对丧偶老年人的安慰,应该让老年人明白,痛苦和悲哀不是衡量某种关系价值的指标,正常的悲哀会随着时间的推移逐渐淡化,悲哀的正常淡化并不意味着对死者的背叛。坚持安慰,可以使老年人感到并非独自面对不幸,进而增强战胜孤独的信心。此外,应及时帮助老年人料理家务、处理后事,提醒老年人的饮食起居,保证充分的休息。

2. 诱导发泄 允许并鼓励丧偶的老年人痛哭、诉说和回忆,或鼓励用写日记的形式寄托自己的哀思。有些老年人强忍悲伤,从不失声痛哭,只能更加压抑或消沉。应该告诉老年人,人在痛苦时哭泣是一种很自然的情感表现,不是软弱,而是一种很好的舒缓内心忧伤情绪的方法,诱导老年人把悲哀宣泄出来。同时,鼓励老年人说出自己的内疚感和引起内疚感的想法、事件等,并帮助他(她)分析,学会原谅自己,避免自责。但也应注意,尽管宣泄对于维护身心健康有益,但无休止的悲哀必然造成人为的精神消耗。

3. 转移注意力 老年人易睹物思人,可让老年人把已故的配偶的遗物暂时收藏起来,这样可以减轻精神上的痛苦。建议老年人多参与外界交往,多与子孙交谈,或到亲戚朋友家小住一段时间,或到外面走一走,以转移注意力,悲哀的情绪也会随之减轻。鼓励老年人培养一些业余爱好,如书法、绘画、垂钓等,或做一些有利于他人、力所能及的事。

心理学家认为,利他行为可以有效地减轻丧偶者的悲哀,从而缓解紧张、焦虑的情绪,使自己尽早摆脱孤独和抑郁,增进健康。因此,可以建议老人适当地为需要帮助的人提供一些力所能及的不求回报的帮助,从而减轻内心的紧张和不安。

4. 建立新的生活方式 配偶过世后,原有的某些生活方式和规律几乎全部破坏了。应该帮助老年人调整生活方式,使之与子女、亲友重新建立和谐的依恋关系,使老年人感受到虽然失去了一个亲人,但家庭成员间的温暖与关怀依旧,感到生活的连续性,也有安全感,从而使他们尽快走出丧偶的阴影,投入新的生活。

5. 支持丧偶老人再婚 心理学的研究表明,老年人最怕的就是孤独。丧偶后,老年人需要在家庭生活中寻找一种新的依恋关系,这种依恋关系可补偿丧偶后的心理失落感。同时,再婚老人可以相互照应、相互依托,也会让儿女们在繁忙中多一些放心。大量的事实证明,做好老年人的再婚工作,对社会、对家庭、对老年人的健康长寿均是有益的,应当从法律上予以保护,从道义上给予支持。应该让其子女懂得更多地关心老年人的生活,支持老年人正当要求和需要。当然,老年人是否再婚是他们自己的权利。

6. 提供持续的支持 一年内丧偶老人在生理和心理上都极度虚弱,极易患病。应定期家庭访视或电话随访,了解老人身心状况,认真倾听,及时做好心理疏导,并尽力提供健康指导及照护,动员子女或志愿者共同帮助丧偶老人顺利度过悲伤期。

对丧偶老年人进行哀伤辅导应注意悲伤具有个体化的特征,其表现因人而异,医护人员应能够识别正常的悲伤反应。

总之,了解丧偶老年人的心理状态,进行有效的心理干预,使他们尽快摆脱和缩短丧偶后因过度悲伤而引起的心理失衡,对维护丧偶老年人的身心健康十分重要。

21世纪为适应人口老龄化这一社会现实,开展临终关怀是社会所需、形势所趋、人心所向。今后还有待进行更积极、更广泛的工作,以引起社会各界,特别是社会福利机构和医药卫生界的重视,进一步促进社会化义务公益活动,使临终关怀的宗旨和精神得以弘扬。

同时,临终关怀是一门新学科,对护士来说是护理观念和护理方式上新的变革和发展。因此,护理人员除了掌握本专业的知识以外,还必须掌握与临终关怀工作密切相关的知识。尽职尽责地做好对"生命的守候",更应当在临终关怀这一生命的最终关怀领域当中大有作为,进一步推动我国临终关怀事业的完善和发展。

小 结

我国是世界上老年人口最多、增长最快的国家。由于老年期又是生命周期的最后一个阶段,因此临终护理就很重要。本章节主要介绍了临终关怀的概念、临终关怀的意义、老年人面对死亡的心理、老年人的死亡教育、老年人的临终护理。我们要指导学生重点注意临终老年人的心理护理,要让老人安静的离去。

能力检测

一、选择题

1. 以下哪些选项不属于老年人临终关怀的意义?(   )

A. 维护临终老年人尊严,提高生存质量　　　　B. 减轻临终老年人家属负担

C. 节约费用,优化利用医疗资源　　　　　　　D. 缩短老年人死亡时间

E. 转变观念,真正体现人道主义精神

2. 以下哪项不属于我国老年临终关怀组织形式?(   )

A. 北京松堂关怀医院

B. 北京朝阳门医院的老年临终关怀病区

C. 香港新港临终关怀居家服务部

D. 养老院

E. 普通病房

3. 以下哪项不属于老年人面对死亡时的心理?(   )

A. 理智型　　　B. 接受型　　　C. 焦虑型　　　D. 积极应对型　　E. 烦躁型

4. 丧亲者居丧期恢复大约需要多长时间?(   )

A. 1 个月　　　B. 6 个月　　　C. 10 个月　　　D. 1～2 年　　　E. 3 个月

5. 临终患者,尤其是晚期癌症患者,最严重的症状之一是(   )。

A. 呼吸困难　　B. 血压下降　　C. 发热　　　D. 疼痛　　　E. 心率增快

6. 老人临终关怀的内容不包括(   )。

A. 控制疼痛　　　　　　　　　　　　B. 家属心理指导

C. 满足老人的生理需求　　　　　　　D. 尊重关怀老人

E. 竭尽全力抢救、挽救生命

7. 下面用于老年肿瘤患者第三阶段的镇痛药是(   )。

A. 阿司匹林　　B. 曲马多　　C. 布洛芬　　　D. 吗啡　　　E. 可待因

8. 我国界定为临终老人的条件是存活时间为(   )。

A. 不足 1 年　　B. 2～3 个月　　C. 6 个月以内　　D. 1～2 个月　　E. 1 个月以内

9. 临终老人最后消失的感觉为（　　　）。

A. 视觉　　　　　B. 触觉　　　　　C. 嗅觉　　　　　D. 听觉　　　　　E. 味觉

10. 老人临终关怀的意义不包括（　　　）。

A. 提高生命质量,维护生命的尊严　　　　　B. 解决临终老人家庭照料困难

C. 延长老人的生命　　　　　D. 优化医疗资源

E. 缓解老龄化带来的社会压力

11. 不符合协议期临终老人的表现是（　　　）。

A. 患者的愤怒逐渐消退　　　　　B. 认为做善事可以避免死亡

C. 患者认为是误诊,四处求医　　　　　D. 患者变得合作、友善

E. 接受了自己患了不治之症的事实

二、病例分析题

李女士,75 岁,公务员退休。脑血栓后偏瘫 4 年,生活不能自理,2 年前老伴去世,由保姆照顾。近日出现呼吸困难、端坐呼吸、咳嗽、咯血、胸闷、胸痛、出冷汗等症状,入院诊断为"肺癌晚期"。老年人觉得活着很痛苦,整日愁眉不展,多次向儿女表示想放弃治疗,想回到家中度过自己最后的人生旅程。问题:

1. 该老人对待死亡属于哪种心理类型?

2. 作为医护人员应如何做好老人的心理护理?

3. 老人出现呼吸困难时,护士应如何帮助其减轻症状?

（周凡蓉）

扫码看答案

第十章
老年人的社区及家庭护理

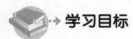 **学习目标**

1. 掌握：老年人的社区健康管理、家庭护理、健康教育和康复护理的内容。

2. 熟悉：老年人社区护理、家庭护理的特点；家庭护理的注意事项；老年人照料者的支持与指导内容。

3. 了解：社区护理、家庭护理、健康教育、康复护理的概念；家庭护理的现状。

本章PPT

随着我国人口老龄化进程的加快，80岁及以上老年人口数量也迅速增加，家庭高龄化趋势也给家庭养老带来了沉重负担。另外，城市化、工业化的加剧，小型化、核心化成为家庭的主要结构形式，核心家庭在赡养和照料老人的问题上面临较大的压力。养老的资源供给在逐渐减少，而养老的需求却在不断增加，这种矛盾的激化必然导致传统的家庭养老面临着更严峻的挑战。社区居家养老自2001年民政部推行"社区老年福利服务星光计划"后兴起，目前已在多个城市形成了社区居家养老服务体系，弥补了传统家庭养老的不足。

第一节　老年人的社区护理

情境导入

小王是幸福社区卫生服务中心的护士，她在查阅卫生数据报表时发现，本辖区居民共有13.2万人，其中65岁以上的老年人有2.77万，其中患有高血压的老年人占47%。进一步深入研究发现，该社区的老人大多高中以上文化程度，嗜烟酒者占50%以上，参加体育活动者不足30%，大部分以照顾孙辈、做家务和看电视等打发退休时间。

工作任务：

1. 如何科学地管理幸福社区的高血压老年人？

2. 请为幸福社区高血压老年人制定相关的年度健康教育计划。

开展社区老年保健护理工作,维持和促进老年人身心健康,提高老年人生活质量,实现健康老龄化的战略目标,是应对我国人口老龄化问题的良好选择,已成为护理领域的重要课题。

一、社区护理的概念

(一) 社区的定义

社区(community)一词源于拉丁语,其基本含义为具有共性的团体。我国目前多采用的"社区"定义是由社会学家费孝通先生于 1933 年根据我国具体情况提出的,即"社区是若干社会群体(家族、氏族)或社会组织(机关、团体)聚集在某一地域里所形成的一个生活上相互关联的大集体"。社区作为人们生活、工作或学习的基本环境,是人们赖以生存和发展的空间。

(二) 社区护理的定义

1. 社区卫生服务的基本概念　"社区卫生服务"是 1996 年 12 月在我国卫生工作会议上讨论通过的《中共中央、国务院关于卫生改革与发展的决定》(以下简称《决定》)中提出的。1999 年,国务院十部委在联合下发的《关于发展城市社区卫生服务的若干意见》中,将社区卫生服务明确定义为:社区卫生服务是社区建设的重要组成部分,是在政府领导、社区参与、上级卫生机构指导下,以基层卫生机构为主体,全科医师为骨干,合理使用社区资源和适宜技术,以人的健康为中心、家庭为单位、社区为范围、需求为导向,以妇女、儿童、老年人、慢性病患者、残疾人等为重点,以解决社区主要卫生问题、满足基本卫生服务需求为目的,融预防、医疗、保健、康复、健康教育、计划生育技术服务等为一体的有效、经济、方便、综合、连续的基层卫生服务。2006 年,在《国务院关于发展城市社区卫生服务的指导意见》中进一步指出,社区卫生服务机构提供的是公共卫生服务和基本医疗服务,具有公益性质,不以营利为目的。要以社区、家庭和居民为服务对象,以妇女、儿童、老年人、慢性病患者、残疾人、贫困居民等为服务重点,以主动服务、上门服务为主,开展健康教育、预防、保健、康复、计划生育服务和一般常见病、多发病的诊疗服务。

2. 社区护理的定义　"社区护理"(community health nursing)一词源于英文,也可称为社区卫生护理或社区保健护理。随着社区护理的不断发展,世界各国对社区护理概念的解释各不相同,其内涵和外延处在讨论、发展和完善之中。我国对社区护理的定义为:社区护理是综合应用护理学和公共卫生学的理论与技术,以健康为中心、需求为导向、社区为范围、家庭为单位、特殊人群为重点,提供以预防、保健、基本医疗服务、健康教育、计划生育、康复等为一体的基层护理服务。

二、社区护理的特点

1. 以健康为中心　社区护理的主要目标是促进和维护人群的健康,所以预防性服务和治疗性护理服务在社区护理工作中同等重要。

2. 以社区人群为服务对象　社区护理的对象是社区全体人群,既包括健康人群、亚健康人群和患病人群,也包括个体、家庭和社区。

3. 有较高的自主性和独立性 在社区护理过程中,护士往往独自深入家庭进行各种护理活动,故要求社区护士具备较强的独立工作能力和自主性,同时也具有高度的慎独精神和职业自律性。

4. 必须和其他相关人员密切合作 社区护理的内容及对象决定护士在工作中不仅仅要与卫生保健人员密切合作,还要与社区居民、社区管理人员等相关人员统筹协调。

考点提示

老年人的社区健康管理服务内容

三、老年人的社区健康管理

（一）管理对象

辖区内 65 岁及以上的常住居民。

（二）服务内容

每年为老年人提供一次健康管理服务,包括生活方式和健康状况评估、体格检查、辅助检查和健康指导。

1. 生活方式和健康状况评估 通过问诊及老年人健康状态自评,了解其基本健康状况、体育锻炼、饮食、吸烟、饮酒、慢性病常见症状、既往所患疾病、治疗及目前用药和生活自理能力等情况。

2. 体格检查 包括体温、脉搏、呼吸、血压、身高、体重、腰围、皮肤、浅表淋巴结、心脏、肺部、腹部等常规体格检查,并对口腔、视力、听力和运动功能等进行粗测判断。

3. 辅助检查 包括血常规、尿常规、肝功能（丙氨酸氨基转氨酶、天门冬氨酸氨基转移酶和总胆红素）、肾功能（血清肌酐和血尿素氮）、空腹血糖、血脂（总胆固醇、甘油三酯、低密度脂蛋白胆固醇、高密度脂蛋白胆固醇）、心电图和腹部 B 超（肝胆胰脾）检查。

4. 健康指导 告知老人健康体检结果并进行相应健康指导。

（1）将发现已确诊的原发性高血压和 2 型糖尿病等患者纳入相应的慢性病患者健康管理。

（2）患有其他疾病的（非高血压或糖尿病）患者,应及时治疗或转诊。

（3）体检中发现有异常的老年人建议定期复查或向上级医疗机构转诊。

（4）进行健康生活方式以及疫苗接种、骨质疏松预防、防跌倒措施、意外伤害预防和自救、认知和情感等健康指导。

（5）告知或预约下一次健康管理服务的时间。

（三）服务流程

2017 年《国家基本公共卫生服务规范（第三版）》规定的对辖区内 65 岁及以上的常住居民健康管理流程见图 10-1。

（四）服务要求

1. 开展老年人健康管理服务的乡镇卫生院和社区卫生服务中心应当具备服务内容所

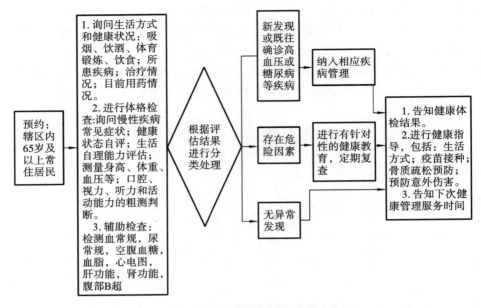

图 10-1 老年人健康管理服务流程示意图

需的基本设备和条件。

2. 加强村(居)委会、派出所等相关部门的联系,掌握辖区内老年人口信息变化。加强宣传,告知服务内容,使更多的老年人愿意接受服务。

3. 每次健康检查后及时将相关信息记入健康档案。对于已纳入慢病健康管理的老年人,本次健康管理服务可作为一次随访服务。

4. 积极应用中医药方法为老年人提供养生保健、疾病防治等健康指导。

(五)老年人社区健康管理工作指标

1. 老年人健康管理率=年内接受健康管理人数/年内辖区内 65 岁及以上常住居民数×100%。

2. 健康体检表完整率＝抽查填写完整的健康体检表数/抽查的健康体检表数×100%。

第二节　老年人的家庭护理

情境导入

谭某,女,65 岁。10 年前因脑出血生活完全不能自理,被动体位,丧失语言功能,鼻饲,呈植物人状态。主要由老伴陈某(男,62 岁,农民)护理。1 周前谭某保持固定体位 5 小时,未更换体位,次日发现其骶尾部出现鸡蛋大小的压疮,已破溃,近日有扩大趋势,疮面有脓性渗出。

工作任务：

1. 评估谭某家庭主要存在的健康问题有哪些？

2. 指导陈某正确的处理方法。

随着我国老龄化进程的加快,空巢家庭急剧增加、居家养老和老年人慢性病发病率及死亡率呈逐年上升趋势,无疑给家庭和社会带来沉重负担。据最近的调查显示,79.6%的老年人患有一种以上的慢性疾病,并且老年慢性病的患病特点是多种慢性疾病共存,家庭护理是医院临床护理的有力补充。家庭护理不仅可以减轻老年患者的经济负担,减少卫生资源的浪费,还可以为老人及其照顾者提供专业的护理指导和健康教育,最终提高老年人的生活质量,受到老年人及其家人的青睐。

一、家庭护理的概念

(一)家庭护理的概念

家庭护理是以家庭为服务对象,以护理程序为工作方法,护士与家庭共同参与,确保家庭健康的一系列护理活动。老年家庭护理是老年护理的重要组成部分,不但要满足老年人的生理需求,还要对他们进行心理护理,老年人将成为家庭护理的最大受益者。

(二)老年家庭护理的特点

家庭护理作为满足老年人身心健康需求的有效途径之一,其特点主要表现在以下几个方面。

(1)家庭护理的场所较自由,主要为家庭、社区或家庭认为合适的地方。

(2)护理过程既注重家庭群体健康,也注重每一个家庭成员的健康。护理对象可以是处于不同健康状态的个体,既可以长期照顾有慢性疾病的老年人,也可以间断照顾有急性疾病的老年人,还可以对健康老年人进行健康教育。

(3)家庭护理服务人员可以是正式或非正式人员,如护士、医生、家属、护理员等,但提供服务的主体是护士。

(4)家庭护理服务内容具有广泛性,既可以是专业人员提供的专业服务,如注射、伤口及各种管道的护理等;也可以是非专业人员提供的日常生活照顾,如洗衣做饭等。

(5)护理程序是开展家庭护理专业服务的基本方法。护士运用系统和整体的科学理念去观察、分析和解决社区家庭现存的或潜在的健康问题,从而促进服务对象的健康水平。

(三)家庭护理的任务

(1)与家庭及其成员建立良好的信赖关系。良好的信赖关系是护士开展家庭护理的基础,也是保证护理干预顺利实施、提高护理质量的重要因素。

(2)向老年人提供预防、医疗、康复和护理服务。为老年人提供居家护理服务,提供与老年人有关的医疗行为和咨询服务,教育老年人及其家属提高对健康的认识,承担对老年人的照顾责任。指导老年人自我护理,教会家属一般护理技术,熟悉一般卫生知识与膳食指导,帮助老年人尽可能在居家内康复。

（3）协助家庭合理利用内部和外部健康资源,增进身心健康。协助家庭早发现和预防家庭危机,充分利用家庭资源来解决家庭问题。

（4）协助家庭获得或改善健康的生活环境。护士评估老年人及家属的健康观念与健康行为,与家庭成员充分交换意见,进行健康教育,充分利用家庭现有条件,根据家庭经济能力,帮助家庭改善生活环境,建立健康的生活方式,使家庭获得安全、适宜生活的健康环境。

（5）鼓励和指导家庭参与社区活动。鼓励家庭积极参与社区组织的各种健康教育活动,从中获取健康保健知识,提高自我保健意识,养成良好的生活方式,增强战胜疾病的信心,降低疾病发病率及致残、致死率。

二、我国家庭护理的现状

我国 20 世纪 80 年代开始建立家庭病床,开展家庭卫生保健服务。经历了 30 多年的发展,其服务项目逐渐增多,除了提供基础护理技术操作、老年慢性病和残障人士护理,协助老人提高生活自理能力外,还可进行康复指导、健康教育(如疾病预防、饮食及用药指导等)及心理咨询。对于专科专病的居家护理服务,各机构可以根据情况制定不同的工作内容,社区卫生服务机构或医院都可以提供居家护理服务。有研究显示,老年患者家庭护理可以达到与住院一样的效果。

国内护理专业的课程设置主要是以培养在医院环境开展工作的护理人员为主,毕业生缺乏开展居家护理服务所需的政策法规、医疗资源协调利用、人际关系处理、医疗保健以及社会学等知识,专业的家庭护理人员相对不足。因此,为促进家庭护理可持续发展,建立一支稳定的家庭护理队伍是当务之急。

三、老年人家庭护理的注意事项

（一）一般要求

1. 着装　要注意穿着符合护士身份的职业服装,整洁、协调,便于工作。

2. 态度　大方、庄重,合乎礼节,具有一定的亲和力,能表示出对服务对象的关心和尊重。

3. 灵活机动　家庭护理过程中,护士应根据当场收集的资料,因地制宜地作出判断,适当修改计划。

（二）沟通技巧

1. 保持一定界线　护士应注意不要让自己的态度、价值观、信仰等影响护理对象做决策,要与护理对象保持一定的界线,以免影响资料收集的客观性。

2. 尊重　应尊重护理对象及其家庭的交流方式、文化背景、社会经历等,不要让护理家庭有被检查的感觉,要保守护理家庭的秘密。要与护理对象共同制定计划、实施和评价,确保决策的自主性。

3. 掌握技巧　利用人际关系和熟练的沟通技巧,获得护理对象的信任,更好地收集主观资料,在操作的同时也要注意进行相应的观察和测量,收集客观资料,同时进行指导。

（三）服务与收费

1. 服务项目与收费 护患双方要明确收费项目与免费项目，一般家庭护理人员不直接参与收费。访视护士不应接受礼金、礼物等。

2. 签订家庭护理协议 当家庭确定护理后，卫生服务机构应与被访家庭签订协议，确认家庭是否同意家庭护理、护理服务方式、内容、时间、双方的责任与义务等，以利于顺利开展家庭护理。

四、家庭护理中对照料者的支持与指导

对老年患者家庭照料者的支持与指导要注意两个方面，一是要善于发现和及时纠正对老年人的照料不当，二是要进行有关护理方面的具体指导。

（一）发现和纠正对老年人不当的照料

1. 照料不当的表现 可分为两种类型，虐待与疏忽。

（1）虐待：包括身体上的虐待和精神上的虐待。如将老年人长时间捆绑于椅子上或床上，对老人动作粗鲁，为身体上的虐待；向老人高声喊叫呵斥，威胁老人，或把老人当成小孩看待等则为精神上的虐待。

（2）疏忽：也包括身体和精神两个方面。身体方面的疏忽是指：①不能满足老年人的正常生理需要，如未给予充足的食物、水，未提供安全的居住环境，未安排好洗浴和排便用具等；②延误医疗保健方面的需要，如未定期进行健康检查，未及时发现老年人生病，或虽已发觉其生病而未及时进行诊治，不适当和不按时给药等。精神方面的疏忽是指：①对老年人的忽视，如让老人长时间独处一室，没有让他参与交谈，或者没有让他参加可以参加的活动；②剥夺老年人应有的权利与选择，如在家庭中收入的支配、物品的选购等方面完全不征求老年人的意见；对老年人的合理要求不给予满足或不予理睬等。

2. 照料不当产生的原因及纠正措施 照料不当的发生，除少数情况另有原因外，大多数是由于照料者压力过强过久，或者照料者缺乏卫生保健知识而引起的。照料者因身心健康受损，出现头痛、颈痛、背痛、胃痛、睡眠障碍，产生埋怨、不满情绪，甚至出现焦虑、抑郁、愤怒等负性心理反应，必然导致照料不当。因此，护士不要一味谴责照料者，而应以同情和关怀的态度，采取减轻压力、消除身心应激的措施，来达到纠正照料不当的目的。照料者如缺乏卫生保健知识，护士应就有关方面作通俗讲解，使其掌握要领。总之，护士要从健康角度采取支持和指导的方法解决照料不当问题，切不可将自己的情感投射进去而卷入家庭纠纷。

（二）指导照料者对老年人护理

护士要为照料者制定老年人护理计划，并且给以具体指导，以保证计划顺利实施，达到预期护理目标。在指导内容上，除了有关生活起居护理、膳食护理、排泄护理、给药护理、心理护理和不同疾病的具体护理外，还应注意下列几个方面。

1. 减少老年人的依赖性 减少老年人的依赖性，不仅可以减轻照料者的工作量和压力，有助于照料者保持身心健康，而且能增强老年人的活动能力和自护能力，延缓衰老进程。可通过改进房间布局和用具摆设，添置必要设备，以保证老年人能够进行自理活动并

防止自理过程中出现损伤。照料者应避免因对老年人的关心体贴或自己动手做更为迅速，而过度帮助老年人日常生活活动（如穿衣、进食等），以减少老年人产生更多的依赖性。对于曾患某些神经系统和运动系统疾病而留有后遗症的老年人以及残疾老年人，护士应指导照料者怎样帮助老年人进行康复训练，使他们恢复或增强部分自理能力。

2. 防止老年人发生意外事故 随着年龄的增长，身体功能衰退，五官、躯干及四肢的功能也逐渐下降。耳聋眼花、腰弯背驼、语言及行动缓慢等直接影响着老年人的安全，使意外事故的发生率高于成年人。对可能发生的意外情形如跌倒、坠床、烫伤、误吸、自杀等，护士应教会照料者有效预防的措施。

3. 警觉老年人的发病 老年人由于机体生理性衰退，其发病机制具有一些特点。例如，老年人说话含糊，语言表达不清，所说的症状往往不准确、不全面；老年人反应迟钝，对症状缺乏敏感性，如对疼痛耐受性高；老年人机体反应性差，有些症状不典型、不明显，如发热。这些情况可能导致老年人虽已发病，但照料者却不能察觉而延误治疗，使病情进一步恶化。因此，护士应向照料者讲解有关老年人发病特点的知识，以提高其警觉性。

4. 正确使用和保管药物 由于老年人的肝脏、肾脏功能减退，使很多药物代谢速度减慢，分解能力减弱，药物清除缓慢，使血液中药物浓度增高，易发生蓄积性中毒。在家庭护理中，护士要详细指导家庭照料者与老年人正确使用和保管药物，减少或避免不良反应。

第三节　社区开展老年健康教育及康复护理的方法

健康教育是一门研究以传播保健知识和技术、影响个体和群体行为、消除危险因素、预防疾病、促进健康的科学。通过有计划、有组织、有系统的社会活动和教育活动，促使人们自觉地采纳有益于健康的行为和生活方式，消除或减轻影响健康的危险因素，预防疾病、促进健康和提高生活质量。

一、社区健康教育

（一）社区健康教育的概念

社区健康教育是以社区为单位，以社区人群为教育对象，以促进社区居民健康为目标，有计划、有组织、有评价的健康教育活动。开展社区健康教育的目的是发动和引导社区居民树立健康意识，关心自身、家庭和社区的健康问题，养成良好的卫生行为和生活方式，积极参与社区健康教育与健康促进计划的制定和实施，合理利用社区的保健服务资源，减少和消除社区健康危险因素，以提高自我保健能力和群体健康水平。

（二）社区老年人健康教育的主要内容

（1）宣传普及《中国公民健康素养——基本知识与技能（2015年版）》。配合有关部门开展公民健康素养促进行动。

（2）开展合理膳食、控制体重、适当运动、心理平衡、改善睡眠、限盐、控烟、限酒、科学就医、合理用药、戒毒等健康生活方式和可干预危险因素的健康教育。

（3）开展心脑血管、呼吸系统、内分泌系统、肿瘤、精神疾病等重点慢性非传染性疾病和结核病、肝炎、艾滋病等重点传染性疾病的健康教育。

（4）开展应对突发公共卫生事件应急处置、防灾减灾、家庭急救等健康教育。

（三）社区健康教育服务形式及要求

1. 提供健康教育资料

（1）发放印刷资料：印刷资料包括健康教育折页、健康教育处方和健康手册等。放置在乡镇卫生院、村卫生室、社区卫生服务中心（站）的候诊区、诊室、咨询台等。每个机构每年提供不少于 12 种内容的印刷资料，并及时更新补充，保障使用。

（2）播放音像资料：包括录像带、VCD、DVD 等视听传播资料，机构正常应诊的时间内，在乡镇卫生院、社区卫生服务中心（站）的候诊区、观察室、健教室等场所或宣传活动现场播放。每个机构每年播放音像资料不少于 6 种。

2. 设置健康教育宣传栏 乡镇卫生院和社区卫生服务中心宣传栏不少于 2 个，村卫生室和社区卫生服务站宣传栏不少于 1 个，每个宣传栏面积不少于 2 m²。宣传栏一般设置在机构的户外、健康教育室、候诊室、输液室或收费大厅的明显位置，宣传栏中心位置距地面 1.5～1.6 m 高。每个机构每 2 个月最少更换 1 次健康教育宣传栏内容。

3. 开展公众健康咨询活动 利用各种健康主题日或针对辖区重点健康问题，开展健康咨询活动并发放宣传资料。每个乡镇卫生院、社区卫生服务中心每年至少开展 9 次公众健康咨询活动。

4. 举办健康知识讲座 定期举办健康知识讲座，引导居民学习、掌握健康知识及必要的健康技能，促进辖区内居民的身心健康。每个乡镇卫生院和社区卫生服务中心每月至少举办 1 次健康知识讲座，村卫生室和社区卫生服务站每 2 个月至少举办 1 次健康教育讲座。

5. 开展个体化健康教育 乡镇卫生院、村卫生室和社区卫生服务中心（站）的医务人员在提供门诊医疗、上门访视等医疗卫生服务时，要开展有针对性的个体化健康知识和健康技能的教育。

（四）社区健康教育服务流程

2017 年《国家基本公共卫生服务规范（第三版）》中的健康教育服务流程分为三个步骤：首先是健康教育需求评估，收集辖区内健康相关的信息，明确辖区内主要的健康问题；再根据评估结果制定健康教育年度计划；最后通过提供健康教育资料、设置健康教育宣传栏、开展公众健康咨询活动、举办健康知识讲座和开展个体化健康教育等五种形式来为居民提供健康教育服务。具体流程见图 10-2。

（五）社区健康教育服务要求

（1）乡镇卫生院和社区卫生服务中心应配备专（兼）职人员开展健康教育工作，每年接受健康教育专业知识和技能培训不少于 8 学时。树立全员提供健康教育的观念，将健康教育与日常提供的医疗卫生服务结合起来。

（2）具备开展健康教育的场地、设施、设备，并保证设施、设备完好，正常使用。

（3）制定健康教育年度工作计划，保证其可操作性和可实施性。健康教育内容要通俗易懂，并确保其科学性、时效性。健康教育材料可委托专业机构统一设计、制作，有条件的

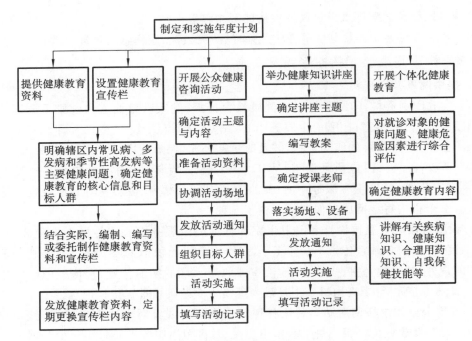

图 10-2 健康教育服务流程

地区,可利用互联网、手机短信等新媒体开展健康教育。

(4)有完整的健康教育活动记录与资料,包括文字、图片、影音文件等,并存档保存。每年做好年度健康教育工作的总结评价。

(5)加强与乡镇政府、街道办事处、村(居)委会、社会团体等辖区其他单位的沟通和协作,共同做好健康教育工作。

(6)充分发挥健康教育专业机构的作用,接受健康教育专业机构的技术指导和考核评估。

(7)运用中医理论知识,在饮食起居、情志调摄、食疗药膳、运动锻炼等方面开展养生保健知识等中医健康教育,在健康教育印刷资料、音像资料的种类、数量、宣传栏更新次数以及讲座、咨询活动次数等方面,应有一定比例的中医药内容。

(六)社区健康教育工作指标

(1)发放健康教育印刷资料的种类和数量。

(2)播放健康教育音像资料的种类、次数和时间。

(3)健康教育宣传栏设置和内容更新情况。

(4)举办健康教育讲座和健康教育咨询活动次数和参加人数。

知识链接 ┄┄┄┄┄┄┄┄┄┄┄┄┄┄┄┄┄

中国健康教育与健康促进大会

中国健康教育与健康促进大会自2008年开始每年举办一届,至今已举办了十届,每届都有不同的会议主题。目的是提高医务人员健康教育能力,探索适宜的健康教育模式。

1. 第十届主题:学习贯彻党的十九大会议精神,落实全国卫生与健康大会要求,交流第九届全球健康促进大会以来工作情况,加快推进全国健康促进与教育工作。

2. 第九届主题:迎接全球健康促进大会,推进健康中国建设。

3. 第八届主题:更新理念,创新模式,推动健康促进可持续发展。

4. 第七届主题:推进健康中国行活动,提高全民健康水平。

5. 第六届主题:突出时代特色,实现健康教育跨越发展。

6. 第五届主题:把握历史机遇,推进健康教育能力建设。

7. 第四届主题:提高公民健康素养与慢性病防控。

8. 第三届主题:城市化与健康。

9. 第二届主题:动员社会参与,促进全民健康。

10. 第一届主题:崇尚健康生活 共创和谐社会。

二、社区康复护理

(一) 康复、社区康复和社区康复护理的概念

1. 康复 20 世纪 90 年代世界卫生组织对康复(rehabilitation)的定义是综合协调应用各种措施,最大限度地恢复和发展与病、伤、残者的身体、心理、社会、职业、娱乐、教育和周围环境相适应的潜能,以减少病、伤、残者身体、心理和社会的障碍,使其重返社会,提高生活质量。康复范围主要包括医疗康复、教育康复、社会康复、职业康复,共同构成全面康复。

2. 社区康复(community rehabilitation) 社会发展计划中的一项康复策略,是以社区为基地开展的康复工作,是康复的重要途径之一。根据世界卫生组织专家委员会(1981年)定义:社区康复是指依靠社区人力资源而采取的康复措施。这些人力资源包括残疾人、残疾人亲友、残疾人所在地社区以及相关的政府和民间的卫生、教育、职业、社会机构和其他机构的共同努力。

3. 社区康复护理(community-based rehabilitation nursing) 社区卫生服务的重要组成部分,将整体护理融入社区康复,在社区康复过程中,围绕全面康复的目标,针对伤、病、残者进行个性化的康复和护理,减少残疾对个人的影响,使其达到最佳功能状态,重返社会,提高生活质量。在社区层次上,以家庭为单位,以健康为中心,以人的生命为过程,社区护士依靠社区内各种力量,即残疾者的家属、义务工作者和所在社区的卫生、教育、劳动就业和社会服务等部门的合作,对社区伤残者进行的护理。

(二) 社区常用康复护理技术

1. 环境改造 为了更好地实现康复目标,社区护士应当了解和掌握康复环境及设施的要求,重视康复环境的选择和建立,提供良好的康复环境。

康复环境设施的要求:无障碍设施是良好康复环境的最基本要求。家庭环境中如各种门把手、开关、桌面、水龙头设施高度应该低于常规高度;房间窗户和窗台的高度应略低于

一般房间的高度;卫生间、房间等房门以推拉式为宜,门把手宜采用横执把手;在楼梯、走廊、卫生间、浴室和房间的墙壁上应安装扶手便于行走和起立;地面有防滑设施、平坦、没有高低差;门厅要有足够的照明且夜间光照要足。社区环境中非机动车车行道的路宽一般不小于 2.5 m,人行道应设置缘石坡道,宽度不小于 1.2 m,公共卫生间应设有残疾人专用厕位,安装坐便器等。

2. 日常生活活动能力训练 日常生活活动是一个人为了独立生活而必须掌握的,每天进行的必要的活动,如衣、食、住、行,保持个人卫生整洁和独立的社会活动,是人在独立生活中反复进行、最基本、最具有共性的活动。日常生活活动能力(activities of daily living,ADL)的训练是为了使残疾者在家庭和社会中尽量不依赖或部分依赖他人而完成各项功能活动,是康复训练中的重点。日常生活活动能力训练如下。

1) 饮食训练 根据患者的功能状态选择适当的餐具。进行体位改变、餐具使用、送食物入口、咀嚼和吞咽动作等训练。

(1) 进餐的体位训练:根据患者情况,进餐时宜选择半坐位或半卧位。根据患者残疾程度不同,选择不同的方法,如指导患者用健侧手和肘部的力量坐起,维持坐位平衡训练,做到坐好、坐稳或依靠背支撑坐稳;若患者无法坐起,应指导患者采取健侧卧位。

(2) 抓握餐具训练:开始可抓握木条或橡皮,继而用匙。丧失抓握能力、协调性差或关节活动受限的患者无法使用普通餐具,应将餐具加以改良,如特制碗、碟,并加以固定,特制横把或长把匙、刀、叉等。

(3) 进食动作训练:先训练手部动作再训练进食动作。如将餐具及食物放在便于患者使用的位置,指导患者用健手把食物放在患手中,再由患手将食物放入口中,以训练两侧手功能的转换。

(4) 咀嚼和吞咽训练:吞咽困难者在进食训练前应先做吞咽动作的训练。在确定无吞咽危险并能顺利喝水时,可实行自己进食。先进食浓汤、糊状食物、稀粥等,逐步从流质过渡到半流质再到普食,从少量饮食过渡到正常饮食。

2) 更衣训练 以患者能够保持身体平衡为前提,指导其进行穿脱衣裤、鞋袜等训练。大部分患者可用单手完成穿脱衣服的动作,如偏瘫患者穿衣时先穿患肢,脱衣时先脱健肢;截瘫患者若可坐稳,可自行穿脱上衣,穿裤子时,可先取坐位,将下肢穿进裤子,再取卧位,抬高臀部,将裤子提上再穿好。如患者关节活动范围受限,穿脱普通衣服困难,应设计特制衣服,如宽大的前开襟衣服。如患者手指协调性差,不能系、解衣带或纽扣时,可使用摁扣、拉链等。

3) 穿戴义肢训练 截肢者初次安装义肢后,先进行站立位的平衡训练,适应步行到稳定性,并正确掌握步行周期中各个阶段的状态。站立位的平衡训练,要在平行杠内或利用横木墙或一般墙面进行。

(1) 站立位的平衡训练:①站在横木墙(一般墙面)前 80 cm 处,上身倾向横木墙。此时,必须依靠髋伸肌用力,以防屈膝。②背向墙面,站立在离墙 50 cm 处,将上身后倾倚墙。③站在平行杠内,在无支撑的情况下做投球、接球的训练。训练人员投球时,患者的上身应能完成前后、左右倾斜动作。④在地板上拍着球转身。

(2) 平行杠内的平衡训练:①将体重移至义肢侧;②交替屈膝;③前后踩脚;④侧向移

动等项训练。训练中注意不要低头,眼睛平视前方,肩端平,腰挺直。开始双手扶杠,以后逐渐放松握杠的双手。

4) 个人卫生训练 包括洗脸、刷牙、洗手等,分解为移到洗漱处、开关水龙头、洗脸、洗手、刷牙等动作。洗漱用品应放在便于患者取用的位置;患者拧毛巾时可指导其将毛巾绕在水龙头上或患肢前臂,再用健手将其拧干;根据患者实际情况,可设计辅助器具,如加粗刷牙杯的手柄直径,以方便抓握。

5) 排泄功能训练

(1) 排尿功能训练:目的在于恢复排尿反射,重建排尿规律,预防泌尿系统感染,保护肾脏与膀胱功能。为患者提供隐蔽的排尿环境,关闭门窗,屏风遮挡。常用的训练方法如下。①行为技巧习惯训练:习惯训练是基于排尿规律安排患者如厕时间的方法,如餐前30分钟,晨起或睡前。这种训练的方法不仅能提醒患者定时排尿,还可保持患者会阴部清洁、干燥。②盆底肌肉训练:指导患者进行骨盆底部肌肉训练,以增强控制排尿能力,患者取坐位或卧位,做排尿动作,先慢慢收缩盆底肌肉,再慢慢放松,每次吸气时持续收缩10秒,呼气时放松,连续10次,每日进行数次,以不觉疲乏为宜。③诱导排尿反射:定时对患者进行不同方法的刺激。如进行摩擦大腿内侧、轻叩耻骨上区、温水冲洗会阴等。适用于反射性尿失禁及尿潴留患者。④屏气法:置患者于坐位,腹部放松,身体前倾,呼吸3~4次以延长屏气增加腹压的时间。做1次深吸气,然后屏住呼吸,用力向膀胱及盆骨底部做排尿动作,促进尿液排出,直到没有尿液排出为止。适用于充盈性尿失禁患者。⑤肛门牵张训练:先缓慢牵张肛门使盆底肌放松,再采用屏气法排空膀胱。⑥手压法:可用双手握拳或单手握拳由脐部向两侧耻骨方向滚动推压,加压时需轻柔缓慢。也可双手拇指置于髂嵴处,其余四指按在下腹部膀胱区,用力向盆腔压迫,协助排尿。适用于尿潴留患者。

(2) 排便功能训练:帮助患者建立定点排便的规律,在一定时间内排净大便,消除由于大便失禁造成的自卑心理,预防因便秘、腹泻、大便失禁所导致的并发症。常用方法如下。①调节饮食结构:指导患者多饮水、多食蔬菜、水果等含纤维素多的食物。②训练定时排便:每日或隔日训练患者在同一时间排便,以加强排便反射,并鼓励患者尽量采取坐位进行。③腹部按摩:患者取仰卧位,双膝弯曲,腹部放松,操作者于患者右侧,用手掌从右到左方向做环状按摩,幅度由小到大,直至产生肠蠕动。每日两次,于每日早餐及晚餐后30分钟进行。④排便费力时可配合使用缓泻剂,必要时给予灌肠。⑤对无力排便的瘫痪患者,可戴手套用食指蘸润滑剂,伸至肛门2~5 cm做环形刺激,必要时行人工取便。

6) 移动训练 患者因某种功能障碍,不能很好完成移动动作时,需借助手杖、轮椅等,严重者需靠他人帮助。移动训练时帮助患者学会移动时所需的各种动作,以独立完成日常生活活动。

(1) 扶持行走训练:患者需要扶持时,扶持者应在患侧扶持,也可在患者腰间系带子,便于扶持的同时避免限制患者双腿活动。

(2) 独立行走训练:指导患者保持立位平衡状态。平衡杠是练习站立和行走的主要工具。

(3) 拐杖行走训练:选择合适的拐杖,患者自然站立时,身高减去41 cm即为拐杖长度,股骨大转子的位置即为手把持的位置;或持拐自然站立,小趾前外侧15 cm处到腋窝的距离即为拐杖的长度,屈肘 30°,腕背伸时即为手把位置。

双拐行走训练步骤:①将两拐杖置于足趾前外侧约 15 cm 处,屈肘 20°～30°,双肩下沉,将上肢的肌力落在拐杖的横把上;②背靠墙站立,将重心移至一侧拐杖或墙壁,提起另一侧拐杖,再提起双侧拐杖;③两拐杖置于两腿前方,向前行走时,提起双拐置于更前方,将身体重心置于双拐上,用腰部力量摆动身体向前。

单拐行走训练步骤:健侧臂持拐杖行走时,拐杖与患侧下肢同时向前迈出,然后以健侧腿承担体重,继之健侧下肢和另一臂摆动向前,由患侧腿和拐杖共同承担体重;或将健侧臂前移,然后移患侧腿,再移健侧腿,或反之亦可,可由患者自行选择。

上下楼梯训练:能够熟练地在平地上行走后,可试着在坡道上行走。可进行扶栏杆上下楼梯训练、拐杖上下楼梯训练。上楼梯时,扶双拐立于楼梯前,健侧腿先上台阶,将身体重量放在手上,双拐与患侧腿跟上,保持身体平衡。下楼梯时,双拐与患侧腿先下,再将健侧腿迈下至下一台阶,患足与双拐始终在同一台阶上。

7)轮椅训练 轮椅的使用应视患者的具体情况而定,应按处方要求配置和使用轮椅。

(1)轮椅处方:①座位宽度:轮椅宽度是两臀或两侧股骨大转子之间的最大距离加上 5 cm。②座位深度:后臀部至小腿腓肠肌后缘之间的水平距离减去 5～7 cm。③座位高度:足跟至腘窝的距离。④靠背高度:轮椅的背高要求尽可能低,为座面至腋窝的距离减去 10 cm,但颈椎高位损伤者应选用高靠背,距离为座面至肩部的距离。

(2)训练方法。

①从床移到轮椅:将轮椅置于患者健侧,与床成 30°～45°角,面向床尾,关好轮椅车闸,将脚踏板移向一边。患者用健手撑起身体,将身体重心放在健腿上站立,健手放在轮椅的远侧扶手上,以健腿为轴心旋转身体坐在轮椅上,调整位置。提起患足,身体向前倾斜并向下撑而移至轮椅前缘,双足下垂,使健足略后于患足。

②从轮椅到床:轮椅朝向床头,关好轮椅车闸,健侧靠近床边,与床成 30°～45°角,将脚踏板移向一边。躯干向前倾斜,重心向下撑,缓慢移到轮椅的边缘,双足下垂,使健足略后于患足。双手抓住床扶手,身体前移,用健侧上、下肢支撑体重站立。转向坐到床边,推开轮椅,双足收回到床上。

③轮椅与厕所便器间的转移:坐便器一般高于地面 50 cm。坐便器的两侧必须安装扶手。先将轮椅靠近坐便器,关好轮椅闸,脚离开脚踏板并将脚踏板旋开,解开裤子,用健手扶轮椅扶手站起,然后握住墙上的扶手,转身坐于坐便器上。

小 结

随着人口的老龄化,社区老年保健与家庭护理工作尤为重要。本章主要介绍了老年人的社区护理、家庭护理、健康教育和康复护理。通过本章学习,可以了解社区护理、家庭护理、健康教育、康复护理的概念;熟悉老年人社区护理、家庭护理的特点和注意事项;掌握老年人的社区健康管理、家庭护理、健康教育和康复护理的内容,为开展老年人社区保健、家庭护理等工作奠定基础。

能力检测

一、选择题

1. 下列哪项不属于社区卫生服务的工作内容？（　　）

A. 预防　　　　　　B. 保健　　　　　　C. 康复　　　　　D. 医疗　　　　　　E. 养生

2. 社区护理的特点是（　　）。

A. 强调群体健康　　　　　　　　　　　　B. 服务是短期行为

C. 需要单一学科的深入服务　　　　　　　D. 主要以治疗为主

E. 服务费用昂贵

3. 老年人社区健康管理的对象是（　　）。

A. 辖区内 60 岁以上的常住居民　　　　　B. 辖区内 65 岁以上的常住居民

C. 辖区内 60 岁以上的户籍居民　　　　　D. 辖区内 65 岁以上的户籍居民

E. 辖区内 60 岁以上的流动居民

4. 老年人社区健康管理的频率是（　　）。

A. 每年 1 次　　　　　　　　B. 每季度 1 次　　　　　　　　C. 每月 1 次

D. 两个月 1 次　　　　　　　E. 半年 1 次

5. 关于老年人社区健康管理的内容，错误的是（　　）。

A. 了解老年人基本健康状况、体育锻炼、饮食、吸烟、饮酒情况

B. 测量老年人体温、脉搏、呼吸、血压、身高、体重、腰围等指标

C. 对老年人口腔、视力、听力和运动功能等进行粗测判断

D. 把已确诊的原发性高血压和 2 型糖尿病等患者纳入相应的慢性病患者健康管理范围

E. 非高血压或糖尿病的老年人不属于社区健康管理服务内容，可不予处理

6. 关于老年人家庭护理的特点，错误的是（　　）。

A. 家庭护理的场所较自由，主要为家庭、社区或家庭认为合适的地方

B. 护理过程既注重家庭群体健康，也注重每一个家庭成员的健康

C. 家庭护理服务人员只能是护士、医生等正式专业人员

D. 家庭护理服务内容可以是注射、伤口及各种管道的护理等

E. 为老年人提供日常生活照顾也属于家庭护理服务内容

7. 张某，男，71 岁，5 年前被确诊为阿尔茨海默病，定期服用劳拉西泮、帕罗西汀缓解症状。患者老伴多年前去世，他与儿子、媳妇同住。儿子、媳妇均在企业上班，工作时间比较紧张，对于张某的生活照料及用药监督等较少。近来，张某生活自理能力和近期记忆能力下降严重，有时反复进食和服药。作为张某的家庭护士，你认为要特别告知张某家属的是（　　）。

A. 训练张某的生活技能，减少对家属的依赖程度

B. 与老人一起回忆过去发生的事情

C. 减少家中储藏的食物量，避免老人多吃

D. 监督老人用药，避免老人过量服用造成不良反应

E. 不准老人外出参加一切活动,避免老人走失

8. 下列不属于健康生活方式教育内容的是（　　）。

A. 合理膳食、控制体重、适当运动、心理平衡

B. 胰岛素笔的使用

C. 改善睡眠、限盐、控烟、限酒

D. 科学就医、合理用药

E. 戒毒

9. 某社区患有糖尿病的 65 岁以上的患者占社区老年人总数的 32%,大多数患者对于如何正确有效地控制血糖的措施不是很了解,你作为护士要对他们进行健康教育,最简单的方式是（　　）。

A. 发放健康教育宣传单　　　　　　　　B. 播放相关视频

C. 举办健康教育讲座　　　　　　　　　D. 召开糖尿病小组讨论会

E. 建立微信公众平台

二、病例分析题

患者,男性,70 岁,因左膝关节疼痛 10 年来到社区卫生服务中心,X 片提示为左膝重度骨性关节炎。3 个月前行左侧人工全膝关节置换术。患者既往健康状况良好,否认高血压、冠心病史。否认乙肝等传染病史,否认过敏史。查体:左下肢屈膝肌力 4 级,伸膝肌力 3 级,其余肌力均正常。左侧膝关节主动屈曲 60°,被动 90°;主动伸展 10°,被动 5°。感觉功能正常。双下肢等长,左侧膝关节疼痛程度休息时 2 分,活动后 5 分。改良 Barthel 指数:洗澡 0 分,上厕所 5 分,平地行走 10 分,上下楼梯 0 分,其余项目均满分。问题:

1. 该患者存在哪些功能受限问题?

2. 如何加强老年人日常生活能力训练指导?

（李为华）

扫码看答案

实训指导

实训一　老年人的健康评估

【实训目的】

1. 掌握老年人健康评估的内容、方法和技巧。

2. 学会运用相关评估量表对老年人进行评估。

3. 培养学生尊老、敬老、爱老、助老的良好职业道德。

【实训准备】

1. 物品准备：笔、床、床头柜、衣裤、水壶、水杯、药瓶、电话、便器等日常生活用具，老年人躯体健康一般状态评估表、Katz日常生活功能指数评价量表、生活满意度指数表、老年人生活质量评定表等。

2. 老年人准备：有针对性地提前在病房选择一定数量的老人，向老人说明本次实践的方法和意义，取得老人配合。

3. 学生准备：复习与老人沟通、躯体健康评估和社会健康等评估的基本方法及注意事项，熟悉各种常用量表的内容结构、评分原则和结果解释。

【实训学时】

2学时。

【实训方法与结果】

（一）实训方法

1. 先由带教老师示范对某位老人的躯体健康状况进行评估，指出老年人在生活自理、营养与排泄、活动、疾病状况、日常生活能力等方面存在的问题并加以指导。

2. 让学生实地观察老年人的躯体健康状况、日常生活功能状况，了解老人日常生活是否存在安全隐患。

3. 分组进行，每组以4～6人为宜。分别对老年人进行评估，并认真填写相应的评估表格。

（二）实训结果

1. 每组学生对本组收集到的资料进行讨论、整理、统计，书写评估报告。

2. 对老年人健康评估的内容、方法和技巧、使用评估量表情况、工作学习态度进行评价与总结。

3. 学生明确老年人健康评估的方法和技巧,感受老年科的工作方式。

【注意事项】

1. 老年人健康评估内容丰富,要做好记录。

2. 采用交谈、观察、体格检查、测试等多种方法进行评估,并注意运用恰当的沟通技巧。

3. 注意评估的时间不宜过久,避免老年人疲劳。

4. 保持环境安静,尊重爱护老人。

（杨术兰）

实训二 老年人日常生活指导

【实训目的】

1. 学会评估老年人的日常生活能力和生活质量。

2. 教会老年人识别生活环境中的安全问题,并掌握其预防措施。

3. 学会掌握和老年人沟通的技巧,尊重、关心和爱护老年人。

【实训准备】

1. 场所准备:有针对性地选择有一定规模的养老院、托老所、老年公寓等,要求评估的环境安静、舒适、光线适宜,必要时备屏风遮挡。

2. 用物准备:笔、听诊器、老年人日常生活质量评估量表等。

3. 学生准备:仪表端庄、着装整洁,掌握有关老年护理的日常生活评估量表中的各项内容和判断标准。

4. 老年人准备:向老年人提前说明本次实践的目的、方法和作用,并取得老年人的同意和配合。

【实训学时】

2 学时。

【实训方法与结果】

（一）实训方法

1. 选择老年人家庭、养老院、托老所、老年公寓等老年人聚集的见习点。

2. 先由带教老师示范,对某位老年人日常生活能力评估、老年人日常生活质量评估和指出老年人个人卫生、营养与排泄、活动等方面存在的问题并加以指导。

3. 以 4~6 人为一组进行分组,分别对老年人进行评估并进行日常生活的指导,老师巡视。

4. 每组学生对本组收集到的资料进行讨论、整理、统计。

5. 各小组选派代表汇报讨论结果。

6. 最后带教老师进行点评,总结。

（二）实训结果

1. 根据老年人日常生活能力评估量表、老年人日常生活质量评估量表分别对老年人日常生活能力、日常生活质量进行客观、准确的评价。

2. 帮助老年人提出现存环境中不安全因素,并教会老年人使用预防措施。

3. 学生学会和老年人沟通的技巧。

4. 培养了学生爱护、关心老年人的良好职业素养。

【注意事项】

1. 在对老年人进行评估的过程中应注意保护老年的个人隐私、尊重老年人的人格。

2. 根据量表进行评价时要客观、准确。

3. 在沟通过程中一定要注意使用恰当的沟通方式、合适的词语和语速。

（杨术兰）

附录 A
美国老年护理执业标准

1. 老年护理服务的组织 所有的老年护理服务都是有计划、有组织的,并且是由护理人员执行管理的。执行者必须具有学士以上学历且有老年护理及老年长期照料或急性救护机构的工作经验。

2. 理论 护理人员参与理论的发展和研究,护理人员以理论研究及测试作为临床基础,用理论指导老年护理活动。

3. 收集资料 老年人的健康状态必须定期、完整、详尽、正确且有系统地评估。在健康评估中所获得的资料可以和健康照护小组的成员分享,包括老人和其家属。

4. 护理诊断 护理人员使用健康评估资料以决定其护理诊断。

5. 护理计划及持续护理 护理人员与老年人和适当人选共同制定护理计划。计划包括共同的目标、优先顺序、护理方式以及评价方法,以满足老年人治疗性、预防性、恢复性和康复性需要。护理计划可协助老年人达到及维持最高程度的健康、安宁、生活质量和平静地死亡,并帮助老年人得到持续的照顾。

6. 护理措施 护理人员依据护理计划的指引提供护理措施,以恢复老年人的功能性能力并且预防并发症和残疾的发生。护理措施源自护理诊断且以老年护理理论为基础。

7. 评价 护理人员持续评价老年人和家属对护理措施的反应,以决定目标完成的进度,并根据评价结果修正护理诊断和护理计划。

8. 医疗团队合作 护理人员和健康保健小组成员合作,在各种不同的情况下给予老年人照顾服务。小组成员定期开会以评价对老年人及家属护理计划的有效性,并根据需要改变、调整护理计划。

9. 研究 护理人员参与研究设计以发展有组织的老年护理知识宣传,并在临床应用。

10. 伦理 护理人员依据"护理人员手册"作为伦理抉择的指标。

11. 专业成长 护理人员不仅对护理专业的发展负有责任,而且应该对健康保健人员的专业成长做出贡献。

参考文献

Cankao Wenxian

[1] 杨术兰.老年护理[M].北京:人民卫生出版社,2016.

[2] 孙建萍.老年护理学[M].3 版.北京:人民卫生出版社,2014.

[3] 邸淑珍.老年护理[M].北京:中国中医药出版社,2016.

[4] 李彩福,杨术兰.老年护理学[M].北京:人民卫生出版社,2016.

[5] 杨雪琴,熊莉娟.老年护理[M].北京:人民卫生出版社,2014.

[6] 彭蓓,周海荣.老年护理[M].北京:第二军医大学出版社,2016.

[7] 化前珍.老年护理学[M].3 版.北京:人民卫生出版社,2012.

[8] 李相中.老年护理学[M].2 版.郑州:河南科学技术出版社,2013.

[9] 王春霞,汪之碧.老年护理学[M].北京:中国医药科技出版社,2015.

[10] 罗悦性.老年护理学[M].2 版.北京:人民卫生出版社,2004.

[11] 罗悦性.老年护理学学习指导及习题集[M].北京:人民卫生出版社,2011.

[12] Morisky D E, Green L W, Levine D M. Concurrent and predictive validity of a self-reported measure of medication adherence[J]. Med Care,1986,24(1):67-74.

[13] 陈长香,王强.老年护理学[M].2 版.北京:人民卫生出版社,2014.

[14] 王珏辉,姬栋岩,张宵艳.老年护理技术[M].武汉:华中科技大学出版社,2010.

[15] 徐桂华.老年护理学[M].北京:人民卫生出版社,2016.

[16] 黄岩松,李敏.老年长期照护[M].武汉:华中科技大学出版社,2017.

[17] 卢桂珍.老年健康照护[M].天津:天津大学出版社,2017.

[18] 张玲,徐勇,聂宏伟.2000—2010 年中国老年人抑郁患病率的 meta 分析[J].中国老年学杂志,2011,(17):3349-3352.

[19] 中华医学会精神医学分会老年精神医学组.老年期抑郁障碍诊疗专家共识[J].中华精神科杂志,2017,(5):329-334.

[20] 张明园.老年期痴呆防治指南[M].北京:北京大学医学出版社,2008.

[21] 曾友燕,王志红.我国老年家庭护理的发展现状与改革设想[J].中国老

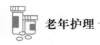

年学杂志,2007.27(18):1830-1831.

[22] 赵晓华,左凤林.社区护理[M].北京:高等教育出版社,2013.

[23] 左凤林.社区护理[M].北京:人民卫生出版社,2016.

[24] 闫文杰,孙凌波,李杰.国内家庭护理的现状及发展方向[J].中华全科医师杂志,2017,16(3):240-243.

[25] 李小鹰.老年医学[M].北京:人民卫生出版社,2015.

[26] 万学红,卢雪峰.诊断学[M].8版.北京:人民卫生出版社,2013.

[27] Lohse G R,Leopold S S,Theiler S,et,al. Systems-based safety intervention: reducing falls with injury and total falls on an orthopaedic ward [J]. J Bone Joint Surg Am,2012,94(13):1217-1222.

[28] 孙红,李春燕,张建华,等.老年护理常见风险防控要求地方标准[S].北京市质量技术监督局,2015.

[29] 胡学军,李静.老年常见病与社区护理[M].北京:人民军医出版社,2015.

[30] 于普林.老年人慢性疼痛的诊疗特点和挑战[J].中华老年医学杂志,2014,33(8):826-827.

[31] 中华医学会麻醉分会.围手术期患者转运专家共识[M].北京:人民卫生出版社,2014.

[32] 贾建平,陈生弟.神经病学[M].7版.北京:人民军医出版社,2013.

[33] 尤黎明,吴瑛.内科护理学[M].6版.北京:人民卫生出版社,2017.

[34] 葛均波,徐永健.内科学[M].8版.北京:人民卫生出版社,2013.

[35] 胡秀英.老年护理手册[M].2版.北京:科学出版社,2015.

[36] 化前珍.老年护理学[M].4版.北京:人民卫生出版社,2017.

[37] 张会君,王利群.老年护理学[M].南京:江苏科学技术出版社,2013.

[38] 高振英.最后的陪伴:临终老人的身心呵护[M].北京:学苑出版社,2016.

[39] 史宝欣.临终护理[M].北京:人民卫生出版社,2010.

[40] 宋岳涛,刘运湖.临终关怀与舒缓治疗[M].北京:中国协和医科大学出版社,2014.